T0206308

Digital lernen – evidenzbasiert pflegen

Margot Sieger
Lutz Goertz
Axel Wolpert
Annette Rustemeier-Holtwick
(Hrsg.)

Digital lernen – evidenzbasiert pflegen

Neue Medien in der Fortbildung von Pflegefachkräften

Mit 37 Abbildungen

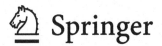 Springer

Herausgeber

Margot Sieger
SRH Fachhochschule für Gesundheit Gera
Gera
Deutschland

Axel Wolpert
TÜV Rheinland Akademie GmbH
München
Deutschland

Lutz Goertz
MMB-Institut für Medien- und
Kompetenzforschung Essen
Deutschland

Annette Rustemeier-Holtwick
SRH Fachhochschule für Gesundheit Gera
Gera
Deutschland

ISBN 978-3-662-44297-5
DOI 10.1007/978-3-662-44298-2

ISBN 978-3-662-44298-2 (eBook)

Die Deutsche Nationalbibliothek verzeichnet diese Publikation in der Deutschen Nationalbibliografie;
detaillierte bibliografische Daten sind im Internet über ► http://dnb.d-nb.de abrufbar.

Umschlaggestaltung: deblik Berlin
Fotonachweis Umschlag: © TÜV Rheinland WLS
Satz: Crest Premedia Solutions (P) Ltd., Pune, India

Gedruckt auf säurefreiem und chlorfrei gebleichtem Papier

Springer-Verlag ist Teil der Fachverlagsgruppe Springer Science+Business Media
www.springer.com

Geleitwort

Verehrte Leserinnen und Leser!

Mit dem vorliegenden Band halten Sie nun die Ergebnisse des dreijährigen Projekts »Flexicare 50 + – Flexibles und Demografie-sensibles Lernen in der Pflege« in den Händen. Darüber freue ich mich.

Das BMBF fördert im Rahmen des Programms »Digitale Medien in der beruflichen Bildung« seit 2007 mit unterschiedlichen Bekanntmachungen Vorhaben, die sich zum Ziel gesetzt haben, die vielfältigen Potenziale digitaler Medien für die berufliche Bildung zu erschließen und damit im Sinne von Best-Practice-Beispielen strukturelle Reformen in diesem Bereich mit anzustoßen.

Flexicare 50+ trägt zur Umsetzung dieses Ziels bei. Es wird dabei auf eine Zielgruppe fokussiert, die bislang nur selten mit der Nutzung digitaler Medien zum Lernen assoziiert wird. Die Altersgruppe der über 50-Jährigen nutzt zwar die digitalen Medien in einem immer stärkeren Maße, wie verschiedene Studien belegen. Allerdings kann trotz allem immer noch nicht von einer umfassenden, selbstverständlichen Verwendung im Berufsalltag oder gar für Lernzwecke gesprochen werden. Die Ursachen sind vielfältig. Pflegekräfte stehen vor einer schwierigen Herausforderung: Ihr anstrengender beruflicher Alltag ist nicht auf die Integration von Lernphasen in die Arbeitszeit angelegt. Gleichzeitig wird jedoch eine kontinuierliche Erweiterung ihres beruflichen Fachwissens gefordert, damit das pflegerische Handeln stets dem aktuellen wissenschaftlichen Kenntnisstand entspricht. Diesem Dilemma musste sich das Projekt stellen.

Die in diesem Buch präsentierten Ergebnisse zeigen, dass dies gelingen kann. Dazu wurde ein für die beschriebene Zielgruppe passendes und funktionierendes Konzept zur beruflichen Weiterbildung mit der Unterstützung digitaler Medien entwickelt und in den beruflichen Alltag integriert. Die Lernenden erwerben dabei nicht nur Kompetenzen im Umgang mit digitalen Medien, sondern lernen auch, sich selbständig Wissen aus verschiedensten Quellen – insbesondere wissenschaftlichen Fachartikeln – anzueignen. Die Verzahnung von Elementen des »Micro und Blended Learning« in Kombination mit Maßnahmen zum Aufbau einer »Community of Practice« hat sich als idealer didaktischer Ansatz erwiesen.

Als Medizinerin weiß ich um die besondere Bedeutung, die dem Lernen mit digitalen Medien insbesondere im Pflege- und Gesundheitsbereich zukommt. Die klassischen Vorteile des E-Learnings – Zeit- und Ortsunabhängigkeit – sind dabei ganz zentrale Faktoren. Wie es Flexicare 50 + und den beteiligten Personen gelungen ist, das Lernen mit digitalen Medien dieser Zielgruppe nahezubringen, ist der Aspekt, den ich persönlich besonders bemerkenswert finde.

Ich wünsche den Beteiligten weiterhin viel Erfolg und Ihnen, den Lesern, eine erkenntnisreiche und gewinnbringende Lektüre.

Dr. Gabriele Hausdorf
Leiterin des Referats »Förderung von digitalem Lernen und Medienbildung«
Bundesministerium für Bildung und Forschung

Vorwort

Die digitalen Medien haben längst Eingang in Aus- und Weiterbildung von Unternehmen gefunden. Hier ist der Bereich Gesundheit und insbesondere das Berufsfeld Pflege eher unterrepräsentiert. Dies hat damit zu tun, dass die Aus- und Weiterbildung in den Gesundheits- und Pflegeberufen eine Sonderform in den beruflichen Qualifizierungen darstellen, somit werden diese Berufe nicht quasi automatisch in die neuen Trends der beruflichen Bildung eingebunden. Dennoch rückt die Qualifizierung der Pflegeberufe ins gesellschaftliche Zentrum, da die Herausforderungen an Pflege und Versorgung gerade der älteren Menschen in unserer Gesellschaft an Bedeutung gewinnt und die Bundesregierung deutliche Anstrengungen unternimmt, diesen Herausforderungen zu begegnen.

Im Projekt Flexicare 50+ treffen zwei innovative Ideen aufeinander: Zum einen die Idee, der beruflichen Aus- und Weiterbildung in den Pflegeberufen einen Zugang zu den digitalen Formen des Lernens zu ermöglichen, zum anderen sollen gerade die berufserfahrenen Pflegekräfte Anschluss gewinnen an die Entwicklungen der Pflegewissenschaft. In diesem Projekt werden deren Potenziale hervorgehoben, um sie für die Professionalisierung der beruflichen Praxis zu nutzen. Die Pflegenden vor Ort sollen die neuen Erkenntnisse und Methoden mit ihren beruflichen Erfahrungen verknüpfen und das Wissen unmittelbar in die Pflege ihrer Patienten einbringen.

Darum liegt das Besondere dieses Projektes aus Sicht der Herausgeber darin, dass im Vordergrund des Bildungsprozesses die Anforderungen der beruflichen Praxis stehen und diese – wegen der Heterogenität der Gruppe und der fachlichen Fragestellungen – nur methodisch zu bearbeiten sind. Durch diese Form des Vorgehens erhalten die Pflegenden auf Basis digitaler Lernlösungen Zugang zu den neuen Wissensbeständen der Pflege ohne Begrenzung und ohne curriculare Lenkung. Dieses bedingt eine hohe primäre Motivation, sich den neuen Lernformen und -medien zuzuwenden. Damit übernehmen die digitalen Medien eine Schlüsselfunktion.

Die Pflegenden, die in diesem Projekt neben der Voraussetzung des Lebensalters angesprochen waren, sind Pflegende, die unmittelbar am Patientenbett tätig sind. Diese Vielfalt der fachlichen Kontexte eröffnet die Breite der pflegerischen Problemlagen. Diesen breiten Zugang und die Möglichkeiten, die Problemlagen selbstorganisiert mithilfe digitaler Medien zu bearbeiten, weckte das Interesse und die Motivation, neben den eigenen Themenstellungen sich auch mit den Problemen der Kolleginnen und Kollegen zu beschäftigen. Dennoch offenbart sich in der Vielfalt das Allgemeingültige. Diese Fragen und Themen werden deshalb zum Teil in den Micro-Learning-Einheiten behandelt.

Im vorliegenden Buch sind die Erfahrungen aus diesem dreijährigen Forschungs- und Entwicklungsprojekt mit der Zielgruppe berufserfahrene Pflegende im Lebensalter 50+ dargestellt und aus den Perspektiven der Projektpartner, aber auch aus den Perspektiven der Teilnehmenden beleuchtet, begründet und bewertet. Diese Erfahrungen geben wir an Sie, die Leserinnen und Leser, weiter. Die Erkenntnisse und Erfahrungen sind übertragbar auf andere Branchen und Zielgruppen.

Das Buch gliedert sich in fünf übergeordnete Buchteile. Unter dem Blickwinkel des Projektthemas *Flexicare 50+ – Flexibles und Demografie-sensibles Lernen in der Pflege* werden in der Beschreibung der Ausgangssituation das zentrale Anliegen dieses Forschungs- und Entwicklungsprojektes beschrieben, die Akteure vorgestellt und ein Einblick in das berufliche Selbstverständnis der Pflegenden gegeben. Es werden die Ziele vor dem Hintergrund europäisch geforderter Anforderungen in der Bildung diskutiert und hier auch die sich ergänzenden Aufgabenbereiche der Projektpartner vorgestellt. In Teil II finden sich die *Wissenschaftlichen Grundlagen*. Dazu gehören die Perspektive der übergeordneten Bildungskonzepte sowie die pflegewissenschaftliche und pflege- sowie mediendidaktische Rahmung. Fakten und Programme zur demograhischen Entwicklung ergänzen diesen Teil. Aus den Perspektiven der Begleitung und der Evaluation geht es dann in Teil III *Pflegepraxis im Dialog mit der Pflegewissenschaft* konkret um die tatsächlich erreichten Ergebnisse. Zugeordnet den drei eingesetzten Lernszenarien, Micro Learning, Blended Learning und der Community of Practice, werden Begründungen geleistet für die gewählten fach- und mediendidaktischen Entscheidungen. Anhand der Praxisbeispiele kann dann der jeweilige Prozess von Ihnen als Leserinnen und Leser nachvollzogen werden. In Teil IV *Digitales Lernen – Professionalisierung der Pflegepraxis* geht der Auftrag an die Unternehmen, ihre Voraussetzungen und Bedingungen sowie Erfahrungen vorzustellen und den Projekterfolg aus ihrer Perspektive zu bewerten. Der Blick über den Tellerrand erweitert die Perspektive auf eine Lernplattform zur beruflichen Qualifizierung in der ambulanten Pflege, ergänzt um einen aktuellen Überblick über die vielfältigen E-Learning-Angebote im Feld der Pflege. *Digitales Lernen im Unternehmen – ein Leitfaden* fasst die wichtigsten Ergebnisse zusammen und gibt Ihnen Empfehlungen, wie solchermaßen konzipierte Lernprozesse im Unternehmen umgesetzt werden können.

Dank an alle Unterstützer des Projekts, vor allem den Teilnehmerinnen und Teilnehmern sowie allen Betreuern in den Kliniken, beim Projektträger DLR und dem Bundesministerium für Bildung und Forschung (BMBF).

Margot Sieger
Lutz Goertz
Axel Wolpert
Annette Rustemeier-Holtwick
Gera, Essen, München im Dezember 2014

Inhaltsverzeichnis

V   Digitales Lernen im Unternehmen

Serviceteil

Autorenverzeichnis

Bald, Ute
Hochstraße 36
59846 Sundern

Becker, Daniela
Glückaufstraße 41
44793 Bochum

Bornemann, Frank
Franz-Stock-Straße 18
59755 Arnsberg

Buck, Gertrud
Auf der Schanze 12b
59469 Ense

Büsch, Victoria, Prof. Dr.
SRH Hochschule Berlin
Ernst-Reuter-Platz 10
10405 Berlin

Dehnbostel, Peter, Prof. Dr.
Deutsche Universität für Weiterbildung (DUW)
Freier Weg 7
53177 Bonn

Frank, Gernold P., Prof. Dr.
Hochschule für Technik und Wirtschaft (HTW) Berlin
Treskowallee 8
10313 Berlin

Fritsch, Torsten
MMB-Institut für Medien- und Kompetenzforschung
Folkwangstraße 1
45128 Essen

Gampe, Jana
Hochschule für Technik und Wirtschaft (HTW) Berlin
Projekt ZukunftPflege
Treskowallee 8
10313 Berlin

Goertz, Lutz, Dr.
MMB-Institut für Medien- und Kompetenzforschung
Folkwangstraße 1
45128 Essen

Grün, Reinhold
Alice Salomon Hochschule (ASH) Berlin
Alice-Salomon-Platz 5
12627 Berlin

Halendy, Agata
MMB-Institut für Medien- und Kompetenzforschung
Folkwangstraße 1
45128 Essen

Harmke, Stefanie
Klinikum Niederberg
Robert-Koch-Straße 2
42549 Velbert

Hindenburg, Dagmar
An der Maikammer 15
42553 Velbert

Koch, Volker
Klinikum Arnsberg
Goethestraße 15
59755 Arnsberg

Kuczynsky, Katja
Hummelshagen 40
45219 Essen

Lewe, Ruth
Klinik für Kinder- und Jugendmedizin der Ruhr Universität Bochum
St. Josef-Hospital
Alexandrinenstraße 5
44791 Bochum

Peusch, Philipp
Hochschule für Technik und Wirtschaft (HTW) Berlin
Projekt ZukunftPflege
Treskowallee 8
10313 Berlin

Rustemeier- Holtwick, Annette
SRH Fachhochschule für Gesundheit Gera
Neue Straße 28-30
07548 Gera

Saller, Anja
SRH Hochschule Berlin
Ernst-Reuter-Platz 10
10405 Berlin

Schoen, Jacqueline
HTW Berlin
Projekt ZukunftPflege
Treskowallee 8
10313 Berlin

Schulze Hannöver, Klara
Erphostraße 22
49145 Münster

Sieger, Margot, Prof. Dr.
SRH Fachhochschule für Gesundheit Gera
Neue Straße 28-30
07548 Gera

Surberg-Finke, Gudrun
Cruthovener Straße 12
40231 Düsseldorf

Vennhaus-Bittins, Veronika
Bahnhofsplatz 12
44629 Herne

Weskott, Susanne
Kennedyallee 109
53175 Bonn

Wolpert, Axel
TÜV Rheinland Akademie GmbH
Workplace Learning Solutions
Moosacherstraße 56a
80809 München

Flexicare 50+ – Flexibles und Demografie-sensibles Lernen

Ausgangslage

L. Goertz, M. Sieger, A. Wolpert, D. Becker, V. Koch, F. Bornemann,
St. Harmke, A. Rustemeier-Holtwick, K. Schulze Hannöver

M. Sieger et al. (Hrsg.), *Digital lernen – evidenzbasiert pflegen*,
DOI 10.1007/978-3-662-44298-2_1, © Springer-Verlag Berlin Heidelberg 2015

1

1.1   Das Anliegen

L. Goertz, M. Sieger, A. Wolpert

Ein zentrales Anliegen in diesem Forschungs- und Entwicklungsprojekt ist es, Impulse zu setzen für eine Professionalisierung der pflegerischen Praxis und der Frage nachzugehen, welche Lernformen und -verfahren geeignet sind, um ein solches Ziel zu erreichen.

In den tradierten Formen des Lernens, sei es in der Aus-, aber auch in der Weiterbildung der Pflegenden setzen sich Lernende und Lehrende immer wieder mit den Problemen eines sog. »Theorie-Praxis-Konfliktes« auseinander. Hier aber mit umgekehrten Vorzeichen zu anderen Feldern der beruflichen Bildung. Nicht eine moderne betriebliche Handhabung der Arbeitsprozesse muss Bestandteil beruflicher Bildung werden, sondern umgekehrt, die Bildungsstätten fordern von den Kliniken ein, den »Modernitätsrückstand« in den Arbeitsprozessen der Pflege anzugehen, um Anschluss zu gewinnen an aktuelle Entwicklungen im Gesundheitswesen. Gleichzeitig sind die Bildungsstätten selbst angefragt, sich mit neuen Formen des Lehrens und Lernens auseinanderzusetzen.

Gesehen werden muss aber, dass die Gesundheitseinrichtungen, hier die Krankenhäuser, im Wesentlichen durch akademische Berufssysteme, durch die Medizin, geprägt sind. Entsprechend sind die Anforderungen an die Pflegeberufe. Pflegende nehmen diese Anforderungen wahr, aber es fehlen ihnen in vielen Fällen die Methoden, um ihr Können in eine »akademische« Ausdrucksform zu fassen.

Die Frage ist also: Eignen sich digitale Medien, um tradierte und verfestigte Formen des Lernens aufzubrechen und diese neue Ausdrucksform zu finden?

Hier setzt das Förderprogramm »Digitale Medien in der Beruflichen Bildung« des Bundesministeriums für Bildung und Forschung (BMBF) an. In diesem Schwerpunkt wird gezielt der Einsatz neuer Bildungstechnologien für die berufliche Qualifizierung gefördert. Es wird ermittelt, wie diese auf breiter Basis in der Berufsbildung – vor allem der (geregelten) Aus- und Weiterbildung – implementiert und verstetigt werden können. Ziel ist es, »nachhaltige strukturelle Veränderungen in der gesamten beruflichen Bildung voranzutreiben und die berufliche Aus- und Weiterbildung systematisch zu stärken« (BMBF 2013). Der Förderschwerpunkt betont damit strukturfördernde Maßnahmen. Es sollen vorhandene Technologien adaptiert und aus den Projekten Anstöße für künftige technische Entwicklungen gewonnen werden. Flexicare 50+ ist eines dieser inzwischen rund 100 Förderprojekte (▶ http://www.qualifizierungdigital.de/projekte/laufende-projekte/flexicare-50.html).

In einer Ad-hoc-Befragung (Michel 2008) von E-Learning-Experten zur Frage, was es bei der Entwicklung von Lernmedien für die Zielgruppe »50+« zu beachten gilt, sind folgende Ergebnisse erwähnenswert. Die stärksten Vorbehalte und Barrieren sehen die befragten Experten in der fehlenden Medienkompetenz sowie gegenüber IT-gestütztem Lernen. Anders als jüngere User muss die große Gruppe der älteren Berufstätigen häufig erst mit den neuen Lernmedien vertraut gemacht werden, ehe sie diese souverän nutzen kann. Als Mittel zur Überwindung der Barrieren regten die Experten vor allem didaktische Verfahren an, die den Lerngewohnheiten Älterer entgegenkommen, etwa die Bildung von Lerngruppen oder die Integration von Präsenzphasen in IT-gestützte Lernangebote. Als besonders geeignetes Lernarrangement für die Zielgruppe 50+ wurden »Lerner-Communities« empfohlen, die berufserfahrene Fachkräfte zugleich als Lernende und als Lehrende im weiteren Sinne ansprechen. Die große und heterogene Zielgruppe Pflegende 50+ stellt dabei eine besondere Herausforderung dar, die ein digitales Lernangebot für diese Zielgruppe berücksichtigen muss.

Danach sind es vier Anforderungen, denen ein solches E-Learning-Angebot entsprechen sollte:

1. Das Angebot muss jeweils individuell an den Lernbedürfnissen und Lernkompetenzen anknüpfen;
2. Technik und Mediendesign dürfen nicht Selbstzweck sein, sondern sich an Lernertyp, Lernziel und Lernumfeld orientieren;
3. der Aufbau von Lerngemeinschaften sollte unterstützt und nach Möglichkeit Präsenzphasen eingeplant werden;
4. sollte das Lernangebot die Lernenden als Experten für ihr Fach und nicht als »Lern-Neulinge« behandeln.

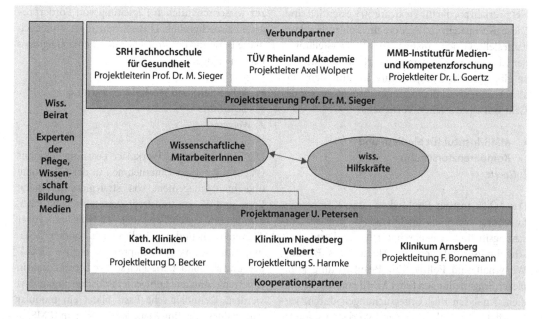

Abb. 1.1 Projektstruktur Flexicare 50+

Diese Anforderungen waren leitend für die Konzeption dieses Forschungs- und Entwicklungsprojektes. Insbesondere die SRH Fachhochschule für Gesundheit verfolgt das Ziel, die Betrachtung der »Lerngegenstände und Lernerfordernisse« sowohl im Kontext der beruflichen Praxis als auch vor dem Hintergrund der Erkenntnisse und Entwicklungen von Pflegewissenschaft und -forschung zu bearbeiten. Die Etablierung von Pflegestudiengängen seit etwa Mitte der 1990er Jahre leitete eine systematische, wissenschaftliche Bearbeitung pflegespezifischer Wissensbestände ein. Damit konnte ein disziplinspezifischer Wissenskorpus aufgebaut und der gesellschaftlichen Nutzung zur Verfügung gestellt, aber auch interdisziplinär in den Diskurs um die Lösung gesundheitlicher Probleme eingebracht werden.

Für die TÜV Rheinland Akademie mit ihrem Bereich Workplace Learning Solutions war es ein zentrales Anliegen, bestehende E-Learning-Angebote anhand der o.g. Anforderungen für digitales Lernen in der Zielgruppe 50+ weiterzuentwickeln und zu erproben. Gleichzeitig bot Flexicare 50+ die Möglichkeit, Spezifika innerhalb der Pflegebranche besser zu verstehen und nutzbar zu machen für die künftige Konzeption von modernen Lehr- und Lernarrangements für diese Zielgruppen. Der Pfle-

gebranche wird ein hohes Potenzial eingeräumt, um eigene Qualifizierungsangebote zu platzieren. Erkenntnisse zur Zielgruppe und deren Themen sollen in künftigen Produktentwicklungen Berücksichtigung finden (Fachakademie Pflege: ► http://www.tuv.com/de/deutschland/pk/weiterbildung/gesundheitswesen_soziales_wellness/fachakademie_pflege.html).

Für das MMB-Institut bietet das Projekt mit seinen Evaluationsaufgaben die Möglichkeit, die unternehmenseigenen Kompetenzen auf dem Gebiet der Messung von Lerneffektivität und Lerneffizienz zu erweitern. Aus den unterschiedlichen eingesetzten Erhebungsverfahren wurde u. a. ein integriertes Konzept zur Beurteilung von Medienkompetenz für berufliche Aufgaben entwickelt, das auch in anderen Branchen zur Anwendung kommt.

1.2 Die Akteure

Um die oben genannten Herausforderungen gemeinsam zu bewältigen, haben sich drei Verbundpartner zu einem Konsortium zusammengeschlossen (**▢** Abb. 1.1). Diese Partner decken jeweils bestimmte Kompetenzen und Zugehörigkeiten zu

Netzwerken ab, die für Flexicare 50+ essentiell sind. Diese Kompetenzen werden im Folgenden kurz dargestellt. Gleichermaßen sind die Darstellungen der Kliniken als Kooperationspartner, ihr Interesse an einem solchen Projekt, ihre strukturellen Voraussetzungen und Bedingungen, bedeutsam für das Gelingen eines solchen Vorhabens.

▪ MMB-Institut für Medien- und Kompetenzforschung

L. Goertz

Das MMB-Institut für Medien- und Kompetenzforschung bietet als unabhängiges, privates Forschungsinstitut wissenschaftlich fundierte Entscheidungsgrundlagen für Akteure aus Bildung, Wirtschaft und Politik. Zur Beantwortung komplexer Fragestellungen führt MMB empirische Studien, Analysen und Untersuchungen durch, veranstaltet Expertenhearings und Workshops, moderiert Gesprächsrunden und leitet aus den Ergebnissen Handlungsempfehlungen und Konzepte ab.

Das Institut wurde 1996 von Dr. Lutz P. Michel als »MMB – Michel Medienforschung und Beratung« in Essen gegründet und verfügt heute zusätzlich zum Hauptsitz in der Ruhrmetropole über ein Büro in Berlin. Neben dem Inhaber und Geschäftsführer besteht das MMB-Team aus einem Stamm fester und freier Mitarbeiterinnen und Mitarbeiter, die einen vorwiegend kommunikations- und sozialwissenschaftlichen Hintergrund haben.

Die aktuellen Forschungsthemen beziehen sich auf die Verknüpfung von Arbeitswelt und Medien, auf Berufsbilder sowie auf die Entwicklung und Optimierung von Bildungskonzepten. Im Einzelnen arbeitet das MMB-Institut derzeit hauptsächlich auf den Themenfeldern Begleitforschung/Evaluation, Qualifikationsbedarfs- und Berufsforschung, Bildungs- und Kompetenzforschung, Digitales Lernen, Medienforschung, Arbeitsmarktforschung sowie Standortanalysen.

Im Rahmen von Flexicare 50+ hat das MMB-Institut die Aufgabe der Evaluation des Projektverlaufs sowie den Transfer von Forschungsergebnissen in eine breite (Fach-) Öffentlichkeit übernommen. Hierfür kann MMB auf einen großen Erfahrungsschatz aus eigenen Studien zum Thema »Digitales Lernen« und verschiedenen Aufträgen zur wissenschaftlichen Begleitung von Förderprojekten zurückgreifen. Diese Erfahrungen sind auch in die Beratung des Projekts zum Thema »Digitales Lernen« eingeflossen.

▪ TÜV Rheinland Workplace Learning Solutions

A. Wolpert

Die TÜV Rheinland Workplace Learning Solutions (WLS) unterstützt Unternehmen in der Gestaltung und im Management von strategieumsetzenden Lern- und Wissenstransferprozessen für Mitarbeiter, Kunden und Geschäftspartner. Mit Hilfe innovativer Technologien und Medienlösungen können Skills- und Trainingsmanagementprozesse ebenso modelliert und abgebildet, wie auch soziale Lernprozesse in expertengestützten Lerngemeinschaften organisiert werden. Technologische Basis bildet ein modular aufgebautes Learning Management System (LMS).

Die TÜV Rheinland Akademie begleitet mit dem Bereich Workplace Learning Solutions bei der Konzeption, Planung und Umsetzung von Trainingsvorhaben von der Bildungsbedarfsanalyse über die Konzeption der Trainingsmaßnahmen und Trainingsprogramme bis hin zu Entwicklung und Bereitstellung von Lernmedien. Bei Bedarf können Lernprozesse auditsicher umgesetzt und dokumentiert werden. TÜV Rheinland Workplace Learning Solutions steht für

- Kompetenzorientierte Lern- und Wissenstransferstrategien
- Maßgeschneiderte Projekte – von der Definition/Akquisition über die Umsetzung bis zur Implementierung
- Kompetenz in Beschaffung oder lerngerechter Aufbereitung von Content
- Einfache Technologieverfügbarkeit

Bei Flexicare 50+ ist die Aufgabe der WLS, die technische Infrastruktur für die geplanten mediengestützten Lernlösungen bereitzustellen. Hier kommt u. a. das modular aufgebaute Learning Management System (LMS) zum Einsatz.

▪ SRH Fachhochschule für Gesundheit Gera

Die SRH Holding unterhält acht Hochschulen mit mehr als 90 Studiengängen. Die SRH Fachhochschule für Gesundheit konzentriert sich mit ihren Studiengängen auf das Feld Gesundheit. In dem Gesamtvorhaben ist der Studienbereich Pflege der Hochschule verantwortlich für die inhaltliche und didaktische Konzeptionierung der Themenbereiche in allen Lernszenarien sowie für die Festlegung des Umfangs der Lernleistung. Die Hochschule verantwortet den Prozess der Erprobung sowie die Formen der Beratung der Lernenden an allen drei Standorten der Kooperationspartner während des gesamten Lernprozesses. Sie übernimmt die operative Betreuung der mehr wissenschaftlich orientierten Foren und Newsgroups im Community-Bereich. Sie ist verantwortlich für die inhaltliche Verständigung und Abstimmung zwischen den Projektpartnern.

Ein eigens eingesetztes übergeordnetes Projektmanagement übernimmt eine Schlüsselfunktion an den Schnittstellen zu den Partnern. Günstig wirkt sich hier aus, dass die Aufgabe des Projektmanagements bereits aus der Planungsphase heraus angelegt war, da der Projektmanager in der SRH Kliniken GmbH bereits die Vernetzung der potentiellen Konsortialpartner mitgestaltet hat.

Mit dieser Funktion wird erreicht, dass die Abstimmung sowohl auf der Meta-Ebene als auch auf der Handlungsebene zwischen den Partnern SRH Fachhochschule für Gesundheit Gera, MMB Institut für Medien- und Kompetenzforschung sowie der TÜV Rheinland Workplace Learning Solutions gelingen kann.

Der Projektmanager trägt auch die Verantwortung, die Kooperation mit den beteiligten Kliniken zu organisieren. Dies geschieht auf der Ebene der Einrichtungsleitungen ebenso wie mit den Projektleitern und Tutoren.

Das übergeordnete Projektmanagement übernimmt die Funktion der ersten Anwendungsprüfung für Micro-Learning-Einheiten, bevor diese an die Teilnehmer weitergegeben werden, testet gemeinsam mit allen Partnern die Evaluationsinstrumente und übernimmt eine koordinierende Funktion in der Frage, auf welches Endgerät sich die Häuser für die mobilen Anwendungen festlegen wollen. Das Projektmanagement übernimmt die Organisation der Tagungen inkl. Catering, Budgetüberwachung und ist selbstverständlich an der Konzeption und der Vor-Ort-Umsetzung des Tagungsprogrammes, z. B. durch Moderation u. Ä., beteiligt.

Um das ganze Projekt mit Fachvertretern aus den Ebenen Mediendidaktik, E-Learning, Technik, Demografie, Pflegewissenschaft und Pflegepädagogik sowie Management regelmäßig abzugleichen, wird ein wissenschaftlicher Beirat ins Leben gerufen. Dieser tagt mehrfach, um sich den Projektverlauf vorstellen zu lassen, Hinweise aus der jeweiligen Perspektive in das Projekt einzubringen und das Projekt zu diskutieren. Die gewonnenen Impulse werden in den darauffolgenden Sitzungen der Partner aufgenommen und umgesetzt.

- **Katholisches Klinikum Bochum**
D. Becker

Das Katholische Klinikum Bochum gGmbH zählt mit der St. Elisabeth-Stiftung zu den modernsten und fortschrittlichsten Krankenhausträgern in Bochum. Die St. Elisabeth-Stiftung ist Hauptgesellschafterin der Holdinggesellschaft Katholisches Klinikum Bochum gGmbH und bildet mit ihren Betriebsstätten St. Josef-Hospital, St. Elisabeth-Hospital, St. Maria-Hilf-Krankenhaus und der Klinik Blankenstein die Säule des Klinikverbundes. Als weitere Betriebsstätte gehört seit Januar 2014 das Marien-Hospital Wattenscheid zum Klinikverbund.

Durch den Zusammenschluss stellt sich die St. Elisabeth-Stiftung auf aktuelle und zukünftige Anforderungen aus Politik und Gesellschaft ein. Durch Synergieeffekte und die Schaffung von Veränderungen werden Ressourcen für die Zukunft neu gestaltet.

Mitgesellschafter im Katholischen Klinikum Bochum gGmbH sind die Kirchengemeinden Liebfrauen in Bochum und St. Johannes-Baptist in Hattingen-Blankenstein (mit dem Krankenhaus Klinik Blankenstein) sowie die Kosmas und Damian GmbH. Gemeinnützige Träger des Marien-Hospitals sind die Katholische Kirchengemeinde St. Gertrud von Brabant und die Kosmas und Damian GmbH.

Als Kliniken der Ruhr-Universität umfasst das Katholische Klinikum Bochum gGmbH in den unterschiedlichen Betriebsstätten die entsprechend aufgeführten medizinischen Fachbereiche:

Die Betriebsstätte St. Josef-Hospital besteht aus der medizinischen Klinik I (Gastroenterologie/Onkologie/Infektionskrankheiten), der medizinischen Klinik II (Kardiologie), Chirurgie, Dermatologie, Gefäßchirurgie, Kinder- und Jugendheilkunde, Neurologie, Orthopädie, Unfallchirurgie, Radiologie und Nuklearmedizin und der Strahlentherapie.

Die Betriebsstätte St. Elisabeth-Hospital weist das Rheumazentrum (Rheumatologie, Rheuma-Orthopädie), die Hals-Nasen-Ohren-Heilkunde, Kopf- und Hals-Chirurgie, Gynäkologie und Geburtshilfe, Neonatologie, die medizinische Klinik III (allgemeine Innere Medizin) und die Radiologie und Nuklearmedizin auf.

Die Betriebsstätte St. Maria-Hilf-Krankenhaus umfasst die Geriatrie und das Venenzentrum.

In der Betriebsstätte Klinik Blankenstein befindet sich die Naturheilkunde, Innere Medizin und die Multimodale Schmerztherapie und in der Betriebsstätte Marien-Hospital Wattenscheid eine weitere Geriatrie und die Rehabilitationsmedizin.

Das St. Josef-Hospital und die Klinik für Hals-, Nasen-, Ohrenheilkunde, Kopf- und Halschirurgie im St. Elisabeth-Hospital gehören zum Klinikum der Ruhr-Universität Bochum (ehemaliges »Bochumer Modell«), in dem ein Verbund aus fünf Krankenhäusern aus dem Großraum Bochum/Herne die Universitätsklinik Bochum bildet. Darüber hinaus ist das Herz- und Diabeteszentrum NRW in Bad Oeynhausen in das Klinikum der Ruhr-Universität integriert.

Etwa 3900 Mitarbeiter betreuen die Patienten der im Krankenhausplan des Landes NRW mit 1400 Betten dimensionierten Häuser. Ein entscheidender Erfolgsfaktor liegt in der Pflege, die von 1300 Mitarbeitern gestaltet und kontinuierlich weiterentwickelt wird. Die Mitarbeiter haben die Möglichkeit, interessenabhängig und bedarfsorientiert ihr Wissen zu erweitern. Durch die unterschiedlichen Weiterbildungsmaßnahmen können die Mitarbeiter der Pflege Aufgabenfelder kompetent und verantwortlich gestalten.

Im Katholischen Klinikum Bochum ist ein flächendeckendes Wundmanagement durch die Pflege aufgebaut worden, die Mitarbeiter der Pflege arbeiten wirksam im Entlassmanagement und unterstützen pflegende Angehörige. Sie qualifizieren sich in den unterschiedlichsten Fachgebieten wie Geriatrie, Onkologie oder der Palliativ-Versorgung. Sie tragen die Verantwortung für die Umsetzung der Bereichspflege und der patientennahen Übergabe. Ethische Fallbesprechungen und Pflegevisiten werden professionell geführt. Durch klare Kommunikationsstrukturen sind die Mitarbeiter der Pflege innerhalb des Katholischen Klinikums Bochum gut miteinander vernetzt und vermitteln ihr Wissen an andere Fachbereiche innerhalb der Klinik aber auch darüber hinaus in entsprechenden Fachgremien.

Entscheidend für qualifizierte Weiterbildung ist der langjährige Kontakt zu unterschiedlichen Kooperationspartnern wie z. B. der Evangelischen Fachhochschule Bochum. Das Bildungsinstitut für Berufe im Gesundheitswesen der St. Elisabeth-Stiftung (BIGEST) ist eine staatlich anerkannte Ausbildungsstätte für Gesundheits- und Krankenpflege, Hebammen, Gesundheits- und Kinderkrankenpflege, Krankenpflegeassistenz und Physiotherapie. Insgesamt bietet das Katholische Klinikum Bochum etwa 320 Ausbildungsplätze an. Als Kooperationspartner unterstützt das Klinikum den Studiengang Pflege der Hochschule für Gesundheit (HSG) und bietet den Studierenden den praktischen Einsatz in Anlehnung an die praktische Ausbildung der Gesundheits- und Krankenpflege bzw. Gesundheits- und Kinderkrankenpflege, gemäß Krankenpflegegesetz (2003).

Die verschiedenen Krankenhausstandorte werden durch einen zentralisierten Support unterstützt, der darüber hinaus auch eigenständige Dienstleistungen vorhält. Im Einzelnen gehören zu den zentralen Diensten: Ambulante Dienste des Katholischen Klinikums Bochum mit ambulanter Pflege und Essen auf Rädern, Bildungsinstitut für Berufe im Gesundheitswesen der St. Elisabeth-Stiftung (BIGEST), Personalabteilung, Zentralapotheke, Materialwirtschaft und Facility Management, Rechnungs- und Finanzwesen, Patientenmanagement, EDV/Controlling, Qualitätsmanagement, Technische Abteilung/Medizintechnik.

Personalentwicklung wird im Klinikum als ein wesentlicher Baustein der Organisationsentwicklung verstanden. Bildungsmaßnahmen müssen sich, um sinnvoll genutzt zu werden, auf den Alltag der Mitarbeiterinnen abstimmen lassen. Flexible Gestaltung mit dem Ziel inhaltlicher Konformität ist der Anspruch, den sich eine Organisation stellen muss, um möglichst breitflächig Lernerfolge aufzuweisen. Flexicare 50+ bietet den Mitarbeiterinnen aus dem Pflegedienst im Alter ab 50 Jahren eine Möglichkeit der individuellen Bildung im Sinne des lebenslangen und arbeitsbegleitenden Lernens.

Das Katholische Klinikum Bochum gGmbH beteiligt sich an Flexicare 50+ mit den Einrichtungen: St. Josef-Hospital, St. Elisabeth-Hospital, St. Maria-Hilf-Krankenhaus und Klinik Blankenstein.

- **Klinikum Arnsberg**

V. Koch, F. Bornemann

Die Klinikum Arnsberg GmbH entstand im Jahr 2011 durch die Fusion der heutigen Betriebsstätten St. Johannes-Hospital, Karolinen-Hospital und dem Marienhospital, alle in der Stadt Arnsberg ansässig. Gesellschafter der gemeinnützigen Klinikum Arnsberg GmbH sind zu gleichen Teilen die St. Johannes und Maria Stiftung mit Sitz in Arnsberg-Neheim sowie die Stiftung Carolinen-Hospital Hüsten – Privatrechtliche Stiftung von 1870 mit Sitz in Arnsberg-Hüsten.

Durch den Zusammenschluss zum Klinikum Arnsberg sollen folgende Ziele erreicht werden:
- Nachhaltige Sicherung der Einrichtung durch Optimierung der Betriebsgröße und Zentrumsbildung
- Gewinnung hoch-qualifizierter Mitarbeiterinnen und Mitarbeiter
- Stärkung des Leistungsspektrums durch Erweiterung in Tiefe und Breite der Versorgungsstrukturen
- Aufbau eines Unternehmens mit hohem Innovationspotential

Als akademisches Lehrkrankenhaus der Westfälischen Wilhelms-Universität Münster und als Kooperationspartner der Hochschule für Gesundheit Bochum, konzentrieren sich in den Fachabteilungen und Kompetenzzentren im Klinikum Arnsberg an drei Standorten sowie im eigenen Pflegezentrum für ältere Menschen ärztliche und pflegerische Kompetenzen.

Die medizinischen Zentren gliedern sich wie folgt:

- Chirurgisches Zentrum (Allgemein- und Unfallchirurgie, Orthopädie, Neurochirurgie und Neurologie)
- Kardiovaskuläres Zentrum (Gefäßchirurgie, Kardiologie, Angiologie, Allgemeine Innere Medizin)
- Onkologisches Zentrum (Gastroenterologie/Allgemeine Innere Medizin, Internistische Onkologie/Hämatologie, Schmerz-/Palliativ Medizin, Allgemeine und Viszeralchirurgie, Urologie, Gynäkologie
- Geburtshilfe und Pädiatrisches Zentrum
- Degenerative Erkrankungen und Psychiatrie (Geriatrie mit Tagesklinik, Allgemeine Innere Medizin, Psychiatrie mit Tagesklinik

Das Klinikum Arnsberg verfügt über ein ist zertifiziertes Brustzentrum sowie zertifiziertes Darmkrebszentrum. Der Prozess der Zentrumsbildung führt im Rahmen einer mittelfristigen Strategieplanung 2020 zur örtlichen und baulichen Verlagerung der jeweiligen Fachabteilungen zwischen den Standorten, um die Zentrumsstruktur örtlich zu konzentrieren und um die Voraussetzungen für die geplanten weiteren Zertifizierungen der bisher noch nicht zertifizierten Zentren zu erwirken.

Das Klinikum engagiert sich seit Jahren in der Aus-, Fort- und Weiterbildung der Pflegenden. Die Bildungsstätte mit der staatlich anerkannten Krankenpflegeschule bietet, neben der Ausbildung der Gesundheits- und Krankenpflege mit 125 Ausbildungsplätzen, auch Fort- und Weiterbildungen für Gesundheits- und Pflegeberufe an. Durch die Kooperation mit der Hochschule für Gesundheit Bochum konnte das Qualifizierungsangebot der Pflegenden um den akademischen Strang erweitert werden. Dies betrifft auch die Hebammenkunde und die Logopädie. Das Klinikum ermöglicht den Studierenden die praktische Ausbildung. In der eigenen Bildungsstätte werden in der Fort- und Weiterbildung Fachpflegekräfte in der Intensivpflege von Erwachsenen und Kindern, Wundmanager, Hygienefachkräfte, Breast Care Nurses sowie Fachpflegende für Onkologie und in der Stomaversorgung weitergebildet. So ist sichergestellt, dass die Aufgaben der Qualitätssicherung durch Experten, basierend auf gesicherten Standards, in der täglichen Pflege zur Anwendung gelangen. Durch die eigene Weiterbildung des mittleren Führungsmanagements (Bereichsleitungen, Stationsleitungen, Leitungen von Funktionsabteilungen) in der Bildungsstätte des Klinikums wird ebenfalls sichergestellt, dass in den Pflege- und Funktionsbereichen den dort verantwortlichen Pflegekräften Führungs- und Managementkompetenz vermittelt wird.

Die verschiedenen Standorte werden durch einen zentralen Support unterstützt. Zu den zentralen Diensten gehören u. a.: Geschäftsführung und Verwaltung, die Bildungsstätten, Zentralapotheke, Facility Management, Qualitätsmanagement, Speisenversorgung und Hygieneinstitut.

Die 25 Kliniken und vier Institute mit 728 Betten bieten renommierte Spezialisten für fast jede Erkrankung, von der breiten Grund- und Regelversorgung bis hin zu medizinischen Schwerpunktzentren. Zum Klinikum Arnsberg gehören neben einer Pflegeeinrichtung mit 90 Plätzen noch zwei Medizinische Versorgungszentren (MVZ). Über 1.600 Mitarbeiterinnen und Mitarbeiter versorgen ca. 28.500 stationäre und 50.000 ambulante Patienten pro Jahr. Die Pflege nimmt seit Jahren auch aktiv an Forschungsprojekten und Studien zur beruflichen oder fachlichen Fundierung ihrer Tätigkeit teil. Das Klinikum Arnsberg nimmt an Flexicare 50+ teil.

- **Klinikum Niederberg**
St. Harmke

Das Klinikum Niederberg gGmbH ist ein Krankenhaus der Schwerpunktversorgung, der laut Krankenhausbedarfsplan zweithöchsten Versorgungsstufe (Stufe III). Es ist ein Akademisches Lehrkrankenhaus für die Universität Duisburg-Essen mit 519 Betten und zehn medizinischen Abteilungen.

Die Fachabteilungen teilen sich zunächst in die Bereiche Psychiatrie und Somatik auf. In dem Fachbereich der Psychiatrie erfolgt die Versorgung der Patienten stationär und teilstationär. Parallel können psychisch erkrankte Patienten akut ambulant über die vorgehaltene Institutsambulanz behandelt werden.

Die Fachbereiche in der Somatik teilen sich wie folgt auf:

- Allgemein- und Viszeralchirurgie
- Unfallchirurgie und Orthopädie
- Urologie

- Gynäkologie und Geburtshilfe
- Innere Medizin mit dem Schwerpunkt Kardiologie
- Gastroenterologie und Palliativmedizin
- Altersmedizin
- Pädiatrie inkl. Neonatologie Level II
- Anästhesie und Intensivmedizin
- HNO-Belegabteilung

Im Klinikum Niederberg gGmbH werden Fort- und Weiterbildungen nur in Präsenzveranstaltungen durchgeführt. Die Möglichkeiten, zeit- und ortsunabhängig via digitale Medien Angebote zur Verfügung zu stellen, war vor Flexicare 50+ nicht in Erwägung gezogen worden.

1.3 Die Zielgruppe – Arbeitsbedingungen und Lernbedarfe

M. Sieger, A. Rustemeier-Holtwick, K. Schulze Hannöver

1.3.1 Ziel und Methode

Im Zentrum stehen professionell Pflegende im Krankenhaus in einem Lebensalter 50+.

Um die Sichtweisen auf die Zielgruppe, deren Interessen, Lernbedarfe, Lernbedingungen und den Stand der Pflegeentwicklung in der Praxis der Kooperationshäuser zu erfassen, wird eine qualitative Erhebung aus zwei Perspektiven durchgeführt: Einerseits eine Vollerhebung bei den Klinikleitungen (N=12) je nach spezifischer Leitungsstruktur: Geschäftsführung, Pflegedirektion, Leitung Personalentwicklung, Leitung Bildungseinrichtungen. Die Stichprobengewinnung aus der Gruppe der 102 teilnehmenden berufserfahrenen Pflegenden erfolgt durch ein theoretisches Sampling (N=18). Es werden Pflegende der Einrichtungen aller Erprobungspartner befragt. Das Verhältnis der zu Befragenden wird entsprechend der prozentualen Vorgabe 80% Frauen und 20% Männer festgelegt, da dies der Verteilung der Geschlechter in der Pflege in deutschen Kliniken entspricht. Als Form wird das episodische Interview als Kombination aus der Beantwortung zielgerichteter Fragen und freier Er-

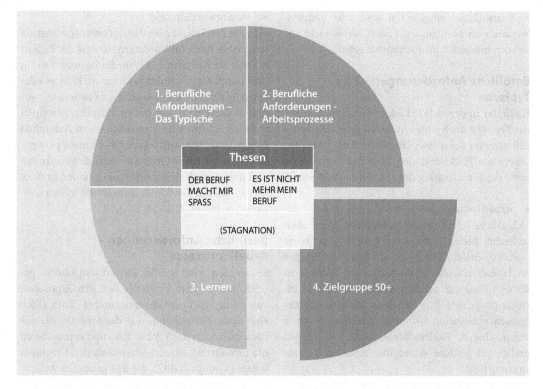

◘ Abb. 1.2   Ergebnisse: Übergeordnete Kategorien Pflegekräfte und Leitungen

zählung gewählt (Mayring 2000, Flick 1995). Die Texte werden inhaltsanalytisch ausgewertet, die Kategorien deduktiv entwickelt (Flick et al. 2000).

1.3.2 Ergebnisse

Die Ergebnisse von Pflegenden und Leitungen lassen sich entsprechend der vier übergeordneten Kategorien darstellen (◘ Abb. 1.2). Die Ergebnisse aus der Befragung der Leitungskräfte werden um die Kategorie »Rolle der Leitungen« ergänzt.

Aus der Perspektive der berufserfahrenen Pflegenden ziehen sich die nachfolgenden Thesen wie ein roter Faden durch die Texte.

These 1: Mein Beruf macht mir Spaß   Die Pflegende arbeitet schon lange in dem Beruf, ihr macht der Pflegeberuf sehr viel Spaß, sie sieht viel Positives, sie kann sich in ihrem Bereich gut einbringen und sich weiterentwickeln. Sie hasst es, wenn man Krankenpflege als Job bezeichnet. Für sie gehört

eine bewusste Entscheidung und ein »sich berufen fühlen« dazu.

These 2: Es ist nicht mehr mein Beruf   »Ich möchte wenn möglich die letzten vierzehn Jahre, die ich noch arbeiten muss, irgendwie mit Anstand über die Bühne kriegen und das sagt eigentlich schon alles aus. Also, ich fühl mich eigentlich nicht mehr wohl in meinem Beruf. Ich bin jetzt zweiundfünfzig Jahre alt, wenn ich könnte, würde ich auch ganz aus dem Gesundheitswesen raus gehen und dann völlig noch mal was Neues lernen. Was natürlich nicht möglich ist aus verschiedenen privaten Gründen« (28-Pf-SI, S.5, Z.169-175).

These 3: Stagnation! Das System bereitet der Pflege keinen Ankerpunkt   Die Erfahrung der Interviewten ist eine Haltung von Resignation und Kraftlosigkeit, weil es nicht lohnt, sich einzusetzen. Man gibt sein Gehirn morgens ab, macht die tägliche Pflichtlektüre im Krankenhaus, setzt es um 14 Uhr wieder auf und geht nach Hause. Die Pflegenden sind manchmal eingefahren und sehr bequem. Wenn sie etwas nicht interessiert, sie es nicht anwenden müssen, wird auch nichts getan.

Berufliche Anforderungen – Das Typische

Hierunter finden sich 13 kleine Narrative, die über das Typische des Berufes Auskunft geben. Beispielhaft genannt seien zwei charakteristische Auszüge unter dem Blickpunkt des »Arbeitsalltags« sowie unter der Einschätzung des »Verantwortlich sein«:

- **Arbeitsalltag**

»Ich arbeite ja auf der Intensivstation. Wir haben sechzehn Betten, zehn internistische und sechs operative Betten. Das heißt, ich bin zum Beispiel im Tagesdienst, also Frühschicht oder Spätschicht für drei Patienten verantwortlich und es sind intensiv-pflegebedürftige Patienten, die sich in einer kritischen Situation befinden, postoperativ einer engmaschigen Vitalzeichenkontrolle unterliegen und die pflegerische Versorgung in meiner Verantwortung liegt.

Es ist natürlich einerseits unterteilt in pflegerische Aufgaben, in medizinische Aufgaben und das hält sich je nachdem die Waage. Manchmal liegen die medizinischen, z. B. Kreislauf erhaltenden Maßnahmen, im Vordergrund, so dass die grundpflegerische Versorgung hinten anstehen muss. Auf der anderen Seite besteht eine Herausforderung darin, einen beatmeten Patienten z. B. von der Beatmung zu entwöhnen. Das wird bei uns in der Klinik sehr selbständig vom Pflegepersonal durchgeführt und ist natürlich, je nachdem was für ein Krankheitsbild dahinter liegt, wenn jemand zum Beispiel chronisch obstruktiv ist, jemanden der längere Zeit beatmet ist, von der Beatmung zu entwöhnen, eine große Herausforderung. Das klappt manchmal zügig und manchmal ist es eben mit großen Hindernissen verbunden. Das ist sicher eine Herausforderung. Die andere Herausforderung ist, einerseits Patienten pflegerisch zu versorgen, zu mobilisieren, auf der anderen Seite kommen immer mal wieder Notfallsituationen auf, die den ganzen Arbeitsrhythmus unterbrechen« (0-Pf-SI-7-33. S. 1).

- **Verantwortlich sein**

»Und in der Tätigkeit im Patientenmanagement, da steht tatsächlich im Vordergrund, dass die Patienten von der Aufnahme über die Entlassung, also ein Rundumpaket geschnürt bekommen. Dass es relativ zügig für die Patienten geht, dass sie wissen, worauf sie sich einzulassen haben. Dass die eben einen genauen Fahrplan für ihren stationären Aufenthalt haben. Und eben auch was darüber hinaus passiert. Das hat auch was mit Patientenzufriedenheit zu tun und dass sie sich sicher aufgehoben fühlen in dem, was wir hier in der Klinik dann für sie leisten können« (29-Pf-SI-, Z. 47-55, S. 4).

Berufliche Anforderungen – Arbeitsprozesse

Es werden zwei große Entwicklungslinien gezeichnet, die den Vergleich der Arbeitsprozesse von früher zu heute charakterisieren. Zum einen sind es die Entwicklungen in der Medizin, die mit Riesenschritten nach vorne geht, und zum anderen die Einführung des Entgeltsystems der Diagnosis Related Groups (DRG), die den gesamten Aufenthalt der Patienten verändern und vielfältige Umstellungen in der Organisation der Krankenhäuser zur Folge haben.

Die Pflegenden erleben den wirtschaftlichen Druck als Paradigmenwechsel in der Versorgung. Nicht der Patient steht im Mittelpunkt, sondern die wirtschaftliche Situation des Hauses. Die Pflegenden können nicht mehr die Notwendigkeiten für die Patienten diskutieren, sondern diskutiert werden Zahlen. Die Differenzierungen in den medizinischen Fachabteilungen führen zu einem kompletten Aufgabenwechsel, es geht um komplexe Versorgungskonzepte und die Technik durchdringt alle Bereiche. Neues ist hinzugekommen, wie geriatrische, onkologische und operative Abteilungen, damit verbunden zeichnen sich neue Herausforderungen im Umgang mit diesen Patienten ab. In Folge steigt die Verantwortung auch für die Pflegenden. Insbesondere die Leitungen betonen, dass sich die Anforderungen massiv verändert haben, sowohl von der Aufgabenstellung als auch durch die Arbeitsverdichtung. Aufgrund von finanziellen Aspekten wurden Arbeitsplätze im Pflegebereich abgebaut, davon hat sich die Pflege nicht mehr erholt! Dies zeigt sich besonders gravierend an der

Arbeit mit multimorbiden und demenziell veränderten Kranken.

Diese Anforderungen lassen sich auf unterschiedlichen Ebenen verorten. Auf der Ebene der fachlichen Kompetenz, der kommunikativen Kompetenz, auf der Ebene der interprofessionellen bzw. interdisziplinären Zusammenarbeit und auf der Ebene des Qualitätsmanagements.

Schwerpunkte im Bereich der fachlichen Kompetenz sind die Nationalen Expertenstandards. Diese wurden nie gut eingeführt und es ist einiges an Fachkompetenz nachzuholen. Dazu kommen fehlende fachliche Qualifikationen im medizinischen Sektor.

Zur kommunikativen Kompetenz gehört nicht nur der Umgang mit Patienten, sondern auch das Einbeziehen Angehöriger, insbesondere in der Pädiatrie und Psychiatrie. Insgesamt sind die Themen vielschichtig. Bei Beschwerden von Angehörigen und Patienten werden Unzulänglichkeiten, z. B. in eskalierenden Situationen, reflektiert. Anlass zur Reflexion ist auch fehlendes Wissen über die Bewältigung von Krankheit. Beratung und Anleitung nehmen hier eine besondere Rolle ein.

Im Rahmen der interprofessionellen Zusammenarbeit gilt es nicht mehr in Säulen, sondern vernetzt in Prozessen zu denken. Die Nähe zum Patienten macht Pflegende zu Experten und schafft dadurch ein Denken im Sinne des Patienten. Die Pflege spielt als Manager aller Prozesse eine Schlüsselrolle. Die Bedeutung des Qualitätsmanagements steigt bedingt durch Zertifizierungsanforderungen.

In Konsequenz muss die Personalentwicklung der Organisationsentwicklung folgen!

»Wir sind ein attraktiver Arbeitgeber und als attraktiver Arbeitgeber gehört dazu, unsere Leute zu qualifizieren und Mittel dafür zur Verfügung zu stellen« (6L-FI-S. 9 Z. 308-310).

Viele Vorgesetzte haben ein Interesse an einer weiteren Qualifizierung ihrer Mitarbeiter, aber auch in positiv befürwortenden Strukturen ist das Mögliche nicht immer umsetzbar. Im Programm der Personalentwicklung werden Entwicklungsgespräche mit dem Mitarbeiter zur Planung seiner Karriere angeboten. Im Rahmen der innerbetrieblichen Fortbildung erscheint ein umfangreiches Fortbildungsangebot als offenes Angebot für alle Berufsgruppen. Der Bedarf wird durch eine erfahrene Pflegende formuliert, die sich am »Puls der

Zeit« orientiert. Neu ist in einer Klinik das Führungskräftetraining gemeinsam für Stationsleitungen, Ärzte und Verwaltungsmitarbeiter in einem zweijährigen modularen Bildungsprogramm.

- **Die Rolle der Leitungen**

Die Leitungskräfte sind in der Lage, ihre Position im Gesamtgefüge des Betriebes zu reflektieren und kritisch ihre Möglichkeiten zur Intervention einzuordnen. Die Pflege wird immer selbstbewusster, denn die Pflegenden wissen, was sie können. Demzufolge sieht die Leitung ihre Aufgabe darin, die Pflege zu stärken und durch gezielte Personalentwicklung und Weiterbildungen zu fördern sowie der Pflege mit neuen Konzepten eine andere Standfestigkeit zu geben. Die wöchentlich stattfindenden Bereichs- oder Stationsleitungsbesprechungen werden dazu genutzt, Themen in adäquater Weise im Plenum weiter zu geben. Um den prospektiven Anforderungen zu entsprechen und Engpässen, wie den Bedarf an fachweitergebildeten Mitarbeitern, vorzubeugen, sind die Leitungen gefragt, mit den Mitarbeitern Entwicklungsbedarfe, Potentiale und Interessen zu ermitteln. Daran sind auch die Leitungskräfte interessiert, dies sei jedoch kein Wunschkonzert. Wenn Maßnahmen nicht für nötig erachtet werden, kann man sie erzwingen.

Die Einführung von Abteilungsleitungen führte zu einer gefühlten Entmachtung der Stationsleitungen. In ihrer neuen Rolle sind sie als Pflegeexpertinnen für eine inhaltliche Überprüfung und Steuerung der Arbeit zuständig. Damit sie die neue Rolle annehmen können, bedarf es einer weiterführenden Qualifizierung. Im nächsten Schritt wird man sich um das Rollenverständnis der Abteilungsleitungen kümmern müssen, so die Einschätzung der Befragten.

Die Schwierigkeit ist, die Pflegenden in ihrer Verantwortung zu stärken, damit sie in der primären Pflege selbständig agieren können. Vor diesem Hintergrund sorgen Bestrebungen der Ärzte für Unmut, die Pflegekosten in ihr Budget integrieren zu wollen, um darüber zukünftig über die Pflege bestimmen zu können.

- **Freude an der Arbeit**

Dennoch lässt sich anhand vielfältiger Beispiele hervorheben, dass die Pflegenden Freude an der

Arbeit haben, sobald sie Arbeitsbedingungen vorfinden, die eigenverantwortliches Arbeiten ermöglichen! Das selbständige Gestalten der Arbeit, trotz Zunahme der Arbeitsmenge, wird positiv eingeordnet.

— Die Pflegende arbeitet gerne im Wundmanagement. Spannend findet sie Projekte, wenn die Themen Spaß machen, wie Organisieren und Koordinieren. Es fällt ihr leicht, weil sie es gelernt hat. Sie kann sehr gut eigenverantwortlich arbeiten, da fühlt sie sich frei und es geht ihr gut. Unter Arbeitsbedingungen, in denen sie keinen Spielraum hat, fällt es ihr schwer zu arbeiten. In den letzten Jahren konnte sie viele Projekte für die Praxisanleitung begleiten, dabei ist Schüleranleitung ihre Stärke.

— Der Umgang mit körperlich schwerstkrankten Patienten, die Begleitung von Angehörigen und auch der Umgang mit der Gerätemedizin fallen der Pflegenden leicht. Die Entwicklung eines schwerstkranken Menschen, ihn von der Beatmungsmaschine zu entwöhnen, ihn zu betreuen, den Angehörigen unterstützend zur Seite zu stehen, das macht ihr Spaß.

— Auch die Arbeit als Leitung, hier in der Krankenhausambulanz, fällt der Pflegenden nicht schwer. Immer schwerer fällt ihr hingegen die Sandwich-Funktion zwischen Pflegedienstleitung und den Mitarbeitern. Die Zeiten werden immer schwieriger, den Pflegenden wird immer mehr aufdiktiert und die Ausfälle und der Arbeitsaufwand werden mehr.

Eigenverantwortung zeigt sich insbesondere bei ethischen Dilemmata, aber auch im Erkennen eigener Grenzen. So z. B. der Umgang mit deliranten, alkoholkranken und schwer depressiven Patienten oder der Umgang mit Patienten nach Suizidversuchen, Patienten, die begleitend psychische Erkrankungen haben wie Psychosen; das sind Herausforderungen, die zum Alltag gehören. Die Pflegende kann damit umgehen, kommt aber auch an ihre Grenzen, wenn Patienten ins Delir geraten, sehr verwirrt sind, ein erhöhtes Gewaltpotential haben. Oder der Spagat bei geriatrischen Patienten: Eine Entscheidung darüber zu fällen ob ein über Neunzigjähriger noch das ganze Komplettpaket einer Intensivmedizin braucht?

■ **Unsicherheiten**

Sie entstehen bei Pflegenden und Ärzten, wenn etwas Neues kommt und es an Ruhe, Zeit und Anleitung fehlt, um sich mit dem neuen Problem auseinanderzusetzen. Unter dem Handlungsdruck wird unsystematisch gesucht, Nachfragen bei Ärzten und Kollegen stehen da an erster Stelle.

■ **Umgang mit Belastungen**

Die Belastungen »erdrücken« die Pflegenden nicht, aber bei höherem Lebensalter werden diese erwartet und zum Teil auch schon erlebt. Die Belastungen werden als Herausforderungen gesehen und zwar solange man den Eindruck hat, diese bewältigen zu können. Grenzen werden deutlich, wenn vieles zusammenkommt und man nicht allem gerecht werden kann. Über Belastungen zu reden ist hilfreich, aber in der Bearbeitung schwieriger Situationen bleiben die Pflegenden auch mal auf sich gestellt.

Lernen

■ **Lernen gehört zum Leben**

So die übergeordnete Erkenntnis und Erfahrung beider Gruppen, Pflegender und Leitungen!

Von der Verunsicherung zur Herausforderung – so erleben Pflegenden die Bildungsprozesse. Sie nutzen umfassende Lernwege, lernen aber auch durch Reflexivität im Handeln und übernehmen danach neue Aufgaben, übernehmen mehr Verantwortung und erleben dann auch den Erfolg, wenn dieses neue Wissen im Alltag greift. »Das ist schön, dass man jetzt gewisse Fragen der Patienten beantworten kann …« (22-Pf-SI, S. 13, Z. 440-443), »denn es sind immer kleine Schritte, die man schnell verinnerlicht, die geben Sicherheit« (28-Pf-SI, S. 9 Z. 316-317). Und so werden neue Aufgaben als Herausforderung eingeordnet, die durch Weiterbildung, eigene umfassende und vielfältige Lernwege, aber auch durch Reflexivität im Handeln bewältigt werden. Denn die Pflegenden sind gut über den Pflegebedarf informiert aber es belastet sie, wenn sie nicht unmittelbar die Situation des Patienten verbessern können.

Aus der Perspektive der Leitungen ist Lernen eine Frage der Motivation und eine Herausforderung für die Pflegenden. Neues steigert die Motivation, z. B. Erkenntnisse der Pflegewissenschaft, kultursensible Pflege etc. Hervorzuheben ist, dass Pflegende erfolgreiche Arbeit am und mit dem Patienten schätzen.

In Reflexion des eigenen Lernverhaltens wandelt sich das strukturierte Lernen in ein »learning by doing«, denn: Dinge die man über den Prozess begreift sind einfacher zu lernen – so die Begründung. Setzen sich die Pflegenden vertiefend mit einer Thematik auseinander, wird es als Gewinn erlebt und im Austausch mit den Kolleginnen reflektiert.

▪ Lernschwierigkeiten

Diese äußern sich bei der Zielgruppe dadurch, dass Gelerntes dauerhaft weniger behalten wird als früher und das Aneignen umfangreicher Zusammenhänge neuer Themen eine Herausforderung bedeutet. Dazu muss ein eigener Lernrhythmus gefunden werden, denn unter Druck habe man nicht die Kraft und die Muße etwas zu verinnerlichen. Zu wissen, wo sie nachschlagen können, verleiht Sicherheit. Kritisch stellen Pflegende aber auch Einschränkungen im Lernen fest. Berufserfahrene Pflegende weisen ausreichend Selbstreflexivität aus, um zu erkennen, dass Routine die Gefahr in sich birgt, in alten Verhaltensmustern zu verharren und dies sogar zur Belastung werden kann.

▪ Wahl der Themen und Lernanlässe

Die Häufigkeit in der Teilnahme an Weiterbildungen wird vom Eigeninteresse bestimmt und variiert von Person zu Person. Eine systematische Wahl bei der Aneignung von Wissen ist nicht durchgängig erkennbar, sowohl bei den einzelnen Pflegenden als auch bei den Angeboten der Arbeitgeber. Als thematische Basis verstehen die Leitungen die Bearbeitung von Pflegekonzepten, Pflegesystemen, die berufliche Haltung und damit verbunden die Klärung der Verantwortung. Daneben stehen die gesetzlich geforderten Pflichtveranstaltungen.

Pflegende nutzen vielfältige Möglichkeiten, um zu lernen. Hervorgehoben werden die Weiterbildungsangebote, der Zugriff auf Fachliteratur, auf das Internet als Mittel der Zukunft sowie auf das hauseigene Intranet. Aber es ist eine Herausforderung, sich mit neuen Themen zu beschäftigen, vor allem, wenn sie sehr umfangreich sind, »… mit fünfzig kann man sich noch was trauen … und

sollte nicht so in die alten Verhaltensmuster verfallen …« (22-Pf-SI, S. 7, Z. 224-226).

Bei den Themen und Lernanlässen sind es vordringlich die Entwicklungen in der Medizin, ein Wechsel in andere Fachbereiche und die daraus abgeleiteten Anforderungen im Alltag der Pflegenden, aber auch die Ausbildung der Schüler, neue Aufgaben sowie formalisierte Bildungsprogramme.

▪ Lernbedingungen

Die Möglichkeiten des Lernens am Arbeitsplatz sind unterschiedlich und abhängig davon, ob jemand Raum und Zeit zum Rückzug hat, denn Ruhe und Zeit sind wesentliche Bedingungen für produktives Lernen. Eine Verpflichtung zum lebenslangen Lernen beinhaltet, sich zuhause die Zeit zum Lesen zu nehmen, auch wenn es einfacher ist zu fordern, der Arbeitgeber müsse die Gelegenheit während der Arbeitszeit geben. Auch im Dienst gebe es Zeitfenster um nachzulesen. Favorisiert wird das soziale Lernen, man lernt im Gespräch mit anderen und gute Fortbildungen werden daran gemessen, ob diese interessant gemacht und zielorientiert ausgerichtet sind.

Dem Lernen in Flexicare 50+ wird grundsätzlich hoffnungsvoll und positiv entgegengesehen. Man möchte sich wieder mit dem Beruf identifizieren. Im Austausch mit Kollegen aus anderen Kliniken schaut man über den eigenen Horizont hinaus, es ist ein Geben und Nehmen und ein Sich-Selbst-Reflektieren. Skepsis besteht dahingehend, dass der virtuelle Kontakt den realen ersetzen könnte.

Die Einschätzung der eigenen Medienkompetenz reicht von »gut bewandert« bis hin zum ersten Kontakt im Umgang mit digitalen Medien. In der Reflexion des eigenen Lernprozesses wird dem Lernen mit digitalen Medien eine zunehmende Bedeutung zugewiesen.

▪ Reaktives Lernen

Demgegenüber steht aber auch die Einschätzung der Leitungen als auch der Pflegenden: Alle Pflegenden lernen erst dann, wenn sie es brauchen, denn letztendlich sind die Ärzte für die Arbeit der Pflegenden verantwortlich, so die Legitimation! Keiner der Pflegekräfte will freiwillig zusätzlich irgendwas tun. Neuerungen werden erst dann wahrgenommen, wenn sie über den »Dienstweg« an die Person

1

herangetragen werden. Man lässt die Anforderungen auf sich zukommen und handelt reaktiv. Aktive Lernbemühungen bleiben der Verantwortung des Einzelnen überlassen. Es ist Zufall, ob jemand an neues Wissen herankommt. Eine Überprüfung, ob Wissen tatsächlich weiterentwickelt wird, erfolgt nicht – das Wissen verpufft.

Die Zielgruppe 50+

Für beide Gruppen, Leitungen und Pflegefachkräfte, steht die Wertschätzung der Berufserfahrung von Pflegenden der Altersgruppe 50+ im Vordergrund: »Diese Berufserfahrung ist ein Schatz«.

Ein Gefühl der Zusammengehörigkeit, Standhaftigkeit und Verlässlichkeit zeichnet diese Generation aus. 15–17 Jahre auf der Station zu sein, schweißt das Team zusammen, dadurch entsteht Stabilität.

Die über 50-Jährigen identifizieren sich mit dem Haus, hier ist ihre berufliche Heimat. Darum kann sich die Leitung, was das Erscheinen auf der Station angeht, eher auf die älteren Kollegen verlassen als auf die Jungen.

Pflegende über 50 Jahren sind souverän und erleben sich als kompetent, ihre Qualifikation wird sowohl von Kollegen als auch von Patienten anerkannt. Sie haben den Überblick und verfügen über eine wesentlich größere Routine. Dementsprechend bleiben sie gelassen und schätzen in extremen, lang anhaltenden Stresssituationen fundiert ab, was zu tun ist. Die älteren Pflegekräfte sind im interprofessionellen Umgang sicherer, sie haben keine Angst vor Ärzten, sondern treten ihnen als »erwachsene« Persönlichkeiten sehr selbstbewusst entgegen. Allerdings spielt die Tradition des »Silo«-Denkens zwischen Pflege, Ärzteschaft und Verwaltung bei ihnen eine größere Rolle als bei Jüngeren.

Dieses Selbstbewusstsein kann andere motivieren. Stehen bleiben gibt es auf keinen Fall: Keiner kann mit dem vor 25 Jahren im Examen Gelernten heute noch gut arbeiten, da liegen Welten dazwischen. Bei Neugierde fällt es leichter, Dinge zu lernen. Dennoch darf man bei der Zielgruppe die große Problematik des »Lernen Lernens« nicht unterschätzen: Sich wieder hinzusetzen, Wissen anzueignen, den Transfer in die Praxis hinzukriegen. Eine Mitarbeiterin hat mit viel Spaß mit 52 Jahren eine onkologische Fachweiterbildung ge-

macht. Sie hatte Ängste, das nicht zu schaffen. Aus dieser Sorge sagen andere Kollegen oft, dass sie sich einem solchen Prozess nicht mehr stellen.

Pflegende 50+ legen Wert auf die Beobachtung des Patienten, sie sehen mit geschultem Auge, wie es ihm geht. Viele wiederkehrende Patienten, insbesondere die älteren Leute und deren Angehörige, haben Vertrauen zu den älteren Pflegekräften und fühlen sich sicherer. Sie erleben sie als toleranter, geduldiger. Sie begleiten die Menschen besser, weil sie über Lebenserfahrung verfügen und für viele Situationen mehr Verständnis aufweisen als Jüngere.

Pflegende 50+ sind kaum krank. Studien belegen, so die Einschätzung der Leitungen, dass die Ausfälle in der Altersgruppe 50+ wesentlich geringer sind als bei der Altersgruppe bis 30 Jahre. Der ältere Mitarbeiter ist zwar seltener krank, wenn er jedoch erkrankt, fällt er teilweise sehr lange aus. Dies akzeptieren viele Kollegen und arbeiten alleine.

Die Leitungen erleben diese Gruppe der berufserfahrenen Pflegekräfte heterogen:

━ Sie schätzen die beruflichen Erfahrungen, äußern aber Skepsis dahingehend, dass die Erfahrungen nicht mit den aktuellen pflegewissenschaftlichen Entwicklungen abgeglichen werden. – »…der Fokus auf den Patienten ist zwar das Maß, aber nicht alles« (6L-FI-S. 1, Z. 31-32). Auch darf diese Berufserfahrung nicht zur verräterischen Sicherheit führen, dass sie das immer schon so gemacht haben! Aus dieser Kritik resultiert unter Umständen Frustration und Unsicherheit und kann dazu führen, dass man sich zurückzieht. Andere thematisieren das in den Teambesprechungen und wenige Dritte fordern eine Fortbildung ein.

━ Das Berufsbild hat sich komplett verändert: Von der Pflegenden, die weiß, was für den Patienten gut ist, hin zu: Der Patient selber weiß, was für ihn gut ist. Patienten haben andere Ansprüche, es werden Fragen gestellt. Da sind die Pflegenden in einer Zwickmühle, was sie beantworten, was sie durch ihren Beruf vertreten können und was in den ärztlichen Bereich geht. Viele Pflegende der Zielgruppe 50+ wurden anders ausgebildet, sie haben das berufliche Selbstverständnis von der Assistenz hin zum eigenständigen Beruf mit eigenen Rechten und Selbstbewusstsein nicht verinnerlicht. Die Gruppe, die ununterbrochen dabei ist, wirkt nicht motiviert, Veränderungen und Neuerungen mitzugehen: Sie ist überfordert, hat ihr Examen und sich nie weiterqualifiziert.

- Es gibt diejenigen, die unzufrieden sind. Es wird nicht anerkannt, welche Entwicklungen im Haus bereits geleistet wurden.
- Es gibt die Ambitionierten, es gibt diejenigen, die fertig sind und nur noch gucken, dass sie ihre Schichten abwickeln.

Immerhin ein Drittel der Pflegepersonen will noch einmal durchstarten und den Arbeitsprozess in den noch verbleibenden 15 Jahren mit einer anderen Qualität und Dynamik gestalten, sie sind motiviert und interessiert, sich neues Wissen anzueignen. Insbesondere Frauen, die nach einer Elternzeitpause wiedergekommen sind, spezialisieren sich, zum Beispiel in Kinästhetik, Basaler Stimulation und Praxisanleitung. Die andere Gruppe hat die Kraft verloren, ist krank oder im Burn-out. Kollegen mit einer über 30-jährigen Berufstätigkeit sind berufsmüde, Unzufriedenheit durch die äußeren Rahmenbedingungen kommt dazu, gepaart mit Stress. Diese Gruppe muss noch ein, zwei Jahre arbeiten, hat sich gedanklich abgemeldet und freut sich auf die Rente. Ab einem bestimmten Alter oder Verschleiß kann man nicht mehr locker pflegen, keinen Nachtdienst mehr machen und nicht mehr heben. Diese Mitarbeiter wollen in Ruhe gelassen werden. Sie halten zwar durch, haben aber die Mentalität, Dienst nach Vorschrift zu machen. Sie merken ihre niedriger werdenden Belastungsgrenzen, ermüden schneller, können sich nicht lange konzentrieren und brauchen mehr Zeit, um sich etwas Neues anzueignen.

1.3.3 Fazit

Der von allen Befragten konstatierte gravierende Wandel im Gesundheitswesen, hier in der Pflege und Behandlung Kranker im Krankenhaus, führt zu unterschiedlichen Einschätzungen, was den Platz und die Aufgabenzuweisung für die Pflegenden betrifft. Die Pflegenden konzentrieren sich prioritär auf die Entwicklungen in der Medizin, wollen hier Schritt halten, versäumen es aber, den Blick auf die Entwicklungen in der Pflegewissenschaft zu richten, um sich hier zu orientieren. Somit fehlen die Grundlagen, um eine Neukonzeption der Arbeitsprozesse unter pflegerischen Prämissen einzuleiten. Zu einer weiteren Irritation führt die ernüchternde Feststellung, dass die Kompetenz der berufserfahrenen Pflegenden in der Arbeit um und mit dem Patienten, ihre Sicherheit in der Einschätzung des Gesundheitszustands, dass diese Kompetenz im System nicht zentral scheint. Diese Einschätzung gilt es aufzugreifen, um Weichen zu stellen im Hinblick auf die Unternehmensziele und um auch die Potentiale der berufserfahrenen Pflegekräfte dann im Sinne dieser Ziele nutzen zu können.

Denn die Identifikation der Pflegekräfte mit ihrem Beruf und zum Teil auch mit den Häusern ist signifikant. Sie erleben sich gerade als ältere Mitarbeitende kompetent und akzeptiert von den Patienten und Kollegen. Das stärkt die Freude an der Arbeit und unterstützt die Bereitschaft, sich auch noch im fortgeschrittenen Alter an Neues zu wagen und das Lernen als einen lebensbegleitenden Prozess zu verstehen. Auch die Leitungen teilen diese Einschätzung und nutzen diese stabile Stellung im System, wenn etwas durchzusetzen ist. Allerdings differenzieren sie die Einschätzung was die Kompetenz, die Flexibilität und die Belastbarkeit der Pflegekräfte 50+ betrifft. Das deutliche Interesse und Bemühen der Leitungen, den Pflegedienst durch Personal- und Organisationsentwicklung an die neuen Herausforderungen heranzuführen, bleibt im Allgemeinen. Auch die Angebote zur weiteren Qualifizierung signalisieren keine umfassende »Modernisierungsstrategie«, sondern verbleiben in dem normativ gesetzten Rahmen. Somit ist die Nutzung der Kompetenzen und Potentiale, speziell der Zielgruppe 50+, kein unmittelbarer Bestandteil dieser Personalentwicklungskonzepte und möglicherweise auch nicht in der Organisationsentwicklung. Damit erhärtet sich die These, dass das System Krankenhaus für die berufserfahrenen Pflegenden keine Ankerpunkte zur Entwicklung bereithält, für die sich ein Engagement lohnt. Zu diskutieren bleibt, ob damit auch die Form des reaktiven Lernens erklärt werden kann. Man wartet ab und lässt die Dinge auf sich zukommen.

1

1.4   Die Zielgruppe – Annahmen zur Medienkompetenz

L. Goertz

Das BMBF und der Projektträger DLR haben schon frühzeitig die Relevanz der Medienkompetenz von Zielgruppen in der beruflichen Bildung betrachtet, vor allem mit Blick auf das Lernen mit digitalen Medien.

Eine Bestandsaufnahme von 51 Förderprojekten im Jahr 2011 ergab allerdings, dass die berufliche Nutzung von Medien – und somit die fachspezifische Medienkompetenz – noch nicht sehr stark ausgeprägt ist:

»Die Analyse der Themen und Zielgruppen, die in diesen Förderprojekten adressiert werden, zeigt eine breite Landschaft von Branchen und Berufen sowie große Unterschiede bei der Medien- und IT-Affinität der avisierten Teilnehmer. Die größte Zielgruppe bilden Auszubildende. Folgt man den Einschätzungen der befragten Projektakteure, dann ist es mit der beruflichen Nutzung der digitalen Medien bei ihren Zielgruppen noch nicht sehr weit her. Im Mittelpunkt steht die private Nutzung – etwa von Sozialen Netzwerken wie Facebook oder SchülerVZ oder Videoplattformen wie YouTube. Für den beruflichen Einsatz von Web 2.0-Diensten scheinen die Teilnehmer der Projekte überwiegend noch nicht ausreichend gerüstet zu sein.« (Michel u. Goertz 2011, S. 4)

Viele Projekte setzen sich deshalb das Ziel, vor allem die Medienkompetenzdimensionen »Kommunikation und Kooperation« sowie »Information und Wissen« zu fördern:

»Wichtig ist also zum Beispiel, dass die Teilnehmer in der Lage sind, gemeinsam in Foren oder virtuellen Arbeitsgruppen zu lernen oder sehr bewusst in Medien-Informationsquellen zur recherchieren und die Herkunft der Quelle adäquat zu beurteilen.« (Michel u. Goertz 2011, S. 5).

Allerdings wurden bis zum Jahr 2011 nur wenige Förderprojekte für die Zielgruppe »50+« durchgeführt, lediglich drei von 51 Projekten beschäftigten sich mit dieser Zielgruppe (vgl. Michel u. Goertz 2011, S. 13).

So wurde beispielsweise im BMBF-Förderprojekt »IT 50 plus« geprüft, wie IT-Spezialisten mit dem digitalen Lernen zurechtkommen. In dieser Gruppe war eine Affinität für das E-Learning zu erwarten, da die Zielgruppe ohnehin mit einem großen Selbstverständnis mit Computern umgeht. Dennoch wurden auf der Basis einer ausführlichen Literaturanalyse Annahmen formuliert, wie E-Learning-Formen für ältere und erfahrene Mitarbeiter allgemein und für IT-Spezialisten im Besonderen beschaffen sein sollten:

- »Einfach und übersichtlich gegliederte, gut strukturierte, kooperative Lernmodule
- unter Einsatz von digitalen Lehr-/Lernangeboten
- eingebunden in ein tutoriell begleitetes Blended-Learning-Konzept
- möglichst informell, arbeitsplatzintegriert und mit (virtueller) Lerngemeinschaft
- ohne Zeitdruck und mit hohem Grad an Selbstbestimmungsmöglichkeiten.« (Michel 2011, S. 19)

Diese Annahmen sind auch in die Konzeption von Flexicare 50+ eingeflossen.

In einer Ad-hoc-Befragung, die auf der Konferenz »Medienmarkt 50plus« der Buchakademie im Juni 2008 in München präsentiert wurde, sahen die befragten Experten starke Vorbehalte und Barrieren in der fehlenden Medienkompetenz und gegenüber IT-gestütztem Lernen.

Und noch viel stärker musste dies für erfahrene Fachkräfte gelten, die nicht computer-affin sind und an ihrem Arbeitsort über keinen eigenen Schreibtisch verfügen, also auch kaum Gelegenheit haben, Medien zum Lernen zu nutzen. Dies trifft unter anderem zu für die Gruppe der erfahrenen Pflegekräfte, die deswegen eine hochrelevante Zielgruppe für ein Förderprojekt war.

Für die Nullmessung wurden die o. g. Annahmen weiter präzisiert und für die erste schriftliche Befragung aufbereitet:

- Zum Erfahrungsschatz der Teilnehmerinnen und Teilnehmer gehören vor allem solche Medienhandlungen, die die Bedienung von stationären PCs betreffen. Hierzu zählen vor allem Funktionen, die im Beruf benötigt werden (Textverarbeitung, Mail).

- Social Media und mobile Endgeräte mit Internetzugang werden nur von wenigen Teilnehmerinnen und Teilnehmern genutzt.
- Aktive Funktionen, mit denen man eigene Beiträge im Internet beisteuern kann, werden nicht genutzt, es besteht aber auch kein großes persönliches Interesse daran.
- Dennoch sind die Teilnehmerinnen und Teilnehmer sehr interessiert an der Anwendung neuer Medien, vor allem an den eher »passiven« Funktionen.
- Von Flexicare 50+ erwarten die Teilnehmerinnen und Teilnehmer eine Unterstützung der praktischen Arbeit mit dem Ziel einer langfristigen Verbesserung der Arbeitssituation.
- Von den in Flexicare 50+ eingesetzten Lernformen erwarten sie ferner eine größere Unabhängigkeit, d. h. sie möchten Zeit und Ort des Lernens selbst bestimmen.
- Von den Mitarbeitern/Tutoren erwarten sie eine intensive und individuelle Unterstützung bei administrativen, technischen und inhaltlichen Problemen.

bedenken ist. Konferenz »Medienmarkt 50+«. Akademie des deutschen Buchhandels, 04.06.2008

Michel L-P, Goertz L (2011) Bestandsaufnahme zur Medienkompetenz in Förderprojekten des BMBF. Erstellt im Rahmen des Förderprojekts »Mediencommunity 2.0«. MMB-Institut für Medien- und Kompetenzforschung, Essen

Literatur

Bundesministerium für Bildung und Forschung (BMBF). ► http://www.qualifizierungdigital.de/projekte/laufende-projekte/flexicare-50.html (Zugriff: 16.07.2014)

Bundesministerium für Bildung und Forschung (BMBF) Bekanntmachung des Bundesministeriums für Bildung und Forschung von Richtlinien zur Förderung von Digitalen Medien in der beruflichen Bildung. 25.07.2013. ► http://www.bmbf.de/foerderungen/22611.php (Zugriff: 15.01.2015)

Fachakademie Pflege. ► http://www.tuv.com/de/deutschland/pk/weiterbildung/gesundheitswesen_soziales_wellness/fachakademie_pflege.html (Zugriff: 16.07.2014)

Flick U (1995) Qualitative Forschung. Rowohlt, Reinbek

Flick U, von Kardoff E, Steinke I (2000) (Hrsg.) Qualitative Forschung. Ein Handbuch. Rowohlts Enzyklopädie, Reinbek

Goertz L (2013) Lernorganisation. Wann was für wen? In: Wirtschaft + Weiterbildung 05_2013, S. 10–13

Mayring P (2000) Qualitative Inhaltsanalyse. Grundlagen und Techniken, 7. Aufl. Deutscher Studien Verlag, Weinheim

Michel L-P (2011) Schlussbericht zur qualitativen Studie »E-Learning 50plus« im Rahmen der Initiative »IT 50plus«. Essen/Berlin. ► http://www.it-50plus.org/fix/files/doc/Studie_E-Learning_IT_50plus.pdf (Zugriff: 23.10.2013)

Michel L-P (2008) Ageing Workforce – Was bei der Entwicklung von Lernmedien für die Zielgruppe 50plus zu

Ziele

M. Sieger, L. Goertz, A. Wolpert

M. Sieger et al. (Hrsg.), *Digital lernen – evidenzbasiert pflegen*,
DOI 10.1007/978-3-662-44298-2_2, © Springer-Verlag Berlin Heidelberg 2015

Die übergeordnete Zielsetzung von Flexicare 50 +
ist die »Bereitstellung und Erprobung online-gestützter und mobiler Qualifizierungs- und Community-Szenarien für Beschäftigte der Altersgruppe 50 + in der stationären Pflege« (Sieger u. Wiechers 2010).

In den nachfolgenden Abschnitten wird die
Zielsetzung aus unterschiedlichen Perspektiven
näher beleuchtet. Dabei erscheint der übergeordnete europäische politische Kontext des lebenslangen Lernens genauso bedeutsam, wie die programmatische Zielsetzung des Projektgebers. Da jeder
Partner unterschiedliche Aufgaben wahrnimmt,
differieren die Ziele, ergänzen sich aber auch.

2.1   Kontext von Lifelong Learning

M. Sieger

2.1.1   Hintergründe

2004 verabschiedet die Bund-Länder-Kommission
(BLK), ein Strategiepapier zum Lebenslangen Lernen. Dabei werden die Veränderungen aufgezeigt,
die in den einzelnen Bildungsbereichen notwendig
sind, um Lebenslanges Lernen in allen Bildungsbereichen wie Schule, berufliche Bildung, Hochschule, Weiterbildung zu verankern und zu einer
Selbstverständlichkeit in jeder Bildungsbiografie
werden zu lassen (BLK 2004, S. 9). Ziel ist es aufzuzeigen, wie das Lernen aller Bürger in allen Lebensphasen und Lebensbereichen, an verschiedenen
Lernorten und in vielfältigen Lernformen, angeregt
und unterstützt werden kann (BLK 2004, S. 5).

Hintergrund für diese Initiative sind einmal die
bildungspolitischen Prozesse von Bologna (1999)
und Kopenhagen (2002) sowie Initiativen der Organisation für Sicherheit und Zusammenarbeit in
Europa (OSZE). Bereits in den 1970er Jahren und
fortgesetzt in den 1990ern werden hier unter dem
programmatischen Titel »Lifelong Learning for all«
(UNESCO 1996 u. Europäische Kommission 1995)
Impulse gesetzt, um einen solchen lebensbegleitenden Lernprozess europaweit bzw. weltweit anzustoßen.

Hinter dem sog. Bologna-Prozess stehen die
Beschlüsse der europäischen Bildungsminister,

den europäischen Hochschulsystemen mit ihren
besonderen kulturellen und wissenschaftlichen
Traditionen zu einer weltweit größeren Anerkennung und Anziehungskraft zu verhelfen. In dem
Abkommen von Kopenhagen (2002) geht es u. a.
um die Stärkung der europäischen Dimension von
Bildung und Beschäftigung, um die Entwicklung
eines einheitlichen Rahmenkonzeptes für die Förderung der Transparenz von Qualifikationen und
Kompetenzen, um die Qualitätssicherung in der
beruflichen Bildung sowie um die Entwicklung
eines europäischen Kredittransfersystems für den
Bereich der beruflichen Bildung. Beide bildungs-
und arbeitsmarktpolitischen Prozesse verpflichten
sich dem übergeordneten Ziel, einen wissensba-
sierten Wirtschaftsraum sowie einen übergreifenden Hochschulraum in Europa zu schaffen.

Damit die angestrebte Mobilität der Menschen
im europäischen Bildungs- und Wirtschaftsraum
erreicht werden kann und eine Vergleichbarkeit der
Bildungsabschlüsse möglich wird, verständigte sich
die Europäische Kommission auf die Einrichtung
eines europäischen Qualifikationsrahmens (EQR).
»Der EQR ist ein gemeinsamer europäischer Re-
ferenzrahmen, der die Qualifikationssysteme verschiedener Länder miteinander verknüpft und als
Übersetzungsinstrument fungiert, um Qualifikationen über Länder und Systemgrenzen hinweg in
Europa verständlicher zu machen. Er verfolgt dabei
zwei Kernziele: Förderung der grenzüberschrei-
tenden Mobilität von Bürgern und Unterstützung
ihres lebenslangen Lernens« (Europäisches Parlament und Rat 2008). Damit fungiert der EQR auf
einer Metaebene als neutraler Bezugsrahmen auf
der Basis von Lernergebnissen, schafft Transparenz
der Bildungssysteme in der Europäischen Union,
fördert das Vertrauen in Bildungsabschlüsse und
erleichtert Arbeitgebern und Bildungseinrichtungen, die erworbenen Kompetenzen zu beurteilen. Eine entsprechende Beschreibung der Lernergebnisse erfolgt entlang der Hauptdimensionen
»Kenntnisse«, »Fertigkeiten« und »Kompetenzen«,
die den EQR-Referenzniveaus 1–8 zuzuordnen
sind (Hülsken-Giesler u. Korporal 2013). Dieser
Metarahmen dient nun als Referenz für die Entwicklung eines nationalen Qualifikationsrahmens,
der ebenfalls den gleichen Grundprinzipien folgt,
allerdings Feinheiten oder Abweichungen in den

Niveaustufen sowie auf den Dimensionen der Lernergebnisse ausweisen kann. Dennoch muss bei aller Verschiedenheit immer der Bezug zum EQR herzustellen sein.

Der deutsche Qualifikationsrahmen (DQR) wurde 2010 vorgelegt und orientiert sich – was die Niveaustufen betrifft – am EQR, weist aber Modifikationen auf der Ebene der Beschreibung der Lernergebnisse aus. »Die Betonung liegt auf der (berufsbezogenen) Handlungsorientierung in Lern- und Arbeitsbereichen. Der Kompetenzbegriff wird umfassender definiert – demnach bildet er sich nicht als Schlussfolgerung aus Wissen und Fertigkeiten, vielmehr werden fachliche und personale Kompetenz als gleichwertig erachtet« (Hülsken-Giesler u. Korporal 2013, S. 9). Unterhalb dieser Systematisierung finden sich dann die Zuordnungen von Wissen und Fertigkeiten (Fachkompetenz) sowie Sozialkompetenz und Selbständigkeit (Personale Kompetenz). Unterhalb dieses Referenzsystems sind die einzelnen Fachdomänen angehalten, eigene Fachqualifikationsrahmen zu entwickeln und innerhalb der Community abzustimmen. Für die Pflegebranche liegt inzwischen ein Fachqualifikationsrahmen für die hochschulische Bildung vor[1] (Hülsken-Giesler u. Korporal 2013).

2.1.2 Begriffsklärung

Lebenslanges Lernen umfasst alles formale, nichtformale und informelle Lernen an verschiedenen Lernorten von der frühen Kindheit bis einschließlich der Phase des beruflichen Ruhestands. Dabei

---

[1] Er entstand in enger Zusammenarbeit von Fachvertreterinnen und Fachvertretern aus Pflegewissenschaft und Pflegebildung in Arbeitszusammenhängen der Sektion Hochschullehre Pflegewissenschaft der Deutschen Gesellschaft für Pflegewissenschaft (DGP) und unter Mitarbeit von Vertretern des Vorstandes der Deutschen Gesellschaft für Pflegewissenschaft sowie einem Mitglied des Vorstandes der Dekanekonferenz Pflegewissenschaft. Über öffentliche Aufrufe wurde die »scientific community« zur Mitarbeit eingeladen. Impulse für die Arbeit ergaben sich über die von der Robert-Bosch-Stiftung geförderte Initiative »Koordinierte Initiativen zur Weiterentwicklung der Ausbildung in Medizin und Gesundheitsberufen« des Kooperationsverbundes Hochschulen für Gesundheit e.V.

wird »Lernen« verstanden als konstruktives Verarbeiten von Informationen und Erfahrungen zu Kenntnissen, Einsichten und Kompetenzen« (BLK 2004, S. 13).

2.1.3 Inhaltliche Schwerpunkte

Das Strategiepapier der BLK akzentuiert, dass durch das »Einbeziehen informellen Lernens« das institutionelle Lernen in formalen Bildungsveranstaltungen ergänzt wird um die informellen Lernprozesse aus den Lebens- und Arbeitszusammenhängen. Das Lernen entwickelt sich im Lebenslauf individuell-biographisch verschieden und beruht auf unterschiedlichen Lernvoraussetzungen, Lernmilieus, Lernbedürfnissen und Lernanlässen. Darum sollte der Einzelne auch seinen Lernprozess »selber steuern«.

Die »Kompetenzentwicklung« muss daher für die Förderung Lebenslangen Lernens in der gesamten Lebensspanne maßgebend sein. Ein weiterer Schwerpunkt betont die »Vernetzung« und »Modularisierung« von Lernangeboten. Das bedeutet für die BLK die Bereitstellung einer entsprechenden Infrastruktur, die selbstorganisiertes Lernen ermöglicht. Modulare Formen und Lernmaterialien, die auf lernanregende Fragen, Themen und Probleme zielen, erleichtern den Lernenden die Ausrichtung der Lernprozesse nach ihren Bedürfnissen. Eine »Lernberatung und eine neue Lernkultur/Popularisierung des Lernens« sollen Mut machen und anregen, ein kompetenzentwickelndes Lernen weiter zu verfolgen und das Zurückbleiben des Lernens hinter der zunehmenden Komplexität der Verhältnisse und ein Versagen vor den wachsenden Verstehens- und Problemlösungsanforderungen auffangen. Ein »chancengerechter Zugang« zu Lebenslangem Lernen ist eine entscheidende Voraussetzung für das Leben in einer auf demokratische Teilhabe ausgerichteten Gesellschaft. Darum darf zu keinem Zeitpunkt seiner Bildungsbiographie jemand aus dem Lern- und Bildungsprozess ausgeschlossen werden (BLK 2004).

2.1.4 Lernen in Lebensphasen

Unter den Lebensphasen von der Kindheit über den Erwachsenen bis hin zu dem älteren Menschen wird in diesem Strategiepapier dargestellt, in welcher Weise in jeder Lebensphase diese Entwicklungsschwerpunkte relevant und damit Teil einer Strategie Lebenslangen Lernens sind. Von Relevanz ist hier das Lernen im Erwachsenenalter. In dieser Lebensphase erfolgt das Lernen weitgehend eigenverantwortlich und muss unter den Bedingungen der jeweiligen Lebensumstände verwirklicht werden. Lernförderliche Arbeitsstrukturen und das Lernen im Prozess der Arbeit unterstützen und ermöglichen informelles Lernen zur kontinuierlichen Erweiterung der Kompetenzen für die Bewältigung der sich ständig verändernden Bedingungen in der Lebens- und Arbeitswelt. Aber auch Brüche in der Erwerbsbiographie (Elternzeit, unterschiedliche berufliche Tätigkeiten, Arbeitslosigkeit, Mobilitätsanforderungen etc.) können diese Lebensphase bestimmen. Hier gewinnen informell erworbene Kompetenzen zunehmend an Bedeutung.

Durch die intensive Einbindung in Beruf und Familie sind Erwachsene in hohem Maße zeitlich beansprucht. Strukturierbare Angebote des Fernunterrichts bzw. des computergestützten Lernens ermöglichen auch in dieser Phase den Erwerb von Kompetenzen durch zeitliche Flexibilität. Darum bedarf es unterstützender Regelungen der Betriebe, z. B. durch Freistellung vom Dienst, um Zeit für selbstgesteuertes Lernen zu schaffen. Auch auf informellem bzw. nonformalem Weg erworbene Kompetenzen werden dokumentiert und honoriert. Die »Lernberatung« für Erwachsene ist – ausgerichtet an realistischen Lern- und Berufszielen – bei der selbstgesteuerten Gestaltung von Lernarrangements durch umfassende Informationen über Möglichkeiten der Weiterqualifizierung und deren Förderung behilflich. Sie hilft bei Krisen im Lernprozess und leistet dabei bildungsbereichsübergreifende Beratung und Hilfestellung (BLK 2004).

2.1.5 Lebenslanges Lernen in der Pflege

Lernen gehört zum Leben! Mit dieser klaren Positionierung betonen die Pflegenden, dass sich dieser lebenslange Lernprozess auch in ihrer Berufsbiographie niederschlägt. In der Einordnung der erworbenen Kompetenzen in die Niveaustufen des EQR und DQR gilt es auf einige Besonderheiten hinzuweisen. Für die Pflegenden, die sich in einem Studiengang qualifizieren, gelten die Zuordnungen des allgemeinen hochschulischen Systems, also Niveaustufe sechs für den Bachelor-Abschluss und sieben für den Master-Abschluss, acht dann für das Doktorat.

Die Pflegenden, die eine herkömmliche Ausbildung nach dem jeweils geltenden Krankenpflegegesetz abgeschlossen haben, wurden durch das Bundesministerium für Bildung und Forschung (BMBF) allgemein mit allen Abschlüssen der beruflichen Bildung nach dem Berufsbildungsrecht auf der Niveaustufe vier verortet und dies, obwohl sie nicht unter das Berufsbildungsrecht fallen. Denn die Pflegeausbildungen stellen eine Sonderform in der beruflichen Qualifizierung dar (Sieger 2010).

Vor diesem Hintergrund verweisen die Berufsverbände auf die Besonderheiten der Vereinbarungen über die geregelten Berufe in der Europäischen Union. Solche reglementierten Berufe sind Berufe, die die öffentliche Gesundheit oder Sicherheit berühren, hierzu zählt auch die Gesundheits- und Krankenpflege (Amtsblatt der Europäischen Union 2013). Sie zählt laut EU-Recht zu den Berufen der »Allgemeinen Pflege«. Die Mindestausbildungsbedingungen dieser Berufsgruppe wurden europaweit harmonisiert, so dass der Gesundheits- und Krankenpflege-Abschluss automatisch anerkannt wird und zwar in allen Mitgliedsländern der EU und in den Nicht-EU-Mitgliedstaaten des Europäischen Wirtschaftsraumes, wie Norwegen, Liechtenstein und Island, sowie in der Schweiz (Deutscher Berufsverband für Pflegeberufe 2013).

Neben dieser Einordnung formaler Bildungsabschlüsse in die neue europaweit geltende Systematik eröffnet sich auch für die Pflegenden die Option, z. B. im Prozess der Arbeit informell oder auf nicht-formalen Wegen Kompetenzen zu erwerben, die hilfreich und nützlich sind, um Anschluss zu halten an die rasanten Entwicklungen speziell im Gesundheitssektor. Über eine Prüfung vor einer für diese Branche relevanten Bildungseinrichtung werden diese Kompetenzen bewertet, zertifiziert und in eine der o.g. Systematiken eingeordnet (DQR) (s. hierzu Bundesrat 2012).

Diese Möglichkeiten werden in Flexicare genutzt. Die berufserfahrenen Pflegenden können sich in Form einer Prüfungsarbeit die erworbenen und vertieften Kompetenzen im evidenzbasierten Handeln bestätigen lassen. Hochschulseitig wird das Kompetenzniveau und der Inhalt mit dem im Rahmen eines Studiengangs, hier Pflegestudiengang, zu erwerbenden Kompetenzen verglichen und in entsprechende Niveaustufen des EQR bzw. DQR entweder auf Stufe fünf oder sechs eingeordnet und ein entsprechendes Zertifikat ausgestellt (► http://www.dqr.de).

2.2 Formen digitalen Lernens

L. Goertz, A. Wolpert

Lernen im Unternehmen heißt kontinuierlich zu lernen, also in allen Phasen der Beruflichkeit und damit auch in der Phase »50+«. Dies entspricht dem Gedanken des Lifelong Learning. Lernen geht auch weit über rein formale Lernprozesse hinaus. Mitarbeiter durchlaufen an jedem Arbeitstag zahlreiche Mikro-Lernprozesse im Sinne von informellem Lernen. Formales und informelles Lernen muss aufeinander bezogen werden, damit auch während der Arbeit »on demand« Probleme am Arbeitsplatz gelöst werden können. Lernen bedeutet auch, gemeinsam zu lernen. Für die meisten ist dies im Arbeitsalltag selbstverständlich, es sollte aber auch durch die Personalentwicklung ausreichend gefördert werden.

All diese Lernprozesse lassen sich durch digitale Medien unterstützen. Als E-Learning stehen den Lernern viele verschiedene digitale Lernformen zur Verfügung. Dieses Kapitel beschreibt und erläutert die einzelnen digitalen Lernformen und -werkzeuge in Flexicare 50+ vor dem Hintergrund des aktuell verfügbaren Instrumentariums im Di-

gitalen Lernen. Es zeigt weiterhin, wie der Einsatz digitaler Lernmedien zur Verbreitung von E-Learning in der beruflichen Bildung in Deutschland gefördert wird.

E-Learning steht häufig als »Oberbegriff für alle Varianten der Nutzung digitaler Medien zu Lehr- und Lernzwecken« (Kerres 2012, S. 18). Der Begriff bezeichnet ein »vielgestaltiges gegenständliches und organisatorisches Arrangement von elektronischen bzw. digitalen Medien zum Lernen, virtuellen Lernräumen und ,Blended Learning'« (Arnold et al. 2012, S. 18). Dabei »präsentieren die elektronisch arrangierten digitalen Lernmedien (…) den Lernenden die Lerninhalte multimedial und ermöglichen ihnen deren interaktive Bearbeitung, sei es in vorgegebenen Instruktionsstrukturen oder in Netzstrukturen für selbst gesteuertes Lernen. Die virtuellen Lernräume, in denen die digitalen Lernmedien angeboten und bearbeitet werden, sind gleichwohl reale Lernräume im Internet, in die nur online eingetreten und mit anderen Lernenden und den Lehrenden asynchron oder synchron kommuniziert und kooperativ oder partizipativ gelernt werden kann« (Arnold et al. 2012).

Maßgeblich für die Realisierung von E-Learning im Rahmen von Flexicare 50+ ist ein Lernmanagementsystem (LMS) als technische Basis und – im Falle von Mobile Learning – die entsprechende Hardware (Tablet-PC) und die dazugehörigen Anwendungsprogramme (Apps).

- **Lernmanagementsystem als Zentrale für E-Learning**

Ein Lernmanagementsystem (LMS) ist ein »System zur Unterstützung virtueller Lehr- und Lernprozesse« (Arnold et al. 2012, S. 422). Die Nutzung eines solchen Online-Portals setzt die Verwendung eines Internet-Browsers voraus. Die Teilnehmer erreichen das Lernmanagementsystem über das Internet und können sich in ihrem Webbrowser mit Benutzernamen und Passwort anmelden.

Über das LMS werden sämtliche Micro-Learning-Einheiten für die Teilnehmer bereitgestellt und verwaltet.

Für alle Benutzer regeln Zugriffsrechte die Verfügbarkeit von vorhandenen bzw. zusätzlichen Funktionen. Dazu wird ein spezifisches Rollen- und Rechtekonzept entwickelt und umgesetzt.

Festgelegt ist damit, wer welche Funktionen in seiner Rolle als Teilnehmer, wissenschaftlicher Mitarbeiter, Tutor oder Administrator innerhalb des LMS nutzen kann. Beispielsweise haben Tutoren nur Zugriff auf die Teilnehmer ihres jeweiligen Standortes, wissenschaftliche Mitarbeiter dagegen standortübergreifend.

Das LMS beinhaltet Techniken zur asynchronen und zur synchronen Kommunikation. Zur asynchronen Kommunikation, bei der Sender und Empfänger nicht gleichzeitig online sein müssen, gehören E-Mail, Foren und News. Bei einer synchronen Kommunikation zwischen zwei oder mehreren Personen sind diese gleichzeitig online. Das ist zum Beispiel der Fall, wenn – wie im Lernszenario Blended Learning – ein virtueller Seminarraum genutzt wird.

- **Tablet-PC für Mobile Learning**

Lernen über mobile Endgeräte zu ermöglichen, ist eines der zentralen Ziele von Flexicare 50+. Unter Mobile Learning summierte Lernformen tragen zunehmend dazu bei, »Lernen und Lernunterstützung mobil und durchgängig verfügbar bzw. allgegenwärtig (‚ubiquitär‘)« (Arnold et al. 2012, S. 53) erscheinen zu lassen. Katalysator für diese Entwicklung ist der Fortschritt auf dem »Gebiet mobiler Technologien, mit internetfähigen mobilen Endgeräten, wie Smartphones oder Tablet-PCs, und einer Vielzahl spezialisierter Softwareprogramme für diese Geräte (Applikationen oder kurz ‚Apps‘)« (ebd., S. 54).

Mobile Learning wird hier als Teilbereich von E-Learning verstanden.[2]

Die eingesetzten Tablet-PC ermöglichen den Teilnehmern den mobilen Zugriff auf die jeweiligen Lerneinheiten und den Zugang zu online-basierten Informationsportalen und Datenbanken. Sie fungieren als Speichermedium für persönliche Notizen und im Rahmen des Blended Learning als »Eintrittstor« in den virtuellen Seminarraum. Die Entscheidung, Tablet-PC im Projekt einzusetzen, ist in den Vorteilen begründet, die sie gegenüber

anderen mobilen Endgeräten vorweisen. So sind sie in der Regel kleiner und leichter als ein Laptop und verfügen über einen Bildschirm, der mittels Touch-Funktion als Tastatur und Bedienfeld dient. Im Vergleich zu Smartphones fällt der Bildschirm deutlich größer aus und ermöglicht so einen komfortableren Zugriff auf Anwendungsprogramme.

◘ Abb. 2.1 verdeutlicht die unterschiedlichen Merkmale von Tablet-PCs im Vergleich zu anderen mobilen Endgeräten.

- **Stellenwert der Flexicare-Lernwerkzeuge in der E-Learning-Landschaft**

Welche Position haben die Flexicare-Lernszenarien in der Landschaft des Digitalen Lernens bzw. des E-Learnings? Die Landschaft der einzelnen Formen und Werkzeuge des Digitalen Lernens hat sich in den letzten Jahren stark ausdifferenziert. Im Jahr 2008 waren es noch elf Lernformen, die anhand der Dimensionen »formelles Lernen vs. informelles Lernen« und »individuelles vs. kollaboratives, also gemeinschaftliches Lernen« in einem Schaubild klassifiziert wurden. Die Version dieser Übersicht aus dem Jahr 2013 umfasst bereits 23 verschiedene Formen (◘ Abb. 2.2).

Einige dieser Lernformen, die in Flexicare 50+ eingesetzt werden, werden im Folgenden kurz erläutert:

CBT/WBT Das Computer Based Training (CBT) entspricht einem E-Learning-Kurs, der auf einer CD-ROM oder als DVD ausgeliefert wird. Dieser kann ohne Kontakt zu Tutoren/Lehrenden zeit- und ortsunabhängig benutzt werden. Dies war Anfang der 2000er Jahre der Normalfall. Eine Weiterentwicklung ist das Web Based Training (WBT), bei dem die Inhalte der Kurse online abrufbar sind. Dadurch ist Kommunikation und Interaktion via E-Mail, Chats, Foren etc. möglich. Hierbei sind auch Aktualisierungen der Kurse möglich.

Informelles Lernen am Arbeitsplatz/Learning on demand Unter Learning on demand wird das spontane Lernen zu jeder Zeit und an jedem Ort gefasst – oft auch mit mobilen Endgeräten wie Smartphones oder Tablet-PCs. Hierfür stehen Micro Learning-Einheiten, auch als »Learning-Nuggets« bezeichnet, bereit. E-Learning-Produzenten bieten

---

2   Zu erweiterten Definitionen und der damit verbundenen Diskussion zu Mobile Learning, teils auch als M-Learning bezeichnet, sei u. a. auf Stoller-Schai (2010) verwiesen.

	Mobilfunkgerät ("Handy")	Smartphone	Tablet-PC
Vorteile	– hohe Verfügbarkeit, weit verbreitet – lange Batterielaufzeiten (sowohl Stand-by als auch im Gesprächsbetrieb)	– Verbreitung steigt – vielfältige Darstellungsmöglichkeiten – hohe Interaktivität – gute Bilddarstellung – einfacher Download von Apps – einfache Bezahlmöglichkeit – ständige Kommunikation mit anderen Nutzern möglich	– vielfältige Darstellungsmöglichkeiten, – hohe Interaktivität – gute Bilddarstellung auf großem Display – einfacher Download von Apps – einfache Bezahlmöglichkeit – ständige Kommunikation mit anderen Nutzern möglich – lange Nutzungsdauer/ Batterielaufzeit
Nachteile	– kleines Display – keine Internetanbindung über Betriebssystem – schwierige Handhabung über Tastenfeld – kaum Möglichkeiten, gängige Dateiformate anzuzeigen	– kleines Display – hoher Preis im Vergleich zu anderen Geräten – hohe Betriebskosten bzw. Internet-Flatrate notwendig – oft Koppelung des e-Book- und App-Angebots an bestimmte Distributionsplattformen (z.B. Google play, iTunes Store)	– hoher Preis im Vergleich zu anderen Geräten – hohe Betriebskosten bzw. Internet-Flatrate notwendig – oft Koppelung des e-Book- und App-Angebots an bestimmte Distributionsplattformen (z.B. Google Play, iTunes Store) – Einschränkungen bei bestimmten Dateiformaten

◘ Abb. 2.1 Vor- und Nachteile mobiler Endgeräte. (Adaptiert nach Goertz 2012, S. 25)

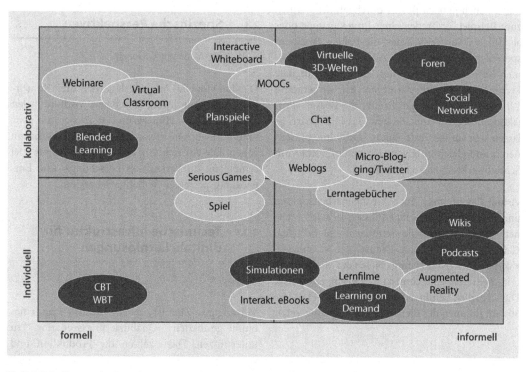

◘ Abb. 2.2 Formen des Digitalen Lernens. (Adaptiert nach Goertz 2013, S. 11.)

hierfür Sammlungen von kleinen, in sich geschlossenen, Wissenselementen an, die von Mitarbeitern über ein Menü aufgerufen werden können. Sobald die Informationen dazu beigetragen haben, ein Problem zu lösen oder eine Wissenslücke zu schließen, kann man mit der Arbeit fortfahren. Im Falle von Flexicare 50+ stehen online Lernlektionen zur Verfügung.

Blended Learning   In dieser Lernform werden das computergestützte E-Learning und der Präsenzkurs zu einem integrierten Lehr-/Lernkonzept verknüpft (blended = gemischt). Teile des Kurses werden zu Hause oder am Arbeitsplatz per E-Learning absolviert, andere Lernphasen finden wie gewohnt in den Räumen eines Weiterbildungszentrums oder im Unternehmen statt. Da Blended-Learning-Kurse einen genau terminierten Anfang und ein Ende haben und mehrere Lernende gleichzeitig daran teilnehmen, bieten sie sich auch für die Erreichung bestimmter Abschlüsse an. Entscheidend ist aber die im Vergleich zu reinen Präsenzkursen höhere Variabilität und Flexibilität der Lernzeiten zwischen den Präsenzphasen. Sitzungen im Virtuellen Klassenraum können sowohl im festen Turnus als auch je nach Bedarf durchgeführt werden, zum Beispiel für Treffen einer Projektgruppe oder als Tutorial für Teilnehmer, die Fragen zu einem speziellen Thema haben. Auch in Seminarräumen im reinen Präsenzunterricht können digitale Lernmedien eingesetzt werden. Ein »Interactive Whiteboard« ersetzt gleichzeitig die Beamer-Projektion und die Wandtafel bzw. das Flip-Chart. Es lassen sich auf ihr Texte, Bilder und Filme präsentieren und gleichzeitig vom Dozenten/Trainer mit Schreibwerkzeugen kommentieren.

Virtual Classrooms   Auch Gruppenarbeitsphasen und Präsenzveranstaltungen lassen sich ins Internet verlagern. Virtuelle Seminarräume (»Virtual Classrooms«), aber auch Dienste wie »Connect«, »Skype« oder »NetMeeting« bieten die Möglichkeit, mit mehreren Teilnehmern zeitgleich zu lernen. Die virtuellen Seminarräume werden bei Flexicare 50+ im Rahmen des Blended Learnings eingesetzt.

Social Networks, Foren, Communities of Practice   In den letzten Jahren sind soziale Netzwerke wie XING, Facebook oder Google+ sehr populär geworden. Sie dienen nicht unmittelbar als Lern-Werkzeug, helfen aber, die passenden Ansprechpartner für bestimmte Themen und Probleme zu finden, mit denen man dann persönlichen Kontakt aufnehmen kann. Manche dieser Social Media Websites ermöglichen die Gründung von geschlossenen Gruppen, die dem fachlichen Informationsaustausch dienen, den sog. »Communities of Practice«. Dies sind Internet-Gemeinschaften Gleichgesinnter, die sich zu einem bestimmten Fachthema auf einem professionellen Niveau austauschen. Um den Austausch unter den Teilnehmern zu beleben, wird die Kommunikation in der Regel moderiert und durch die Einbindung von externen Fachexperten ergänzt. Ein großer Vorteil der Foren ist, dass in einer Forumsdiskussion Zeit zwischen einem ersten Beitrag und einer Reaktion hierauf vergehen kann (asynchrones Lernen). Wer lieber sofort eine Reaktion haben möchte, trifft sich mit anderen Lernenden im Chat-Kanal und tauscht im schnellen Wechsel kurze Textnachrichten aus.

2.3   Spezifische Perspektiven

A. Wolpert, M. Sieger, L. Goertz

Die individuelle Ausgangslage der drei Konsortialpartner mit ihrem jeweiligen institutionellen und fachlichen Hintergrund lässt sie mit ganz unterschiedlichen Zielsetzungen in das Vorhaben gehen. Die Ausrichtung auf das gemeinsame Ziel ermöglicht im Verlauf des Forschungs- und Entwicklungsprojektes vielfältige Synergien.

2.3.1   Technische Infrastruktur für digitale Lernlösungen

A. Wolpert

Vorrangiges Ziel ist es, die Realisierung eines online-gestützten Qualifizierungsszenarios zu unterstützen. Dazu zählen die Produktion und

Bereitstellung von E-Learning-Inhalten, die erforderliche technische Infrastruktur für Blended Learning sowie die geplante Community of Practice (CoP).

Im Blickpunkt steht, eine vorhandene technische Basis zu nutzen, um neue, mobile Qualifizierungs- und Community-Szenarien für Beschäftigte der Altersgruppe 50+ in der stationären Pflege zu erproben.

Das Thema Mobile Learning ist seit mehreren Jahren einer der wichtigsten technischen Trends im E-Learning-Markt. Das Bestreben, den Einsatz von E-Learning auf mobilen Endgeräten weiterzuentwickeln, Kontroll- und Logmechanismen zu verfeinern und generell Anregungen für die Weiterentwicklung der Systemkomponenten zu erhalten, ist daher naheliegend. Insbesondere sollen Erfahrungen mit der Anwendung einer eigens entwickelten App für den Zugriff auf Lerninhalte über ein mobiles Endgerät gesammelt werden. Die App, die für iOS (Apple) und Android bereitsteht, liegt zum Start von Flexicare 50+ in einer ersten Version vor. Die Teilnehmer gehören zu den ersten Nutzern, die diese technische Lösung unter Echtbedingungen erproben können.

2.3.2 Digitale Lernlösungen für pflegewissenschaftliche Problemstellungen

M. Sieger

Die Intention des Bundesministeriums mit Hilfe digitaler Medien nachhaltige strukturelle Veränderungen auch in der beruflichen Weiterbildung zu erreichen, eröffnet Möglichkeiten, aktuelle Qualifizierungsnotwendigkeiten über neue Lernformate für die Pflegeberufe zu entwickeln.

Die Bereitschaft der Pflegenden, sich mit technischen Lösungen im pflegerischen Alltag auseinanderzusetzen, ist unausweichlich, denn inzwischen durchdringt die Technik fast alle Bereiche, von der Überwachung des Gesundheitszustandes des Patienten über die Kommunikationsunterstützung durch Pflegedokumentationssysteme, Patientenbefragungen, Steuerung logistischer Prozesse bis hin zu den mit großem Aufwand entwickelten

assistiven Technologien, z. B. Ambient assisted Living Systeme (GAL Projekt: ▶ http://www.wiso.hs-osnabrueck.de/2763+M5a14de4f5bb.html)

In diesem Kontext geht es darum, zwei Aspekte zu verbinden: 1.) Mit der Konzentration auf die Zielgruppe 50+ die Entwicklungen der Pflegewissenschaft und -forschung und deren Nutzen für die berufliche Praxis erfahrbar zu machen und 2.) die Zielgruppen an die neuen Wissensbestände der Pflege heranzuführen und zu befähigen, sich die neuen pflegewissenschaftlichen Erkenntnisse systematisch zu erschließen. Insbesondere soll erreicht werden, das Handlungsrepertoire um die Methode der Evidenzbasierung zu erweitern. Mit Hilfe dieser Methode werden die Pflegenden in die Lage versetzt, aus der Berufsperspektive heraus und vor dem Hintergrund ihrer beruflichen Erfahrungen in den Dialog mit den Erkenntnissen der Pflegewissenschaft und -forschung einzutreten.

Aufgrund des gravierenden Wandels in der pflegerischen Versorgung der Patienten, zum einen durch die Ökonomisierung des Gesundheitssystems sowie den steigenden Anforderungen aufgrund der qualitativen Veränderungen der Pflegebedarfe von Patienten in den Krankenhäusern, verändern sich notwendigerweise das Aufgabenspektrum und die Verantwortungsbereiche der Pflegenden. Hier werden die Pflegenden mit den normativen Bedingungen vertraut gemacht und befähigt, in den erweiterten Verantwortungsbereichen und Aufgabenfeldern der Pflege ihren Platz zu finden. Zum anderen geht es um die didaktische Umsetzung dieser Themen in den digital gestützten Lernformaten sowie um die Veränderung des Lernverhaltens durch die Flexibilisierung der Lernorte und -zeiten sowie deren teilweise Verlagerung in den virtuellen Raum. Dies eröffnet einerseits individuelle Lernwege, andererseits Möglichkeiten des Austausches in selbst gewählten Lerngruppen. Initiiert und eingeübt wird ein systematischer Lernprozess, strukturiert durch eine vorgegebene didaktische Struktur.

Ein solch selbstgesteuertes Lernen, gestützt durch computerbasierte mobile Anwendungen, bedarf der Reflexion durch Begleitung. Die Begleitung dieser Lernprozesse hat auch zum Ziel, die Möglichkeiten der digitalen Medien auszuschöpfen, aber auch so zu sichern, dass sich der Einzelne nicht verliert und mangels Respons zurückzieht.

Eine weitere Herausforderung liegt in dem didaktischen Konzept des Lernens im Prozess der Arbeit. Ziel ist es, alle zu bearbeitenden Pflegethemen im Lernformat Blended Learning aus der unmittelbaren pflegerischen Praxis zu generieren und auch dorthin im Zuge der Erprobung zurückzuführen. Damit sind die Akteure verpflichtet, sich mit den unterschiedlichen Bedingungen in den Kliniken und Einrichtungen auseinanderzusetzen, und Lernende sind veranlasst, alle Lösungsoptionen vor dem Hintergrund der jeweiligen Praktikabilität zu prüfen.

Damit stellt sich die Frage des Wissenschaftstransfers nicht in der klassischen Form der bloßen Verbreitung, sondern wird gebunden an den Verwendungskontext. Im Kontext der täglichen Arbeit zeigt sich der Nutzen, möglicherweise der Erfolg zielgerichteten Handelns und je nach Sachverhalt erhält der Pflegende auch eine wissenschaftlich fundierte Bestätigung seines bis dato bewährten Vorgehens. Ein solchermaßen erprobter Prozess stärkt die Professionalität im Handeln und erlaubt eine faktenfundierte Sicherheit in den Fachgesprächen mit Kolleginnen und Kollegen sowohl intra- als auch interberuflich.

Angestrebt wird über solche begleiteten Prozesse auch, Impulse in der Entwicklung neuer Arbeitskonzepte in der stationären Pflege, neuer Kommunikationsformen zwischen den Berufen und in den Einrichtungen zu setzen (Schaeffer 2006, Dewe 2006).

2.3.3 Digitale Lernlösungen im Fokus der Evaluation

L. Goertz

In Flexicare 50 + wird das MMB-Institut für Medien- und Kompetenzforschung mit der internen Evaluation betraut. Gleichzeitig hat der Verbundpartner MMB die Erkenntnisse der Evaluation im Sinne eines Ergebnistransfers für eine breitere Öffentlichkeit aufbereitet.

Das MMB-Institut verfolgt im Rahmen der Evaluation von Flexicare 50 + folgende Ziele:

Ziel 1   Formative und summative Evaluation, d. h. Überprüfung während der gesamten Projektlaufzeit und laufende Rückmeldung der Evaluationsergebnisse an das Projektteam; Resümee am Ende der Projektlaufzeit. Durch die Evaluationsmaßnahmen prüft MMB kontinuierlich, ob und inwieweit Flexicare 50 + seine Ziele erreicht. Zur Durchführung der Evaluation hat MMB verschiedene Befragungen und Workshops durchgeführt, die in ▶ Abschn. 10.2 (»Die wissenschaftliche Evaluation«) näher erläutert werden.

Ziel 2   Vorbereitung des wissenschaftlichen und wirtschaftlichen Transfers der Ergebnisse von Flexicare 50+ sowohl innerhalb der Pflegebranche als auch in benachbarte Branchen.

Ziel 3   Öffentlichkeitsarbeit, d. h. Darstellung der Zwischenergebnisse von Flexicare 50+ in Publikationen (Pressemitteilungen, Fachbeiträge) sowie auf einer hierfür erstellten Projekt-Website (Transfermaßnahmen).

Literatur

Amtsblatt der Europäischen Union L 354/132 (2013) Richtlinie 2013/55/EU des Europäischen Parlaments und Rates vom 20. November 2013 zur Änderung der Richtlinie 2005/36/EG über die Anerkennung von Berufsqualifikationen und der Verordnung (EU) Nr. 1024/2012 über die Verwaltungszusammenarbeit mit Hilfe des Binnenmarkt Informationssystems (»IMI-Verordnung«) vom 18.12.2013

Arnold P, Kilian L, Thillosen A, Zimmer G (2012) Handbuch E-Learning. Bertelsmann, Bielefeld

Bund – Länder – Bildungskommission (2004) Strategie für Lebenslanges Lernen in der Bundesrepublik Deutschland. Materialien zur Bildungsplanung und zur Forschungsförderung, Heft 115, Bonn, ▶ http://www.blk-bonn.de/papers/heft115.pdf (Zugriff: 16.07.2014)

Bundesrat (2012) Beschluss des Bundesrates – Vorschlag für eine Empfehlung des Rates zur Validierung der Ergebnisse nichtformalen und informellen Lernens. 901. Sitzung am 12. Oktober 2012. Drucksache 535/12. Bundesanzeiger Verlagsgesellschaft, Köln, ▶ http://www.umwelt-online.de/cgi-bin/parser/Drucksachen/drucknews.cgi?texte=0535_2D12B (Zugriff: 05.07.2014)

Bundesministerium für Bildung und Forschung: Der Deutsche Qualifikationsrahmen für lebenslanges Lernen, ▶ http://www.dqr.de (Zugriff: 16.07.2014)

Deutscher Berufsverband für Pflegeberufe (2013) Arbeiten im Ausland. Chancen und Perspektiven für deutsche Pflegefachpersonen. Eigenverlag, Berlin

Dewe B (2006) Transfer, Transformation oder Relationierung von Wissen. Theoretische Überlegungen zu berufsbezogener Wissensforschung. In: Schaeffer D (Hrsg.) Wissenstransfer in der Pflege. Ergebnisse eines Expertenworkshops. Veröffentlichungsreihe des Instituts für Pflegewissenschaft Bielefeld PO6–133, Bielefeld, S. 15–27

Europäische Kommission (1999) Der Bologna-Prozess – die Europäische Studienreform, ▶ http://www.bmbf.de/de/3336.php (Zugriff: 16.07.2014)

Europäische Kommission (2002) Der Kopenhagen-Prozess, ▶ http://www.bmbf.de/de/3322.php (Zugriff: 16.07.2014)

Europäisches Parlament und Rat (2008) Empfehlungen des Europäischen Parlaments und Rates zur Einrichtung des Europäischen Qualifikationsrahmens für lebenslanges Lernen vom 23.04.2008

GAL Projekt der Hochschule Osnabrück. ▶ http://www.wiso.hs-osnabrueck.de/2763+M5a14de4f5bb.html (Zugriff: 16.07.2014)

Goertz L (2012) Lern-Apps für Tablet-Computer und Smartphones. Möglichkeiten und Grenzen für die digitale Weiterbildung im Unternehmen. Personalführung 4/2012. S. 18–26

Hülsken-Giesler M, Korporal J (Hrsg.) (2013) Fachqualifikationsrahmen Pflege für die hochschulischen Bildung. Purschke + Hensel, Berlin

Kerres M (2012) Mediendidaktik: Konzeption und Entwicklung mediengestützter Lernangebote, 3. Aufl. Oldenbourg, München

Schaeffer D (2006) Wissenstransfer in der Pflege – ein Problemaufriss. In: Schaeffer D (Hrsg.) Wissenstransfer in der Pflege Ergebnisse eines Expertenworkshops. Veröffentlichungsreihe des Instituts für Pflegewissenschaft Bielefeld PO6 -133, Bielefeld, S. 1–14

Sieger M (2010) Transformationen in der Krankenpflege nach 1945 – zwischen Professionalisierung und Deprofessionalisierung. In: Kaiser J-Ch, Schepers R (Hrsg.) Dienerinnen des Herrn – Beiträge zur Weiblichen Diakonie im 19. und 20. Jahrhundert. Evangelische Verlagsanstalt, Leipzig. S. 164–183

Sieger M, Wiechers M (2010) Flexicare 50+ Flexibles und Demografie-sensibles Lernen in der Pflege. Zusammenfassende Beschreibung der Arbeiten der SRH Fachhochschule für Gesundheit Gera gGmbH. Antrag 2010. S. 2

Stoller-Schai D (2010) Mobiles Lernen – die Lernform des Homo Mobilis. In: Hohenstein A, Wilbers K (Hrsg.) Handbuch E-Learning: Expertenwissen aus Wissenschaft und Praxis, Deutscher Wirtschaftsdienst, Köln

UNESCO 1996 »Delors-Bericht«; Europäische Kommission 1995 Weißbuch »Lehren und Lernen – auf dem Weg zur kognitiven Gesellschaft«; 1996 Europäisches Jahr des Lebenslangen Lernens; ▶ http://www.unescobkk.org/fileadmin/user_upload/apeid/delors_e.pdf (Zugriff: 16.07.2014)

Wissenschaftliche Grundlagen

Lernen im Prozess der Arbeit – Handlungsfelder und Orientierungen für den Pflegebereich

P. Dehnbostel

M. Sieger et al. (Hrsg.), *Digital lernen – evidenzbasiert pflegen*,
DOI 10.1007/978-3-662-44298-2_3, © Springer-Verlag Berlin Heidelberg 2015

Lernen im Prozess der Arbeit wird sowohl für die Beschäftigten als auch für die Unternehmen immer wichtiger. Vor dem Hintergrund lebenslangen Lernens und neuer Arbeits- und Organisationskonzepte trägt es konstitutiv und in wachsendem Maße zur betrieblichen Kompetenz- und Personalentwicklung bei. Entgrenzung und Pluralität von Lerninhalten und Organisationsformen in der Arbeit bieten wachsende Lernpotentiale und Lernchancen. Lernkonzepte, eine lern- und kompetenzförderliche Arbeitsgestaltung und neue Lernorganisationsformen fordern und fördern das Lernen in und bei der Arbeit. Exemplarisch sichtbar wird dies an den im Pflegebereich eingesetzten Lerninseln und dem Modell der arbeitsintegrierten Berufsqualifizierung, das im Pflegebereich entwickelt wird. Schließlich trägt die Validierung informell erworbener Kompetenzen entscheidend dazu bei, dass der Wert von in der Arbeit erworbenen Kompetenzen erfasst, bewertet und anerkannt wird.

3.1   Bedeutung und Handlungsfelder des Lernens in der Arbeit

Lernen in der Arbeit ist die älteste und verbreitetste Form der beruflichen Qualifizierung. Es ist ein Lernen, das idealiter kognitive, affektive und psychomotorische Dimensionen gleichermaßen einbezieht. Der Arbeitsort ist zugleich Lernort und der Ernstcharakter der Arbeit betont die Bedeutung von Erfahrung, Motivation und sozialen Bezügen. Die Bedingungen, Formen und Arten des Lernens in der Arbeit sind allerdings in hohem Maße von historischen, kulturellen, branchenbezogenen und unternehmensspezifischen Gegebenheiten abhängig. Neben den offensichtlichen Vorteilen des Lernens in der Arbeit sind insofern auch die Bedingungen und Nachteile in den Blick zu nehmen.

Das historisch zum Arbeitsleben gehörende Lernen verlor mit industriell und tayloristisch organisierten Arbeitsstrukturen zunehmend an Bedeutung. Mit der Neugestaltung der Arbeits- und Organisationskonzepte beim Übergang von der Industrie- in die Wissens- und Dienstleistungsgesellschaft setzte in den 1980/90er Jahren eine Renaissance des Lernens in der Arbeit ein. In nahezu allen Branchen von der Industrie über den IT-Bereich bis zum Pflegebereich nimmt das Lernen in der Arbeit zu. Die Digitalisierung der Arbeitswelt, flache Hierarchien und Teamarbeit, Wissensgenerierung, Verbesserungs- und Optimierungsprozesse, Qualitätssicherung und -entwicklung und die Kompetenzbasierung der Facharbeit erfordern arbeitsintegrierte Lernprozesse, die unmittelbar im Prozess der Arbeit stattfinden oder als arbeitsbezogenes Lernen mit diesem verbunden sind. Für die Unternehmen ist das Lernen in der Arbeit aus Effektivitäts- und Effizienzgründen notwendig geworden, zudem ist es ein wichtiger Wettbewerbsvorteil. Für die Beschäftigten ist das Lernen in der Arbeit bei gewachsenen Lernpotentialen und Lernchancen attraktiv, denn es nimmt Erfahrungen auf, schafft Motivation, bringt Sinn und Einsicht, stärkt die Kompetenz- und Personalentwicklung.

Entwicklungs- und Handlungsfelder eines zukunftsorientierten Lernens in der Arbeit in Unternehmen und Organisationen sind: Konzepte beruflich-betrieblichen Lernens (1); eine lern- und kompetenzförderliche Arbeitsgestaltung (2); *neue* Lernorganisationsformen (3); die Begleitung und Beratung betrieblichen Lernens (4); berufliche Entwicklungs- und Aufstiegswege (5). Diese im Folgenden skizzierten Handlungsfelder sind Kernbereiche der betrieblichen Bildungsarbeit und des betrieblichen Bildungsmanagements (Dehnbostel 2010).

- **Konzepte des beruflich-betrieblichen Lernens**

Mit der Renaissance des Lernens in der Arbeit und dem Leitziel der umfassenden beruflichen Handlungskompetenz setzen sich auf breiter Basis Konzepte beruflichen Lernens in der Aus- und Weiterbildung von Unternehmen durch, die lerntheoretisch und didaktisch die Handlungsorientierung, die Ganzheitlichkeit von Handlungen und die Selbststeuerung des Lernenden in den Mittelpunkt stellen. Lerntheoretisch kommt dabei dem informellen Lernen eine Schlüsselstellung zu (ebd. S. 38ff.). Das informelle Lernen ist ein Lernen über Erfahrungen, das im betrieblichen Kontext in und über Arbeitshandlungen erworben wird. Es ergibt sich aus Arbeits- und Handlungserfordernissen und ist nicht organisiert und pädagogisch begleitet, erfolgt also sozusagen en passant. Dabei reicht das informelle Lernen von einem bewussten Arbeits- und Lernvorgang über sinnlich-körperlich gebundene Erfahrungen bis hin zu unbewussten Verarbeitungsprozessen. Nach einschlägigen empirischen Untersuchungen basieren 60–80% des Handlungswissens einer betrieblichen Fachkraft auf informellen Lernprozessen (vgl. Dohmen 2001 u. Overwien 2005). Die zwei wichtigsten betrieblichen Lernkonzepte, denen das informelle Lernen konstitutiv zugrunde liegt, sind das selbstgesteuerte sowie das reflexive bzw. Erfahrungslernen.

Das selbstgesteuerte Lernen gilt gegenwärtig in Theorie und Praxis als das für die berufliche Aus- und Weiterbildung und für das Lernen in der Arbeit bedeutendste Konzept. Vom selbstgesteuerten Lernen wird gesprochen, wenn der Lernende wesentliche Entscheidungen über Planung, Inhalte, Durchführung und Bewertung des Lernens beeinflussen oder weitgehend selbst treffen kann. In modernen Unternehmen findet selbstgesteuertes Lernen zunehmend im Prozess der Arbeit selbst statt, allerdings ist dabei zu berücksichtigen, dass der selbstständigen und selbstbestimmten Steuerung von zumeist informell erfolgenden Lernprozessen durch Arbeitsstrukturen und Handlungsziele deutliche Grenzen gesetzt sind. Die Einordnung der jeweiligen Lern- und Arbeitssituation in die Ablauf- und Aufbauorganisation ist strukturell vorgegeben und erfolgt unter betriebswirtschaftlichen Kriterien. Selbstgesteuertes Lernen im Arbeitsprozess ist kein autonomes Lernen, es ist die zielgerichtete Auswahl und Bestimmung von Lernmöglichkeiten und Lernwegen in einem vorgegebenen Rahmen.

Das reflexive bzw. Erfahrungslernen erfolgt über das Verstehen und das bewusste Reflektieren von Erfahrungen in realen Arbeits- und Handlungssituationen. Die Erfahrungen sind Ergebnis sinnlicher, emotionaler, sozialer und kognitiver Wahrnehmungen. Es findet dann ein intensives Erfahrungslernen in der Arbeit statt, wenn die Arbeitshandlungen mit Problemen, Herausforderungen und Ungewissheiten für den Arbeitenden verbunden sind, reflektiert werden und zu Erkenntnissen führen. Das Erfahrungslernen in arbeitsbezogenen Lernkonzepten hat historisch viele Vorläufer. In Verbindung mit konstruktivistischen Lernansätzen ist besonders auf den Ansatz John Deweys zu verweisen (Gonon u. Stolz 2002).

- **Lern- und kompetenzförderliche Arbeitsgestaltung**

Die lern- und kompetenzförderliche Gestaltung der Arbeit ist für moderne Unternehmen und Organisationen Chance und Notwendigkeit zugleich: Notwendigkeit insofern, als der betriebliche Wandel im Zuge partizipativer Arbeits- und Organisationskonzepte mit der Kompetenzentwicklung der Beschäftigten verbunden werden muss; Chance, weil ganzheitliche Arbeits- und Qualifikationsanforderungen ein Lernen in und bei der Arbeit fordern und fördern. Mit veränderten Arbeits- und Organisationskonzepten und der Renaissance des Lernens in der Arbeit sind seit den 1980/90er Jahren in verschiedenen Disziplinen wie der Arbeitswissenschaft, der Arbeits- und Organisationspsychologie und der Berufspädagogik gezielt Kriterien und Verfahren entwickelt worden, um das Lernen in und bei der Arbeit zu analysieren, zu fördern und zu gestalten. Mit Blick auf die Kompetenzbasierung moderner Arbeit geht es dabei nicht mehr nur um eine lernförderliche, sondern um eine lern- und kompetenzförderliche Gestaltung der Arbeit. Für die Schaffung von lern- und kompetenzförderlichen Arbeitsbedingungen und Lernumgebungen haben sich folgende Kriterien bzw. Dimensionen als relevant erwiesen, die sowohl der Analyse als auch der Gestaltung dienen: vollständige Handlung/Projektorientierung; Handlungsspielraum; Problem-, Komplexitätserfahrung; soziale Unterstützung/Kollektivität; individuelle Entwicklung; Entwicklung von Professionalität; Reflexivität (Dehnbostel 2010, S. 94ff.).

Diese Kriterien stellen die Selbststeuerung des Lernens in den Mittelpunkt der Kompetenzentwicklung des Einzelnen und sozialer Gruppen. Individuelle und kollektive Selbststeuerung sind dabei nicht als Widerspruch, sondern als Ergänzung anzusehen. Die Kriterien gelten jedoch nicht per se als Gütekriterien, denn ob sie auf das Lernen fördernd oder behindernd wirken, hängt auch von übergeordneten Gegebenheiten wie Unternehmenskultur, Arbeitsorganisation und Arbeitsaufgaben ab. Zudem sind sie in ihrer Wirkung vom Entwicklungsstand des Einzelnen abhängig. So kann ein großer Handlungsspielraum für den Einen lernförderlich, für den Anderen hingegen lernhemmend wirken. Ob Arbeitsplätze und -prozesse lern- und kompetenzförderlich sind, hängt also nicht nur von objektiven Kriterien der Lernpotenziale und Lernchancen ab, sondern ebenso von personenseitigen Dispositionen. Das Kriterium der individuellen Entwicklung ist in diesem Sinne als Meta-Kriterium anzusehen.

■ **Neue Lernorganisationsformen**

Neue Lernorganisationsformen – auch kurz Lernformen – verbinden Arbeiten und Lernen inmitten der Arbeit. Sie gestalten, fordern und fördern das Lernen am Arbeitsplatz. Mit der gezielten Verbindung von Arbeitserfahrungen und Lernen, mit der Verbindung von informellem und formalem Lernen werden Arbeitsplätze und Arbeitsprozesse unter lernsystematischen Gesichtspunkten erweitert und angereichert. Es wird bewusst ein Rahmen geschaffen, der das Lernen über Erfahrungen und das informelle Lernen durch die Verbindung mit formalem Lernen in den Kontext eines reflexiven Lernens und der reflexiven Handlungsfähigkeit stellt, ohne dass sie dabei formalisiert werden und ihre charakteristischen Merkmale des situativen und authentischen Lernens verlieren. Die vielfältigen fachlichen, sozialen und personalen Erfahrungen werden als Lernprozesse verstanden und um Lerninhalte erweitert. Aktuelle Beispiele sind betriebliche Lernformen wie Coaching, Qualitätszirkel, Lernstatt, Lerninseln, Communities of Practice und E-Learningformen. Das Beispiel Lerninsel wird in ▶ Abschn. 3.2 beispielhaft dargestellt.

Kennzeichnend für die Arbeiten und Lernen verbindenden Lernformen ist eine doppelte Infrastruktur, die zum einen als Arbeitsinfrastruktur im Hinblick auf Arbeitsaufgaben, Technik, Arbeitsorganisation und Qualifikationsanforderungen der jeweiligen Arbeitsumgebung entspricht, zum anderen als Lerninfrastruktur zusätzliche räumliche, zeitliche, sachliche und personelle Ressourcen bereitstellt. Das Lernen ist zwar arbeitsgebunden, beschränkt sich jedoch nicht auf informelle Lernprozesse in der Arbeit. Arbeitshandeln und darauf bezogene Reflexionen stehen mit ausgewiesenen Zielen und Inhalten betrieblicher Kompetenzentwicklung in Wechselbeziehung.

■ **Begleitung und Beratung betrieblichen Lernens**

Auch wenn Beratung und Begleitung in einer Reihe von Konzepten konzeptionell und praktisch verbunden werden, sind die Begriffe im Rahmen des Lernens in der Arbeit und der betrieblichen Kompetenzentwicklung deutlich zu unterscheiden. Grob gesagt, weist die Begleitung auf einen längerfristigen, kontinuierlichen Prozess hin, während die Beratung eher punktuell und eingeschränkt verläuft. Verbunden mit der Beratung und Begleitung sind häufig Kompetenzanalysen und Leistungsfeststellungen, die auch in der außerbetrieblichen Bildung von steigender Bedeutung sind.

Beratung ist ein zeitlich begrenzter und zumeist kurzer Prozess von Information und Auskunft. Im Allgemeinen umfasst sie einen Reflexions- und Rückkopplungsprozess mit den Beratenden und ist nicht standardisiert. In der Berufsbildung steht die personenbezogene Beratung von Einzelpersonen oder Gruppen im Mittelpunkt, die von einer organisationsbezogenen Beratung von Betrieben und Qualifizierungseinrichtungen zu unterscheiden ist. Die personenbezogene Beratung kann eine Lernberatung oder eine darüber hinausgehende Kompetenzentwicklungsberatung sein. Die Beratung kann im Vorfeld einer Qualifizierung stattfinden, in einer konkreten Qualifizierungssituation oder auch im Anschluss daran.

Begleitungskonzepte gewinnen in Unternehmen zunehmend an Bedeutung, wobei sich in den letzten Jahren drei unterschiedliche Typen herausgebildet haben: die Lernprozessbegleitung, das Mentoring, das Coaching. Die Lernprozessbegleitung erfolgt in modernen betrieblichen Aus- und Weiterbildungskonzepten größtenteils am Arbeitsplatz. Sie wird als direkte personelle Unterstützung von Lernenden verstanden und von ausgebildeten Lernprozessbegleitern oder auch von Vorgesetzten, Fachkollegen und betrieblichen Experten wahrgenommen. Das Mentoring ist ein Begleittyp, bei dem es im Wesentlichen um die Anleitung und Förderung des Nachwuchses und um die Karriereplanung geht. Am weitesten verbreitet in den Unternehmen ist das Coaching. Der ursprünglich in sozialen Bereichen, Psychotherapie und Spitzensport verwendete Begriff hat sich im Laufe der

Zeit zu einer Sammelbezeichnung für unterschiedliche Begleitungsansätze entwickelt. Coaching im Betrieb ist ein besonderer Typ der Begleitung, der Personen oder Gruppen eine professionelle Reflexion und Weiterentwicklung ihrer Lern- und Kompetenzentwicklungsprozesse ermöglichen will, um Selbstständigkeit und Selbststeuerung zu erhöhen.

■ **Berufliche Entwicklungs- und Aufstiegswege**

Berufliche Entwicklungs- und Aufstiegswege sind gleichermaßen für Beschäftigte wie für Unternehmen wichtig. Herkömmliche betriebliche Berufs- und Aufstiegsperspektiven werden in neu gestalteten Unternehmensstrukturen und Arbeitsprozessen in starkem Maße abgebaut oder gar abgeschafft. Die Verflachung betrieblicher Hierarchien setzt die berechtigten Erwartungen und Perspektiven, durch einschlägige Aufstiegswege einen hohen betrieblichen und zumeist auch gesellschaftlichen Status zu erlangen, immer stärker außer Kraft. Enthierarchisierte und dezentralisierte Betriebsstrukturen erweisen sich für berufliche Entwicklungswege in vielen modernen Unternehmen zunehmend als schwer lösbares Problem. Eine Antwort darauf bieten berufliche Entwicklungs- und Aufstiegswege, in denen im Wesentlichen das Lernen in der Arbeit zu neuen Funktionen und Positionen führt.

Unter dem Stichwort »Subjektivierung der Arbeit« (Voß u. Moldaschl 2003) werden vermehrt Wege gesucht, berufliche Entwicklungsmöglichkeiten mit persönlichen Interessen und individuellen Kompetenz- und Erfahrungsprofilen stärker in Übereinstimmung zu bringen. Hier ist an die Organisation und Förderung von individuellen beruflichen Entwicklungs- und Aufstiegswegen als herkömmlicher Aufgabe der Personalentwicklung anzuknüpfen. Aktuell gibt es zwei Richtungen der beruflichen Entwicklungswege mit starken Anteilen des Lernens in der Arbeit: Vertikal geht es um den beruflichen Aufstieg in der Betriebshierarchie, der zumeist mit erweiterter Aufgaben-, Personal- und Budget-Verantwortung verbunden ist. Horizontal und diagonal geht es um Entwicklungen auf der gleichen betrieblichen Hierarchieebene, zumeist verbunden mit erweiterten, zumindest aber veränderten Kompetenzen und Verantwortlichkeiten.

Häufig anzutreffende Beispiele für die horizontalen und diagonalen Entwicklungswege sind innerbetriebliche Rotationsmodelle und die temporäre Wahrnehmung von besonderen Funktionsstellen wie die eines Gruppensprechers. Sowohl für die vertikalen als auch die horizontalen und diagonalen Entwicklungswege sind die über das Lernen in der Arbeit erworbenen Kompetenzen zu validieren und ggf. zu zertifizieren.

3.2 Fallbeispiele

3.2.1 Konzept »Lerninsel«

Lerninseln wurden Anfang der 1990er Jahre im Rahmen dezentraler Berufsbildungskonzepte zunächst in der gewerblich-technischen Berufsausbildung eingeführt und haben sich in wenigen Jahren konzeptionell und praktisch durchgesetzt (Dehnbostel 2010, S. 76ff.). Für die betriebliche Weiterbildung wie auch für den kaufmännischen Bereich gewannen sie zunehmend an Bedeutung. Im Pflegebereich gibt es sie seit Ende der 1990er Jahre. Die besonders erfolgreiche Einführung am Universitätsspital Basel wird am Ende dieses Unterkapitels kurz referiert.

In der Lerninsel werden reale Arbeitsaufgaben in Gruppenarbeit weitgehend selbstständig bearbeitet, wobei es sich um die gleichen Arbeitsaufgaben handelt wie sie auch im Arbeitsumfeld der Lerninsel wahrgenommen werden. Im Unterschied zu den umgebenden Arbeitsplätzen steht aber mehr Zeit für Qualifizierungs- und Lernprozesse zur Verfügung, die durch Lernmaterialien wie Lernsoftware und Visualisierungsmöglichkeiten unterstützt werden.

Wie bei allen neuen Lernorganisationsformen ist auch in den Lerninseln ein weitgehend selbstgesteuertes Arbeiten und Lernen für die Qualifizierung konstitutiv. Planung, Durchführung und Bewertung der Arbeitsaufgaben werden von den Lernenden selbstständig und selbstgesteuert vorgenommen, Arbeiten und Lernen werden integriert. Lerninseln sind durch folgende Merkmale geprägt:

- Lerninseln sind mit Lernausstattungen angereicherte Arbeitsplätze, an denen reale Arbeitsaufträge bearbeitet werden und eine Qualifizierung stattfindet.

- Die Arbeitsaufträge genügen den Kriterien ganzheitlicher Arbeit, sie bieten durch Komplexität, Problemhaltigkeit und Variantenreichtum Möglichkeiten und Anreize zum Lernen.
- Die Lerninsel-Gruppe arbeitet nach den Prinzipien teilautonomer Gruppenarbeit.
- Lerninseln werden von einer Fachkraft der jeweiligen Betriebsabteilung betreut, die vorrangig die Rolle eines Prozess- und Entwicklungsbegleiters des Lernselteams wahrnimmt und die arbeits- und berufspädagogisch qualifiziert ist.
- Lerninseln können auch Innovationsstätten im Arbeitsprozess sein, vor allem für arbeitsorganisatorische, soziale und methodische Entwicklungen.

Die besondere Herausforderung liegt für die betreuende Fachkraft darin, Wissen und Können nicht über herkömmliche, instruktionistische Methoden zu vermitteln, sondern selbstgesteuerte Arbeits- und Lernprozesse weitgehend zuzulassen. Es müssen Lernsituationen zum weitgehend selbstständigen Erwerb von Fach-, Sozial- und Methodenkompetenzen geschaffen werden. An die Stelle bisherigen »Lehrens« und »Instruierens« treten Begleitungs-, Moderations- und Coaching-Prozesse. Dieser hohe Selbststeuerungsgrad in der Lerninsel-Arbeit ermöglicht eine zusätzliche, sehr anspruchsvolle Funktion, die Lerninseln in einigen Unternehmen wahrnehmen: Sie fungieren dort als Innovationsstätten im Arbeitsprozess, vor allem für arbeitsorganisatorische, soziale und methodische Zielsetzungen.

Die Verweildauer in Lerninseln beträgt – in Abhängigkeit von Unternehmen und Abteilungen – zwischen zwei Wochen und mehreren Monaten. Drei bis sechs Mitarbeiterinnen oder Auszubildende sowie eine ausbildende Fachkraft arbeiten jeweils in einer Lerninsel, wobei in einigen Unternehmen auch Lerninseln mit generationsübergreifenden Gruppen bestehen, in denen gezielt ältere Beschäftigte und Auszubildende zusammen arbeiten und lernen. Der Ein- und Ausstieg kann als Gruppe oder nach dem Rotations-Modell einzeln erfolgen. Von der Lerninsel-Gruppe wird die gleiche Qualitätsarbeit verlangt wie sie im Arbeitsumfeld geleis-

tet wird. Die Arbeitsaufträge werden unter Fach-, Qualitäts- und Wirtschaftlichkeitsgesichtspunkten beurteilt und die gemachten Erfahrungen werden reflektiert. Für die Lerninseln gibt es Lernzielbeschreibungen, die sich auf fachliche, methodische und soziale Ziele beziehen. Diese Ziele werden in der Lerninsel-Gruppe besprochen und in der Arbeit eingelöst. Auch betriebswirtschaftliche sowie arbeits- und technikgestaltende Ziele werden dabei berücksichtigt.

Das Konzept der Lerninsel wurde am Universitätsspital Basel in den Jahren 2000 und 2001 eingeführt und wird seitdem mit großem Erfolg weitergeführt (Haefeli u. Eggli 2010). Nach der Einführungsphase wurde im Jahre 2006 entschieden, dass die Lerninsel verbindliche Grundlage der Ausbildung ist. Fachfrau/Fachmann Gesundheit und Pflegefachfrau/Pflegefachmann sind die Ausbildungsberufe. Das Lerninselkonzept ist von vornherein durch ein Kompetenzmodell mit den drei Dimensionen der domänenspezifischen Kompetenzen, der Persönlichkeit und der generischen Kompetenz fundiert worden. Es wird als Qualifizierungs- und Lernform in der Arbeitswelt mit dem Ziel definiert, die Lernenden und Studierenden zu beruflicher Handlungskompetenz und Reflexionsfähigkeit zu führen.

Am Universitätsspital Basel ist die Lerninsel in die Organisation und Kultur der Ausbildungsstationen integriert. Die Größe der Lerninsel entspricht der Pflegeorganisation der jeweiligen Ausbildungsstation und ist, je nach Komplexität des Pflegeauftrags, mit einer bestimmten Anzahl von Patientinnen und Patienten belegt. Die Lerninhalte und der Lernbereich der Lerninsel sind durch das Profil der Ausbildungsstation vorgegeben. Die Lernprozesse der Lernenden und Studierenden in der Lerninsel zeichnen sich durch die Integration von Erfahrungslernen und zielgerichtetem, zweckbestimmtem und teamorientiertem Lernen aus. Ein wesentliches Moment beim Lernen in der Lerninsel ist die Teamarbeit: Die Lernenden und Studierenden arbeiten und lernen nicht nur mit und von den Berufsbildnern, sondern sie lernen auch miteinander und voneinander.

Das Teamlernen wird durch ein Rotationsmodell verstärkt. Dies sieht vor, dass immer eine neue Lernende in die Lerninsel kommt, wenn eine andere sie verlässt. Ausbildungs- und Lernbegleitung werden sowohl von Berufsbildnern als auch von Berufsbildungsverantwortlichen wahrgenommen. Ihre Rollen und Aufgaben sind im Einzelnen festgelegt. Ein Team von drei bis vier Berufsbildnern betreut jeweils eine Lerninsel, wobei eine Person die Hauptverantwortung trägt. Die für die Lerninseln benötigten Ressourcen werden im Einzelnen erfasst und festgelegt. Auch die Lerninseln unterliegen einer laufenden Qualitätssicherung und -entwicklung.

3.2.2 Modell »arbeitsintegrierte Berufsqualifizierung«

Das Projekt »Arbeitsintegrierte Qualifizierung in der Altenpflege« (AiQuA) wird von der Qualifizierungsgesellschaft Werkstatt Frankfurt e.V. gemeinsam mit dem Frankfurter Verband für Alten- und Behindertenhilfe e.V. im Zeitraum von Juli 2011 bis Dezember 2014 in acht Einrichtungen und dem ambulanten Dienst des Verbandes durchgeführt. Es wird vom Hessischen Sozialministerium gefördert und vom Europäischen Sozialfond und den beiden Partnern finanziert. Im Herbst 2011 haben über 50 und Anfang 2013 nochmals 18 Pflegehilfskräfte die dreijährige Ausbildung in ihrem Betrieb begonnen. Die erste Gruppe machte im November 2014 die Abschlussprüfung, nachdem 46 Teilnehmende Ende 2012 die erste Etappe, die staatliche Prüfung als Altenpflegehelferin, bestanden haben und danach eine verkürzte Fachausbildung durchlaufen. Die Mitarbeiter werden mit 20% ihrer Arbeitszeit freigestellt, die als Lernzeit in z. T. begleiteter Form genutzt werden. Zusätzlich notwendige Lernzeit wird privat erbracht.

Der unmittelbare Anlass für das Projekt »Arbeitsintegrierte Qualifizierung in der Altenpflege« (AiQuA) ist der vielfach festgestellte Fachkräftemangel im Pflegebereich, der sich in Zukunft verstärken wird. Für den Arbeitgeber ist es von großem Vorteil, Fachkräfte aus dem eigenen Personal zu qualifizieren. Es besteht bereits eine Bindung zur Einrichtung, die Teilnehmenden kennen Strukturen und Abläufe und bringen ihre informell erworbenen Kompetenzen in die Organisation ein. Die teilnehmenden Pflegehilfskräfte erhal-

ten durch die Qualifizierung neue berufliche und soziale Perspektiven, eine bessere Bezahlung und Aufstiegsmöglichkeiten. Durch die Qualifizierung der Mitarbeiter und über die Weiterbildung der die Ausbildung begleitenden Praxisanleiter und Führungskräfte wirkt das Projekt als Personal- und Organisationsentwicklung auf die Einrichtungen zurück. Prozesse der Organisations- und Personalentwicklung haben dementsprechend eine zentrale Bedeutung bei der Projektkonzipierung (Skerutsch u. Stibane 2011).

Als Schlüsselfaktor für den Erfolg des Projekts wird das Lernen im Prozess der Arbeit angesehen, ein Lernen in und bei der Arbeit anhand realer beruflicher Tätigkeiten, die als Arbeits- und Lernaufgaben curricular gefasst werden. Der Arbeitsort ist zugleich Lernort und der Ernstcharakter der Arbeit betont die Bedeutung von Erfahrung, Motivation und sozialen Bezügen. Praxisanleiter und z. T. Führungskräfte begleiten das Lernen in der Arbeit, Lehrkräfte der Altenpflegeschule begleiten die in den Einrichtungen geschaffenen Lerngruppen. Eine Begleitung und Beratung, wie unter (4) in ▶ Abschn. 3.1 skizziert, besteht also in mehrfacher Hinsicht. Konzeptionell und lerntheoretisch wird in der arbeitsintegrierten Berufsqualifizierung der Pflegehilfskräfte das Erfahrungslernen und selbstgesteuerte Lernen mit formalem Lernen verbunden. Das Lernsystem besteht aus Lernbausteinen, Arbeits- und Lernaufgaben, Lernerfolgsüberprüfungen, Lernpass und Lerngruppen.

Das selbstgesteuerte Lernen findet dabei auf der Grundlage der kompetenzbasierten Lernbausteine statt, die einzeln und in Lerngruppen bearbeitet werden. Die Lernbausteine orientieren sich unter Bezug auf Monika Krohwinkel (2013) didaktisch an dem Konzept der fördernden Prozesspflege. Sie sind in den Altenpflegeeinrichtungen des Frankfurter Verbandes Grundlage der Pflege und Betreuung. Die in den Lernbausteinen aufgeführten Kompetenzen wie »Pflege bei der Hörbehinderung« (Lernbaustein 1), »Ernährung bei Osteoporose« (Lernbaustein 2) und »Dekubitusbehandlung« (Lernbaustein 3) werden unter Berücksichtigung des Lernorts Arbeitsplatz als Arbeits- und Lernaufgaben formuliert, die als neue Lernorganisationsform anzusehen sind. Die in den Arbeits- und Lernaufgaben enthaltenen Anforderungen steigern sich im Laufe der Qualifizierung. Die Lernerfolgsüberprüfungen schließen das Lernen an den Lernbausteinen ab. Sie beziehen sich unmittelbar auf die jeweils bearbeiteten Arbeits- und Lernaufgaben der Lernbausteine. Der Lernpass als Nachweisdokument dient der Übersicht über die Lernbausteine mit den entsprechenden Arbeits- und Lernaufgaben, den wahrgenommenen Lernzeiten und den entsprechenden Prüfungen. Er wird von den Praxisanleitungen und den Lehrkräften der Altenpflegeschule überprüft und abgezeichnet.

Die Lernenden werden in von Praxisanleitern und Lehrkräften moderierten Lerngruppen in ihrer Qualifizierung unterstützt. Hier tauschen sich die Lernenden regelmäßig über die Lernbausteine, das Lernen in der Arbeit und die bearbeiteten Arbeits- und Lernaufgaben aus. Die Gruppen tagen wöchentlich zu festgelegten Zeiten in den Einrichtungen und darüber hinaus zu flexiblen, selbstorganisierten Zeiten. In den Einrichtungen stehen gut ausgestattete Gruppenarbeitsräume zur Verfügung. Die einrichtungsinterne Organisation der Lerngruppen obliegt zunächst den Pflegedienst- und Wohnbereichsleitungen. Sie sorgen für eine gute Integration des Lernens in den Arbeitsablauf, gestalten die Arbeitspläne der Teilnehmenden, stellen Zeit für die Lerngruppen zur Verfügung.

Die Rolle des Lehrpersonals der beteiligten Altenpflegeschule verändert sich ebenso wie die der Altenpflegeinstitution grundlegend. Die Lehrkräfte der Altenpflegeschule nehmen als Moderatoren und Lernprozessbegleiter regelmäßig an den Lerngruppen in den Einrichtungen teil. Sie unterstützen das selbstgesteuerte Lernen der Teilnehmenden in einer mitsteuernden, lernprozessbegleitenden Rolle. An die Stelle bisherigen Lehrens und Instruierens treten Begleitungs-, Moderations- und Unterstützungsprozesse. Diese Aufgaben verlangen vom Lehrpersonal eine grundlegende Umorientierung und eine Neudefinition ihrer Rollen.

In diesem bundesweit erstmals erprobten Modell einer arbeitsintegrierten Berufsqualifizierung werden Lernen und Arbeiten systematisch verbunden, die Arbeit wird lern- und kompetenzförderlich gestaltet, neue Lernformen inmitten der Arbeit werden eingeführt. Die in ► Abschn. 3.1 skizzierten Handlungsfelder werden alle als Referenz- und Entwicklungsfelder einbezogen. Die nachgeholte

Berufsausbildung ist zielgruppengerecht konzipiert, die Personal- und Organisationsentwicklung in den beteiligten Einrichtungen erfährt eine hochinnovative und nachhaltige Erweiterung. Gleichwohl ist die Gefahr nicht von der Hand zu weisen, dass das Lernen in der Arbeit auf die unmittelbaren Anforderungen verengt und von rein zweckgerichtetem Handeln bestimmt wird, was eine Absenkung der Qualität der Pflege und der Ausbildung mit sich bringen würde. Dem steht entgegen, dass die im geltenden Rahmenlehrplan für die Fachkraft Altenpflege vorgegebenen Kompetenzen in den Lernbausteinen des integrierten Lernsystems voll abgedeckt werden, die vorgegebenen Lernzeiten voll eingelöst und im Lernpass dokumentiert werden. Darüber hinaus werden die größtenteils langjährigen beruflichen Erfahrungen im Pflegebereich mit den vielfältig informell und nichtformal erworbenen Kompetenzen in die Qualifizierung integriert. Zudem spielen die das Qualifizierungsmodell begleitenden Praxisanleiter, Lehrkräfte der Altenpflegeschule und die Führungskräfte eine entscheidende Rolle bei der Qualitätssicherung für das Modell der arbeitsintegrierten Berufsqualifizierung.

3.3   Validierung als Anerkennung des Lernens in der Arbeit

Die Identifizierung, Bewertung und Anerkennung des Lernens in der Arbeit erfolgt durch die Validierung informell erworbener Kompetenzen. Die Validierung erfolgt in Deutschland bisher nur in singulären lokalen und betrieblichen Vorhaben. Ein nationales Validierungssystem, wie es beispielsweise in der Schweiz seit 2004 existiert, zeichnet sich bisher nicht ab, auch wenn es im Zusammenhang mit der europäischen Bildungspolitik diskutiert wird. Gleichwohl gibt es im Bildungs- und Beschäftigungssystem bisher zahlreiche Beispiele für die Einbeziehung des informellen Lernens über die Anerkennung und Anrechnung von beruflichen Erfahrungen und Lernergebnissen, die der Leitidee der Validierung von Bildungsleistungen, der objektiven Erfassung und Bewertung der erworbenen Kompetenzen, entsprechen.

Die Bewertung informell erworbener Kompetenzen misst sich in der Berufsbildung und im Beschäftigungssystem an Standards der jeweiligen Berufsfelder und der Wirtschaftsbranchen. Sie kann im Bildungssystem zur Anerkennung und Anrechnung führen. Während die Anrechnung auf die Verkürzung von Lernzeiten zielt, ist die formale Anerkennung abschlussbezogen. Sie ermöglicht entweder einen unmittelbaren Zugang zu einem Bildungsgang oder verleiht, häufig verbunden mit einer Prüfung, einen Allgemeinbildungs- oder Berufsabschluss. Neben diesen öffentlich-rechtlich zu regelnden Möglichkeiten gibt es eine Vielzahl von Anerkennungen in Betrieben und auf dem Arbeitsmarkt, die für die berufliche Weiterbildung und für individuelle Entwicklungs- und Aufstiegswege von Bedeutung sind, bisher aber keine formalen Anerkennungen und Anrechnungen im Bildungssystem ermöglichen. Zu nennen sind vor allem: Arbeitszeugnisse und Mitarbeitergespräche; Assessmentverfahren; Kompetenzanalysen und -bilanzen; Diagnostik- und Arbeitsanalyseverfahren; Zertifikate von Herstellern und Bildungsträgern.

Aktuell bedeutsam ist die von der Europäischen Kommission veröffentlichte Empfehlung des Rates vom 20. Dezember 2012 zur Validierung nichtformalen und informellen Lernens (Amtsblatt der Europäischen Union 2012). Diese empfiehlt u. a. die Einführung nationaler Regelungen zur Validierung bis 2018, wobei eine nationale zuständige Stelle empfohlen wird. Auf Antrag einzelner Personen und unter Beteiligung von Kammern, Sozialpartnern, Verbänden und Bildungsanbietern sollen die nicht auf formalen Bildungs- und Qualifizierungswegen erworbenen Kenntnisse, Fertigkeiten und Kompetenzen innerhalb einer bestimmten Frist validiert werden. Eine Anerkennung und Anrechnung auf Bildungsgänge und Abschlüsse ist damit nicht per se verbunden. Hierzu bedarf es weitergehender bildungspolitischer Setzungen.

Gleichwohl bedeutet die Umsetzung der Empfehlung, die von der Bundesregierung befürwortet wird, eine prinzipielle Erweiterung und Neuausrichtung der Abschlüsse und Berechtigungen in unserem bisherigen Bildungs- und Berechtigungssystem. Der Bundesrat hat im Vorfeld der Beschlussfassung zur Empfehlung diese Einschätzung in einem Beschluss im Oktober 2012 dadurch untermauert, dass er die Aufwertung nichtformaler und informeller Lernwege und -ergebnisse ausdrücklich würdigt und feststellt, dass die Umsetzung der Empfehlung zu einem umfassenden Wandel der Lern-, Anrechnungs- und Anerkennungskultur führen werde (Beschluss des Bundesrates 2012).

Ausgehend von dieser vor uns liegenden Aufgabe sind abschließend fünf Thesen zur Anerkennung informell erworbener Kompetenzen zu formulieren:

These 1: Die Anerkennung und Anrechnung informell erworbener Kompetenzen ist im Pflegebereich aus arbeitsmarkt- und bildungspolitischen Gründen unerlässlich Wie dargestellt, basieren 60–80 % des Handlungswissens einer Fachkraft auf informellen Lernprozessen. Arbeitsmarktpolitisch ist der Pflegebereich aufgrund des einschlägigen eklatanten Mangels an Fachkräften darauf angewiesen, die hier bestehenden und sich zukünftig verstärkenden Ressourcen in der Aus- und Weiterbildung aufzunehmen und anzuerkennen. Bildungspolitisch werden informell und nichtformal erworbene Kompetenzen dem Deutschen Qualifikationsrahmen (DQR) und dem Europäischen Qualifikationsrahmen (EQR) zugeordnet (AK DQR 2011). Sie sollen zu mehr Mobilität, Durchlässigkeit und Chancengleichheit im Bildungs- und Beschäftigungssystem beitragen.

These 2: Informell erworbene Kompetenzen sind über kompetenzbasierte Validierungsverfahren anzuerkennen Die auf der EU-Ebene verabschiedete und in vielen Ländern praktizierte Validierung besteht aus den fünf Schritten: Information und Beratung, Ermittlung und Bilanzierung, Bewertung und Beurteilung, Validierung, Zertifizierung. Wird mit der Validierung eine Anerkennung oder Anrechnung verfolgt, ist ihr ein Kompetenzstrukturmodell zugrunde zu legen. Es empfiehlt sich, das in der Tradition der Bildungsreform der 1970er Jahre stehende Kompetenzstrukturmodell der Kultusministerkonferenz (KMK) zugrunde zu legen, da es sich über Jahre bewährt hat, auch in der außerschulischen Berufsbildung weit verbreitet und für informelles Lernen offen ist. Als konstitutives Element enthält es die Humankompetenz und vereint berufliche und wirtschaftliche Anforderungen.

These 3: Institutionelle und organisatorische Maßnahmen zur Validierung Informell erworbener Kompetenzen sind im bundesweiten Kontext zu entwickeln Für die Einführung von Validierungsverfahren und im Weiteren die Zuordnung von Kompetenzen in den DQR ist eine institutionelle und organisatorische Absicherung unerlässlich. Einhergehend mit der angesprochen Realisierung der Empfehlung des RATs stehen Planungen zu den vom Europäischen Zentrum für die Förderung der Berufsausbildung (CEDEFOP) und verschiedenen Ländern vorgeschlagenen oder bereits praktizierten Organisationsmodellen unmittelbar an. Dabei kann es nicht darum gehen, neue Organisationen zu schaffen, sondern möglichst bestehende unter Erweiterung des Aufgaben- und Leistungsspektrums zu nutzen. Das im Bereich der Hochschulen und in Teilen der Weiterbildung eingeführte organisationale Gefüge der Akkreditierung und akkreditierter Bildungsträger und Organisationen könnte Beispielcharakter haben. In Analogie zu Akkreditierungsstellen wären zuständige Stellen besondere Einrichtungen, die Anerkennungen, Zuordnungen zum DQR und Zertifikate und Zertifizierer autorisieren können. Dies könnten u. a. Behörden, Kammern, Berufsverbände, Unternehmen und, wie in Deutschland neuerdings geschaffen, intermediäre Organisationen sein, an denen Bund, Länder und Wirtschaft zu gleichen Teilen beteiligt sind.

These 4: Die Zuordnung von informell erworbenen Kompetenzen in den DQR erleichtert oder ermöglicht die Anerkennung Der DQR soll zur Brückenbildung zwischen formalem, nichtformalem und informellem Lernen dienen und helfen, die durch Erfahrungen erlangten Lernergebnisse sichtbar zu machen. Für An- und Ungelernte liegt in dem Anspruch, informell und nichtformal erworbene Kompetenzen anzuerkennen und in den DQR einzuordnen, eine besondere Chance, da ihnen häufig entsprechende formale schulische oder berufliche Abschlüsse fehlen. Über die Zusammenführung einzelner Kompetenzbündel, die dem DQR zuzuordnen sind, werden Anerkennungen erleichtert oder ermöglicht. Die Zuordnung bedarf eines transparenten und qualitätsgesicherten Verfahrens. Sie sollte von den jeweils damit beauftragen Stellen unter Beteiligung der für die Validierung akkreditierten Träger vorgenommen werden. Dabei gilt es, die für die Validierung relevanten Standards, wie Kompetenzstrukturmodell, Orientierung an kompetenzbasierten Ausbildungsgängen, Qualität der Ermittlung und Bewertung, zu berücksichtigen. Ein analoges Verfahren gilt auch für die weitere Zuordnung in den EQR.

These 5: Eine ausgewiesene Qualitätssicherung und -entwicklung ist für die Anerkennung informell erworbener Kompetenzen notwendig Im Kontext von Validierungsverfahren und der DQR-Erarbeitung ist die Qualitätssicherung und -entwicklung bisher nicht hinreichend thematisiert. Sie ist eine wesentliche Voraussetzung für die Akzeptanz von Feststellung und Validierung von Kompetenzen in Berufsbereichen wie dem Pflegebereich und den Zuordnungen zum DQR. Das gilt für umfassende Verfahren wie auch für die einzelnen Schritte, die Kompetenzfeststellung, die Beschreibung von Lernergebnissen, die Bewertung, die Einordnung, die Beratung und die beteiligten Personen und Institutionen. Das bedeutet, für die jeweiligen Felder Standards zu formulieren und für ihre Einhaltung ein internes und ein externes System der Qualitätssicherung zu installieren.

Literatur

AK DQR (Arbeitskreis Deutscher Qualifikationsrahmen) (2011) Deutscher Qualifikationsrahmen für lebenslanges Lernen – verabschiedet vom Arbeitskreis Deutscher Qualifikationsrahmen am 22. März 2011, ► http://www.deutscherqualifikationsrahmen.de (Zugriff: 05.07.2014)

Bundesrat (2012) Beschluss des Bundesrates – Vorschlag für eine Empfehlung des Rates zur Validierung der Ergebnisse nichtformalen und informellen Lernens. 901. Sitzung am 12. Oktober 2012. Drucksache 535/12. Bundesanzeiger Verlagsgesellschaft, Köln, ► http://www.umwelt-online.de/cgi-bin/parser/Drucksachen/drucknews.cgi?texte=0535_2D12B (Zugriff: 05.07.2014)

Dehnbostel P (2010) Betriebliche Bildungsarbeit. Kompetenzbasierte Aus- und Weiterbildung im Betrieb. Schneider, Baltmannsweiler

Dohmen G (2001) Das informelle Lernen. Die internationale Erschließung einer bisher vernachlässigten Grundform menschlichen Lernens für das lebenslange Lernen aller. BMBF, Bonn

Gonon Ph, Stolz S (2002) Arbeit, Beruf und Bildung. Hep, Bern

Haefeli O, Eggli S (2010) Ausbildungsstandard Lerninsel
Pflegebereich, Universitätsspital Basel, Basel

Krohwinkel M (2013) Fördernde Prozesspflege mit integrierten ABEDLs. Forschung, Theorie und Praxis. Hans Huber,
Bern

Overwien B (2005) Informelles Lernen. Zeitschrift für Erziehungswissenschaft 3: 339–355

Rat der Europäischen Union (Hrsg.) (2012) Empfehlung
des Rates vom 20. Dezember 2012 zur Validierung
nichtformalen und informellen Lernens. Amtsblatt der
Europäischen Union (2012/C 398/01)111

Skerutsch C, Stibane F (2011) Projektkonzept. Förderung der
Leistungsfähigkeit kleiner und mittlerer Unternehmen
der stationären Altenpflege durch Fort- und Weiterbildung. Frankfurt am Main, Manuskriptdruck

Voß G, Moldaschl M (Hrsg.) (2003) Subjektivierung von
Arbeit. Bd. 2, 2. Aufl., München

Demografische Ausgangslage und Entwicklung

V. Büsch, A. Saller

M. Sieger et al. (Hrsg.), *Digital lernen – evidenzbasiert pflegen*,
DOI 10.1007/978-3-662-44298-2_4, © Springer-Verlag Berlin Heidelberg 2015

4

4.1 Der demografische Wandel in Deutschland

Der demografische Wandel beschreibt die Veränderungen in der Bevölkerungsstruktur eines Landes und zeigt sich insbesondere in den Entwicklungen der Alters- und Geschlechterstruktur, der regionalen Verteilung der Bevölkerung, der ethnischen Zusammensetzung sowie der Lebensformen. Er wird in erster Linie durch Faktoren wie die Geburtenrate, die Lebenserwartung sowie das Wanderungssaldo beeinflusst (BMI 2011). In Deutschland verändern eine dauerhaft niedrige Anzahl an Geburten und eine hohe Lebenserwartung von ca. 80 Jahren zunehmend die Städte und Gemeinden (CIA 2014). So ist die Geburtenrate seit mehreren Jahrzehnten unter dem Reproduktionsniveau von 2,1 Kindern und somit die Kindergeneration jeweils kleiner als die Elterngeneration. Der geburtenstärkste Jahrgang der Nachkriegszeit liegt mit 2,5 Kindern pro Frau im Jahr 1964 nun 50 Jahre zurück (Destatis 2014 a). Diese Entwicklungen führen maßgeblich zu einer Alterung der Bevölkerung, sodass nach Berechnungen des Statistischen Bundesamtes im Jahr 2030 37 % der Einwohner in Deutschland zu den über 60-Jährigen zählen werden und im Jahr 2050 sogar 40 % der Gesamtbevölkerung. Im Vergleich dazu waren es im Jahr 2009 ca. 25 % (Destatis 2010).

In Deutschland übersteigt die Sterberate seit dem Jahr 1972 die Geburtenrate (Destatis 2014 b). Da in den letzten Jahren der Wanderungsgewinn zurückgegangen ist und den Überschuss der Sterbefälle über die Geburten nicht mehr ausgleichen kann, geht die Bevölkerung seit 2003 kontinuierlich zurück (Destatis 2011). Im Jahr 2014 verzeichnet Deutschland ein negatives Bevölkerungswachstum von – 0,18 % (CIA 2014). Diese Veränderungen verlaufen regional unterschiedlich. So ist insbesondere in den ländlichen ostdeutschen Regionen eine starke Abwanderung Jüngerer festzustellen, während die Großstädte auch noch in den nächsten Jahrzehnten hinsichtlich der Bevölkerungszahl zunehmen werden (Bertelsmann Stiftung 2009). Für Gesamtdeutschland bedeutet ein sinkender Anteil an Jüngeren bei einem wachsenden Anteil an Hochbetagten eine deutliche Verschiebung des Altersaufbaus in den nächsten Jahrzehnten (◘ Abb. 4.1),

der auch Auswirkungen auf das Erwerbspersonenpotenzial hat (Destatis 2011).

Während im Jahr 2009 noch 34 Personen im Rentenalter (ab 65 Jahren) auf 100 Personen im Erwerbsalter (20 bis unter 65 Jahre) kamen, werden es im Jahr 2030 mehr als 50 Personen sein (Destatis 2011). Dieser sogenannte »Altenquotient«, bei dem die ältere, nicht mehr erwerbsfähige, Bevölkerung auf die Bevölkerung im erwerbsfähigen Alter bezogen wird, lag im Jahr 1970 noch bei 25. Regionale Unterschiede finden sich insbesondere im Vergleich zwischen den neuen und alten Bundesländern, da der Altenquotient im Jahr 2030 mit rund 70 in Brandenburg, Mecklenburg-Vorpommern, Sachsen-Anhalt und Thüringen im Vergleich zu den alten Ländern sehr hoch sein wird. So liegt der Altenquotient in Nordrhein-Westfalen voraussichtlich bei 50 (Destatis 2011). Für den Arbeitsmarkt bedeuten diese Entwicklungen in erster Linie ein schrumpfendes Angebot an Arbeitskräften. Laut der Bundesagentur für Arbeit wird das Angebot an potentiellen Erwerbspersonen bis zum Jahr 2025 um rund 6,5 Mio. Personen sinken und infolgedessen ein zunehmender Mangel an Fachkräften entstehen (◘ Abb. 4.2) (BMAS 2011).

Gleichzeitig gewinnt die Arbeitswelt an Heterogenität, da der Anteil an Menschen mit Migrationshintergrund zukünftig steigen wird und es einen Aufwärtstrend hinsichtlich der Erwerbsbeteiligung von Frauen und Älteren gibt. So überstieg der Anteil der erwerbstätigen 60- bis 64-Jährigen seit 2011 den Anteil derjenigen, die bereits eine Rente beziehen (BMAS 2013).

4.2 Strategien der Bundesregierung im demografischen Wandel

Die »Demografiestrategie« *Jedes Alter zählt* der Bundesregierung ist die Grundlage eines übergreifenden Dialogprozesses zur Gestaltung des demografischen Wandels. Der Fokus der im Jahr 2012 vorgelegten Strategie ist auf alle Lebensbereiche gerichtet, in denen die Menschen unmittelbar von den Auswirkungen des demografischen Wandels betroffen sind. Die Handlungsfelder sind dabei ressortübergreifend angelegt und werden gemeinsam mit den Ländern und Kommunen, Verbänden, So-

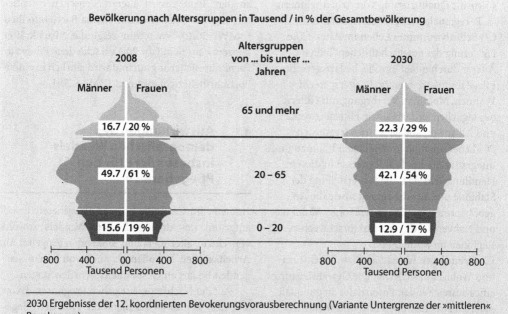

Abb. 4.1 Altersaufbau der Bevölkerung in Deutschland. (Datenquelle: Destatis 2011)

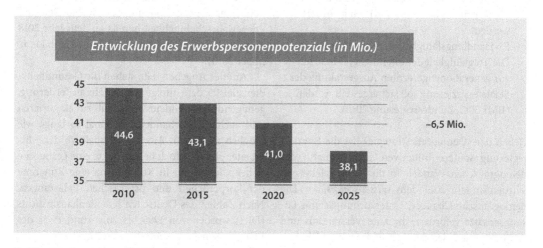

Abb. 4.2 Entwicklung des Erwerbspersonenpotenzials (in Mio.). (Datenquelle: BMAS 2011)

zialpartnern und anderen Akteuren der Zivilgesellschaft umgesetzt (BMI 2011). Sie untergliedern sich wie folgt:

- A. »Familie als Gemeinschaft stärken«: Eine bessere Vereinbarkeit von Familie und Beruf soll unterstützt werden, um die sogenannte »Rush Hour« des Lebens zu entzerren, in der

sich Berufseinstieg/Karriereplanung mit der Familiengründung überschneidet.

- B. »Motiviert, qualifiziert und gesund arbeiten«: Die Umsetzung des Handlungsfeldes erfolgt durch die Gestaltung einer längeren Lebensarbeitszeit, die Förderung der Gesundheit am Arbeitsplatz (z. B. Präventionsstrategien) sowie die Qualifizierung von Arbeitnehmern (z. B. regionale Weiterbildungsallianzen).

- C. »Selbstbestimmtes Leben im Alter«: Die Förderung der gesellschaftlichen Teilhabe Älterer durch qualitätsvolle, bedarfsgerechte Pflege und Betreuung (z. B. altersgerechtes Wohnen, Mobilität, Versorgung mit Gütern des täglichen Bedarfs sowie Hilfsnetzwerke und Allianzen) soll gewährleistet werden.
- D. »Lebensqualität in ländlichen Räumen und integrative Stadtpolitik fördern«: In diesem Handlungsfeld steht die Sicherstellung der Stabilität und Beschäftigung sowie die Angebotsformen für Daseinsvorsorge, Mobilität und Nahversorgung in strukturschwachen Regionen im Mittelpunkt.
- E. »Grundlagen für nachhaltiges Wachstum und Wohlstand sichern«: Die Gewährleistung eines ausreichenden Potenziales an gut qualifizierten Arbeitskräften und unternehmerisch tätigen Menschen (z. B. Bildungschancen von Anfang an, lebenslange Aus- und Weiterbildung, gezielter Wissensaustausch zwischen den Generationen, Willkommenskultur für Menschen aus dem Ausland) soll gefördert werden.
- F. »Handlungsfähigkeit des Staates erhalten«: Die Tragfähigkeit der öffentlichen Finanzen zur generationengerechten Ausgestaltung der Staatsfinanzierung soll sichergestellt werden (BMI 2012, Bundesregierung 2012).

Neben der »Demografiestrategie« hat die Bundesregierung weitere Initiativen zur Thematik des demografischen Wandels in die Wege geleitet. So wurden im Jahr 2013, dem *Wissenschaftsjahr* »Die demografische Chance«, Untersuchungs- und Lösungsansätze gefördert, die zum Verständnis und zur Gestaltung des demografischen Wandels beitragen können (BMBF 2013). Darüber hinaus haben das Bundesministerium für Familie, Senioren, Frauen und Jugend (BMFSFJ) und das Bundesministerium für Wirtschaft und Technologie (BMWi) gemeinsam die Initiative »Wirtschaftsfaktor Alter« gegründet. Die Initiative verbindet Senioren-, Wirtschafts- und Verbraucherpolitik und soll Unternehmen dafür gewinnen, Produkte und Dienstleistungen anzubieten, die sich speziell an den Bedürfnissen älterer Menschen orientieren, wie beispielsweise zum Thema Barrierefreiheit (BMWi 2010). Weiterhin zeigt das »Fachkräftekonzept« aus dem Jahr 2011 verschiedene Pfade zur Fachkräftesicherung auf und wird jährlich in einem Fortschrittsbericht evaluiert (BMAS 2011).

4.3 Auswirkungen des demografischen Wandels insbesondere für den Pflegebereich

Anbieter im Gesundheits- und Pflegebereich sind aufgrund des demografischen Wandels sowohl von einem alternden und sinkenden Angebot an Arbeitskräften betroffen als auch von einem steigenden Bedarf an Gesundheitsdienstleistungen.

Auf der Nachfrageseite gehen Prognosen davon aus, dass sich in Deutschland die Zahl der Pflegebedürftigen von 2,4 Mio. Menschen im Jahr 2009 auf bis zu 3,4 Mio. im Jahr 2030 erhöhen wird (■ Abb. 4.3) (Prognos 2012).

Demzufolge wird der Bedarf an Pflegepersonal bei einer Fortschreibung der Morbiditäts- und Pflegewahrscheinlichkeit bereits ab dem Jahr 2018 nicht mehr gedeckt werden können (Afentakis u. Maier 2010).

Auf der Angebotsseite stehen die Gesundheitsdienstleister demzufolge vor der Herausforderung, genügend ausgebildetes Personal zu akquirieren und auch das vorhandene Personal so lange wie möglich zu halten. Aus der Perspektive der Mitarbeiter gibt es jedoch bereits heute eine gestiegene Arbeitsdichte und in Konsequenz eine Zunahme der körperlichen und psychischen Belastungen. Nach Zahlen des Deutschen Krankenhausinstituts (DKI) wurden von 1995 bis 2010 rund 15 % des Pflegepersonals in deutschen Krankenhäusern abgebaut – gleichzeitig stieg die Zahl der stationären Fälle um 8 % (Offermanns u. Bergmann 2008). Aufgrund des jetzt schon bestehenden Personalmangels ist daher der Arbeitsalltag von Pflegekräften durch Zeitdruck und lange Arbeitszeiten gekennzeichnet (Baillod u. Schär Moser 2003). Darüber hinaus führen wechselnde Arbeitszeiten durch Schichtarbeit langfristig zu negativen Folgen für die Gesundheit (Weißert-Horn u. Landau 1999). Diese

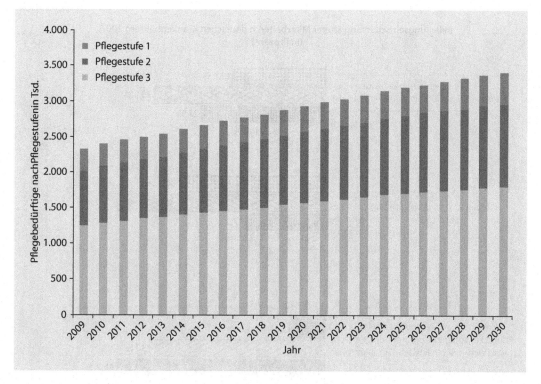

◘ Abb. 4.3 Anzahl der pflegebedürftigen Personen in Deutschland 2009 bis 2030 nach Pflegestufen. (Datenquelle: Prognos 2012)

belastenden Rahmenbedingungen fördern bei den Beschäftigten Burn-out und Stress, verbunden mit dem Wunsch nach einem frühzeitigen Berufsaustritt (Ommen et al. 2006, Hasselhorn et al. 2005).

Laut dem Fehlzeiten-Report 2012 des Wissenschaftlichen Instituts der AOK (WIdO) sind insbesondere Menschen aus sozialen Berufen von Burn-out-Erkrankungen betroffen. Im Jahr 2011 kamen auf 1.000 AOK-Versicherte aus der Berufsgruppe Krankenschwestern, -pfleger, Hebammen durchschnittlich ca. 217 Arbeitsunfähigkeitstage aufgrund von Burn-out Erkrankungen (Badura et al. 2012). Der psychische Druck wird bei Ärzten als auch Krankenschwestern und -pflegern durch die hohe Verantwortung im Beruf und der Notwendigkeit, in kritischen Situationen schnell und richtig zu entscheiden, verstärkt. Laut der NEXT-Studie (Nurses' Early Exit Studie) haben deutsche Krankenschwestern und -pfleger im europäischen Vergleich berufliche Belastung sowie Indikatoren für körperliche und psychische Gesundheit un-

günstiger eingeschätzt als ihre Kolleginnen in anderen europäischen Ländern. Darüber hinaus wurde der Wunsch nach einem Ausstieg aus dem Pflegeberuf ebenfalls häufiger genannt (Hasselhorn et al. 2005).

Eine weitere groß angelegte Studie, die Registered-Nurse-Forecasting-Studie (RN4CAST-Studie) aus dem Jahr 2010, untersuchte die arbeitsbedingte Zufriedenheit von Krankenhausmitarbeitern in 13 Ländern. Die Ergebnisse geben an, dass in Deutschland 36 % der befragten Pflegekräfte im nächsten Jahr einen neuen Job suchen wollen und 30 % sich ausgebrannt fühlen. Als Gründe dafür nennt die Studie neben dem wirtschaftlichen Druck durch die Fallpauschalen und zu wenig Personal (ca. 13 Patienten auf einen ausgebildeten Krankenpfleger in Deutschland) insbesondere auch hohe Burn-out-Raten sowie Unzufriedenheit mit der Arbeitssituation und -umgebung (Aiken et al. 2012). Unter den derzeitigen Bedingungen fallen die Selbsteinschätzungen hinsichtlich der Erwerbs-

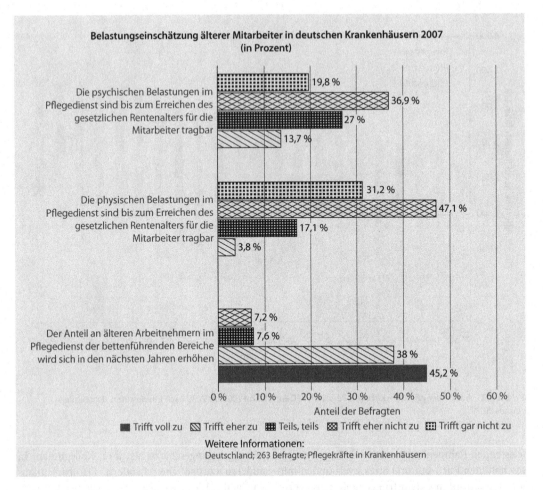

Belastungseinschätzung älterer Mitarbeiter in deutschen Krankenhäusern 2007 (in Prozent)

■ Trifft voll zu ◩ Trifft eher zu ▦ Teils, teils ▨ Trifft eher nicht zu ▤ Trifft gar nicht zu

Weitere Informationen:
Deutschland; 263 Befragte; Pflegekräfte in Krankenhäusern

◨ **Abb. 4.4**   Belastungseinschätzung älterer Mitarbeiter in deutschen Krankenhäusern 2007 (in Prozent). (Datenquelle: DIP 2007)

arbeit bis zum Erreichen des gesetzlichen Rentenalters eher kritisch aus (◨ Abb. 4.4).

Bei einer Befragung des Deutschen Instituts für Angewandte Pflegeforschung (DIP) im Jahr 2007 haben 263 ältere Mitarbeiter aus dem Pflegedienst ihre Einschätzungen zu der Tragbarkeit der psychischen und physischen Belastungen abgegeben. Über die Hälfte der über 50-Jährigen bewertet die Aussage, dass die physischen Belastungen der Pflegemitarbeiter bis zum Erreichen des gesetzlichen Rentenalters tragbar sind als »eher nicht« und »gar nicht« zutreffend. Bei der Bewertung der psychischen Belastungen sind es sogar rund drei Viertel der Befragten (Isfort u. Weidner 2007).

Diese Belastungen in Gesundheits- und Pflegeberufen resultieren zum großen Teil aus dem bereits erwähnten Fachkräftemangel, der sich auch in Zukunft weiter verschärfen wird. Prognosen gehen davon aus, dass sich der Bedarf an Vollzeitbeschäftigten im Pflegesektor bis 2050 sogar verdreifachen wird (Enste u. Pimpertz 2008). Die Engpassanalyse der Bundesagentur für Arbeit (BA) vom Juni 2014 verdeutlicht dieses Bild mit weiteren Zahlen. Demnach fielen auf 100 gemeldete Arbeitsstellen im Bereich Gesundheits- und Krankenpflegefachkräfte lediglich 84 Arbeitslose, so dass die Vakanzzeit von Stellenangeboten im Bundesdurchschnitt 120 Tage betrug (BA 2014).

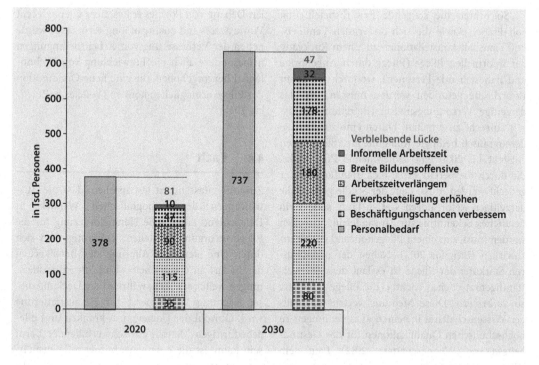

◘ Abb. 4.5 Beitrag der Handlungsfelder zur Reduzierung der Pflegelücke in 2020 und 2030. (Datenquelle: Prognos 2012)

Ein Gutachten des Sachverständigenrates zur Entwicklung im Gesundheitswesen aus dem Jahr 2014 spricht sich ausdrücklich für die Stärkung der Pflege aus und beleuchtet dabei insbesondere die Perspektiven für ländliche Regionen. Das Gutachten besagt, dass ca. 34 % der Krankenhäuser im Jahr 2013 Schwierigkeiten damit hatten, Stellen in der Pflege zu besetzen. Ansatzpunkte um dem entgegenzuwirken umfassen unter anderen »die Aufwertung der Profession mit einer Weiterentwicklung der Qualifikationsniveaus« sowie die Attraktivitätssteigerung der Pflegeausbildung durch die bundesweite Abschaffung der Ausbildungsgebühren. Darüber hinaus spielt Arbeitsmigration zur Deckung des Bedarfs an Pflegefachkräften in deutschen Krankenhäusern eine wichtige Rolle (Sachverständigenrat 2014).

Durch die neue Beschäftigungsverordnung, die am ersten Juli 2013 in Kraft trat, wird die Blaue Karte EU durch die Schaffung der Grundlage für eine Zuwanderung von Fachkräften in Ausbildungsberufen ergänzt, um Engpässen auf dem Arbeitsmarkt vorzubeugen. Die beiden Voraussetzungen für die Zulassung dieser Fachkräfte sind zum

einen, dass die im Ausland erworbene Berufsqualifikation mit einer deutschen Ausbildung gleichwertig ist, und zum anderen, dass der Beruf auf der »Positivliste« der Engpassberufe steht. Diese Positivliste wird von der Bundesagentur für Arbeit veröffentlicht und umfasst Berufsgattungen der Gesundheits- und Pflegeberufe, Mechatronik- und Elektroberufe, gebäude- und versorgungstechnische Berufe sowie Berufe aus dem Verkehrs- und Logistikbereich (BMAS 2013). Ähnliche Erkenntnisse zeigt die »Pflegelandschaft 2030« und sieht die Zuwanderung von Pflege(fach)kräften aus dem Ausland als zentralen Faktor an, um einen Engpass in der Pflege entgegenzuwirken. Laut Prognos können andere Handlungsfelder, wie:

- die Erhöhung der Erwerbsbeteiligung,
- die Verlängerung der Arbeitszeiten,
- eine Verbesserung der Beschäftigungschancen sowie
- eine breite Bildungsoffensive,

allein den Personalbedarf in Zukunft nicht decken (◘ Abb. 4.5).

So führen die steigende Erwerbsbeteiligung von Frauen sowie die sich ändernden Familien- und Haushaltskonstellationen zu einem Rückgang der informellen Pflege (Pflege durch Angehörige und nahestehende Personen), wodurch weiterhin Ersatzkräfte gefunden werden müssen, um das derzeitige Versorgungsniveau (Betreuungsschlüssel) aufrecht zu erhalten. Durch eine zusätzliche, demografisch bedingte Abnahme an Pflegekräften entsteht bis 2030 eine zunehmende Pflegelücke, die durch die bereits genannten Handlungsfelder gedeckt werden muss. Laut der Studie greifen die derzeitigen Reformideen viel zu kurz, sodass ein deutliches Bekenntnis zur Zuwanderung getroffen werden muss, um einem Pflegenotstand entgegenzuwirken (Prognos 2012). Neben der quantitativen Stärkung der Pflege ist es laut dem Sachverständigenrat ebenso wichtig, die Pflege qualitativ zu verbessern. Diese Meinung vertritt ebenfalls der Wissenschaftsrat in seinen »Empfehlungen zu hochschulischen Qualifikationen für das Gesundheitswesen« (Wissenschaftsrat 2012). Laut dem Wissenschaftsrat sollen zukünftig 10–20 % eines Ausbildungsjahrgangs in diesem Bereich einen Bachelor erwerben, da Gesundheitsberufe künftig komplexere Tätigkeiten umfassen und nicht-ärztliches Personal zum Teil auch Aufgaben von Ärzten übernehmen werden müssen. Diese Akademisierung bezieht sich insbesondere auf Pflegekräfte, Physiotherapeuten, Ergotherapeuten, Logopäden und Hebammen (Gerst u. Hibbeler 2012).

Sowohl der Sachverständigenrat als auch der Bericht Pflegelandschaft 2030 von Prognos führen verschiedene Empfehlungen auf, um die bedarfsgerechte gesundheitliche und pflegerische Versorgung zu gewährleisten. Der Deutsche Berufsverband für Pflegeberufe (DBfK) unterstützt dabei insbesondere die 14 Empfehlungen des Sachverständigenrates, die vor allem den Umgang mit dem Fachkräftemangel und somit Themen wie die Personalausstattung, Reformen zur Ausbildung und bessere Arbeitsbedingungen betreffen. Ebenso stehen auch neue Versorgungsformen und die Stellung der Pflegeberufe im Sozialrecht im Fokus (DBfK 2014). Die Wirkung dieser Empfehlungen ist jedoch abhängig von der rechtzeitigen Umsetzung entsprechender Maßnahmen sowie der Gestaltung politischer Rahmenbedingungen. In einer aktuel-

len Debatte von Policies & Practices über »Decent Work: access and quality of long-term care« wurde neben der Verbesserung von Arbeitsbedingungen insbesondere auch die Entwicklung von Technologien hervorgehoben, die eine neue Organisation der Pflege ermöglichen können (Policies u. Practices 2014).

4.4   Fazit

Zusammenfassend ist festzustellen, dass die Auswirkungen des demografischen Wandels in Deutschland eine große Herausforderung für die Pflegeversorgung darstellen. Zukünftig wird sich durch eine steigende Alterung der Bevölkerung der Bedarf an Gesundheits- und Pflegedienstleistungen weiter erhöhen, während die Deckung dieser Nachfrage zunehmend zur Herausforderung wird. Obwohl der Umgang mit kranken und pflegebedürftigen Mensch ein sehr erfüllender Beruf sein kann, ist diese personenbezogene Dienstleistung insbesondere durch den wachsenden Fachkräftemangel immer mehr von einem belastenden Arbeitsumfeld geprägt. Aus diesem Grund muss das Beschäftigungssystem dringend an die aktuellen Entwicklungen angepasst werden. Insbesondere in der Gesundheits- und Krankenpflegeausbildung steht Deutschland anderen EU Ländern nach, um auch dem qualitativen Bedarf an Pflege weiterhin gerecht zu werden. Einen wichtigen Beitrag zur zukünftigen Pflegeversorgung leistet Flexicare 50+ daher vor allem durch die Erschließung neuer Qualifizierungswege. Vor dem Hintergrund der steigenden Anforderungen an Pflegekräfte ist dies eine wichtige Maßnahme zur nachhaltigen Erfüllung der Pflegeanforderungen in Deutschland.

Literatur

Afentakis A, Maier T (2010) Projektionen des Personalbedarfs und -angebots in Pflegeberufen bis 2025. Statistisches Bundesamt – Wirtschaft und Statistik 11:990–1002

Aiken L, Sermeus W, Van den Heede K et al. (2012) Patient safety, satisfaction and quality of hospital care: cross sectional surveys of nurses and patients in 12 countries in Europe and the United States. British Medical Journal 2012:344. doi:10.1136/bmj.e1717

Badura B, Ducki A, Schröder H et al. (2012) Fehlzeiten-Report 2012 Gesundheit in der flexiblen Arbeitswelt: Chancen nutzen-Risiken minimieren. Springer, Berlin, Heidelberg. doi: 10.1007/978-3-642-29201-9

Baillod J, Schär Moser M (2003) Arbeitszufriedenheit, Belastungen und Qualität in der Pflege – Resultate aus einer Untersuchung im Kanton Bern. In: Ulich E (Hrsg.) Arbeitspsychologie in Krankenhaus und Arztpraxis. Arbeitsbedingungen, Belastungen, Ressourcen. Schriften zur Arbeitspsychologie, Bd. 61. Hans Huber, Bern, S. 213–234

Bertelsmann Stiftung (Hrsg.) (2009) Wer, Wo, Wie viele? – Bevölkerung in Deutschland 2025. Praxiswissen für Kommunen, 1. Aufl.

BMAS – Bundesministerium für Arbeit und Soziales (2011) Fachkräftesicherung – Ziele und Maßnahmen der Bundesregierung. Berlin

BMAS – Bundesministerium für Arbeit und Soziales (2013) Fortschrittsbericht 2013 zum Fachkräftekonzept der Bundesregierung. Berlin

BMBF – Bundesministerium für Bildung und Forschung (2013) Wirtschaftsjahr 2013 – Die demografische Chance. ▶ http://www.bmbf.de/de/21029.php (Zugriff: 25.05.2014)

BMI – Bundesministerium des Inneren (2011) Bericht der Bundesregierung zur demografischen Lage und künftigen Entwicklung des Landes. Berlin

BMI – Bundesministerium des Inneren (2012) Jedes Alter zählt. Demografiestrategie der Bundesregierung, Berlin

BMWi – Bundesministerium für Wirtschaft und Energie (2010) Wirtschaftsfaktor Alter. Internet. ▶ http://bmwi.de/BMWi/Redaktion/PDF/Publikationen/wirtschaftsfaktor-alter-faktenblatt-4-barrierefreiheit,property=pdf,bereich=bmwi,sprache=de,rwb=true.pdf (Zugriff: 25.05.2014)

Bundesagentur für Arbeit (2014) Der Arbeitsmarkt in Deutschland – Fachkräfteengpassanalyse. Juni 2014. Nürnberg

CIA – Central Intelligence Agency (2014) The World Fact Book – Germany. Internet: ▶ https://www.cia.gov/library/publications/the-world-factbook/geos/gm.html (Zugriff: 25.05.2014)

Destatis – Statistisches Bundesamt (2010) Demografischer Wandel in Deutschland – Auswirkungen auf Krankenhausbehandlungen und Pflegebedürftige im Bund und in den Ländern. Wiesbaden

Destatis – Statistisches Bundesamt (2011) Demografischer Wandel in Deutschland – Bevölkerungs- und Haushaltsentwicklung im Bund und in den Ländern. Wiesbaden

Destatis – Statistisches Bundesamt (2014a) Durchschnittliche Kinderzahl. Internet: ▶ https://www.destatis.de/DE/ZahlenFakten/GesellschaftStaat/Bevoelkerung/Geburten/AktuellGeburtenentwicklung.html (Zugriff: 25.05.2014)

Destatis – Statistisches Bundesamt (2014b) Bevölkerung – Geborene und Gestorbene in Deutschland. Internet: ▶ https://www.destatis.de/DE/ZahlenFakten/

Indikatoren/LangeReihen/Bevoelkerung/lrbev04.html (Zugriff: 25.05.2014)

DBfK – Deutscher Berufsverband für Pflegeberufe e. V. (2014) Gutachten Sachverständigenrat weist Weg für Reformbedarf in der Pflege und bei den Pflegeberufen. Pressemitteilung. Internet. ▶ http://www.dbfk.de/pressemitteilungen/wPages/index.php?action=showArticle&article=-Gutachten-Sachverstaendigenrat-DBfK-unterstuetzt-die-Empfehlungen-.php&navid=100 (Zugriff: 13.07.2014)

Deutsches Institut für Angewandte Pflegeforschung (DIP= (2007) Pflege-Thermometer: Eine bundesweite repräsentative Befragung zur Situation und zum Leistungsspektrum des Pflegepersonals sowie zur Patientensicherheit im Krankenhaus. Köln

Enste D, Pimpertz J (2008) Wertschöpfungs- und Beschäftigungspotenziale auf dem Pflegemarkt in Deutschland bis 2050. IW Trends – Vierteljahresschrift zur empirischen Wirtschaftsforschung aus dem Institut der deutschen Wirtschaft Köln, 35, 4:2008

Gerst H, Hibbeler B (2012) Gesundheitsfachberufe: Auf dem Weg in die Akademisierung. Deutsches Ärzteblatt 109, 49:A-2458 Internet. ▶ http://www.aerzteblatt.de/archiv/133313/Gesundheitsfachberufe-Auf-dem-Weg-in-die-Akademisierung (Zugriff: 13.07.2014)

Hasselhorn H-M (2005) Berufsausstieg bei Pflegepersonal: Arbeitsbedingungen und beabsichtigter Berufsausstieg bei Pflegepersonal in Deutschland und Europa. Wirtschaftsverlag NW – Verlag für Neue Wissenschaft, Bremen

Isfort M, Weidner F (2007) Pflege-Thermometer: Eine bundesweite repräsentative Befragung zur Situation und zum Leistungsspektrum des Pflegepersonals sowie zur Patientensicherheit im Krankenhaus. Deutsches Institut für angewandte Pflegeforschung e.V., Köln

Offermanns M, Bergmann K (2008) Neuordnung von Aufgaben des ärztlichen Dienstes. Bericht des Deutschen Krankenhausinstituts. DKI, Düsseldorf

Ommen O, Janßen C, Neugebauer E, Rehm K, Bouillon B, Pfaff H (2006) Patienten- und krankenhausspezifische Einflussfaktoren auf die Zufriedenheit mit dem Krankenhausaufenthalt schwerverletzter Patienten. Der Unfallchirurg 109: 628–639

Policies & Practices (19.03.2014) Decent Work: access and quality of long-term care. Conference Report. Internet. ▶ http://www.eu-ems.com/practical.asp?event_id=119&page_id=2025 (Zugriff: 25.05.2014)

Prognos (2012) Studie Pflegelandschaft 2030 – Eine Studie der Prognos AG im Auftrag der Vereinigung der Bayerischen Wirtschaft. München

Sachverständigenrat (2014) Bedarfsgerechte Versorgung – Perspektiven für ländliche Regionen und ausgewählte Leistungsbereiche. Internet. ▶ http://www.svr-gesundheit.de/fileadmin/user_upload/Aktuelles/2014/SVR-Gutachten_2014_Langfassung.pdf (Zugriff: 12.07.2014)

Weißert-Horn M, Landau K (1999) Arbeitswissenschaftliche Methoden und ausgewählte Ergebnisse zur

Beanspruchungssituation in der Altenpflege. In: Zimber A, Weyerer S (Hrsg.) Arbeitsbelastung in der Altenpflege. Hogrefe, Göttingen, S. 125–137

Wissenschaftsrat (2012) Empfehlungen zu hochschulischen Qualifikationen für das Gesundheitswesen. Berlin. ▶ http://www.wissenschaftsrat.de/download/archiv/2411-12.pdf (Zugriff: 12.07.2014)

4

Pflegewissenschaftlicher und pflegedidaktischer Rahmen

M. Sieger

M. Sieger et al. (Hrsg.), *Digital lernen – evidenzbasiert pflegen*,
DOI 10.1007/978-3-662-44298-2_5, © Springer-Verlag Berlin Heidelberg 2015

5.1   Pflegewissenschaftlicher Bezug

5.1.1   Pflegerisches Handeln – ein dialogischer Prozess

Pflegerisches Handeln ist dialogisches Handeln, Ziele und Interventionen sind jeweils angepasst an die individuelle Situation eines Menschen. Denn das Erleben und der Umgang mit Leid, Kranksein und Pflegebedürftigkeit sind abhängig von den körperlichen, geistigen und seelischen Möglichkeiten des Einzelnen und verändern sich je nach Lebensphase sowie je nach sozialer Konstellation. Erst wenn eine hilfreiche Beziehung mit der Pflegeperson hergestellt ist, kann der Patient »das Wesen und die Bedeutung seines Leidens« benennen (Orlando 1990 zit. in Meleis 1999). Darum müssen Pflegende befähigt sein, durch emphatisches Verstehen einen Zugang zu diesem Erleben zu finden, aber auch befähigt sein zur Analyse und regelgeleitetem Bewerten der Situation (Sieger et al. 2010 a, b). Zwischen diesen, zum Teil in ihrer Widersprüchlichkeit nicht aufhebbaren, differenten Handlungslogiken, dem Verstehen der individuellen Leidensgeschichte, dem Fallverstehen, und der Nutzung regelgeleiteten Wissens, wissenschaftlich fundierter Erkenntnisse, bewegt sich pflegerisches Handeln. Demzufolge ist das Handeln der Pflegenden in komplexe Interaktionsprozesse eingebunden, die durch die einzelnen Akteure, ihre Wertvorstellungen und lebensgeschichtlich gewachsenen Deutungsmustern geprägt sind (Sieger et al. 2010 a, b). Ein solches Handeln ist, da es jeweils durch den Einzelfall bestimmt ist, nicht standardisierbar, Entscheidungen fallen in der Handlungssituation und sind wesentlich beeinflusst durch die aktuelle Befindlichkeit des Patienten. Erst im Nachgang wird die Entscheidung begründet und legitimiert (Sieger et al. 2010 c, Oevermann 1996).

Das Ziel der Pflege ist nun, bei existentiellen Bedrohungen unmittelbar zu intervenieren, pflegerische Unterstützung in der Bearbeitung von Leidens- und Bewältigungsprozessen zu leisten, das Leiden zu lindern und den Kranken bzw. Pflegebedürftigen zu befähigen, Einschränkungen und Veränderungen in sein gewohntes Leben zu integrieren. Vor dem Hintergrund des oben beschriebenen Spannungsfeldes sind pflegerische Konzepte nur umsetzbar, wenn deren Wirksamkeit, deren Möglichkeiten, Voraussetzungen und Bedingungen, mit dem Betroffenen abgestimmt und ausgehandelt sind. Dadurch kommt dem stellvertretenden Deuten der Situation durch Pflegende sowie der Befähigung der Patienten zur Erweiterung ihres Problemhorizonts und der gemeinsamen Entwicklung angemessener Strategien zum Umgang mit ihrer Situation eine zentrale Rolle zu (Sieger et al. 2010 a). In Konsequenz übernimmt damit auch der Kranke bzw. Pflegebedürftige Verantwortung für seinen Genesungsprozess. Durch die zunehmende Bedeutung von Chronizität in den Krankheitsverläufen gewinnt dieses Handlungskonzept zunehmend an Bedeutung.

Am Beispiel einer Studie zur Gestaltung der Interaktion zwischen Pflegenden und Patienten bei querschnittsgelähmten Menschen in der Rehabilitation wird verdeutlicht, in welchen Bereichen eine verständigungsorientierte Kommunikation gelingt, aber auch was möglicherweise Gründe sind, warum dieser Dialog abbricht und jeder der Partner unterschiedliche Wege zur Gesundung verfolgt (Sieger et al. 2010 a, b). Im Unterschied zur sprachlichen Verständigung konnte nachgewiesen werden, dass es den Pflegenden über den körperlichen Kontakt im Rahmen der Mobilisation gelingt, mit Patienten in einen Verständigungsprozess über die Unterstützungsleistungen einzutreten, die hilfreich und förderlich für den Rehabilitationsprozess sind. Über die körperliche Nähe wurden die Bewegungsimpulse der Pflegenden im taktilen Dialog verstanden und aufgegriffen, somit konnte eine Verständigung erreicht werden.

Eine solche Verständigung findet sich allerdings nicht im sprachlichen Austausch. Hier folgt der Wahrnehmung des Leides und des Hilfebedarfs der Patientin nicht der individuelle Dialog, das Verstehen des individuellen Prozesses bei dieser Klientel, um Körperveränderungen und lebensbegleitende Beeinträchtigungen in das neu zu konstituierende Leben zu integrieren. Nach der Erhebung des Bedarfs an Pflege bricht der Dialog ab, beide Partner gehen getrennte Wege, um zum jeweiligen Ziel zu kommen. Die Pflegenden »überspringen« quasi den Bearbeitungs- bzw. Integrationsprozess, an diesem Beispiel die gravierenden Lebensveränderungen, in denen sich der Patient zurzeit befindet.

Die Pflegenden orientieren sich an den ausgewiesenen Zielen der allgemeinen bzw. klinikspezifischen Standards und Rehabilitationskonzepte und vermitteln den Patienten diese Konzepte sprachlich vom angestrebten Ergebnis her. Erwartet wird, dass die Patienten als unmittelbare Adressaten solchen indirekt wirkenden institutionalisierten Konzepten folgen und sich entgegen ihren subjektiv wahrgenommenen und gedeuteten Erlebensprozessen verhalten.

Auf Seiten der Patienten rufen genau diese unaufgelösten Situationen Verunsicherungen hervor, die sich im Pflegeverlauf als störend herausstellen mit der Folge, dass sich Patienten ihre eigenen Ziele konstruieren, diese jedoch nicht mit den Pflegenden verhandeln, also ihrerseits auch nicht mit den Pflegenden kommunizieren. Vielmehr entsteht ein verdeckter »Machtkampf« um Einfluss und Position, den – so ein wesentliches Ergebnis der Untersuchung – die Patienten in den meisten Fällen gewinnen. Sie setzen ihre Zielvorstellungen durch und »funktionalisieren« ihrerseits die Pflegenden im Interesse des eigenen Gesundungsprozesses (Sieger et al. 2010 a, b).

Das kommunikative Handeln in der Pflege ist demzufolge nicht losgelöst vom sozialen Kontext zu betrachten. Zu fragen ist: Welcher soziale Sinn erschließt sich aus dem Handeln der Pflegenden? Auf der einen Seite stehen die formalisierten Ziele, in diesem Fall das Rehabilitationskonzept der Kliniken, und auf der anderen Seite die individuellen Bearbeitungsprozesses und Ziele der Patienten.

Eine verständigungsorientierte Interaktion setzt voraus, dass sich Pflegende als soziale Akteure im Feld der Gesundheit, hier der Klinik, mit einem eigenen Beitrag, mit eigenen Themen und Zuständigkeiten, gegenüber den Patienten ausweisen. Die Situationswahrnehmung und Deutung einer empirischen, unmittelbar erlebbaren Realität konfrontiert die Pflegenden mit sozialen Kontexten, die anderen Wertbezügen, anderen Zielen folgen, als die abstrakten, formalisierten Regeln und Wertkategorien der Kliniken vorgeben. Erst die Wahrnehmung und die Reflexion dieser Differenzen erlaubt eine Konzeptualisierung von professionellem Handeln als sozialer Akteur (Rhynas 2005). Ein solch kollektiv zu identifizierendes Handeln ermöglicht eine bewusste Wahrnehmung der Handlungspotentiale

der Pflegenden sowohl durch die anderen Akteure im Krankenhaus als auch durch die Patienten. Eine Konzeptualisierung pflegerischen Handelns setzt individuelles Wissen und Können voraus, benötigt aber eine kollektive Verständigung zwischen den Partnern über Pflegeziele und einen zu identifizierenden Handlungsrahmen (Rhynas 2005). Wenn der Dialog allein in der »intimen Nische« der Ich-Du-Beziehung zwischen Pflegekraft und Patienten verbleibt, hat er geringe Chancen, auch für die anderen Akteure im therapeutischen Prozess an Relevanz zu gewinnen. Darum bedarf es einer Fachöffentlichkeit in der sozialen Praxis, um pflegerische Konzepte vorzustellen und zu diskutieren (Sieger et al. 2012).

Ein gutes Fundament für ein professionalisiertes Handeln der Pflegenden im sozialen Raum wurde in den letzten Jahren auf der Ebene der Qualifizierung als auch durch den Gesetzgeber auf der normativen Ebene gelegt. Prioritär stehen hier die Einrichtung von Studiengängen an Fachhochschulen und Universitäten in den 1990er Jahren und zwar bezogen auf das Management, die Lehrerbildung und die Pflegewissenschaft. Diese Studiengänge verstanden sich aufbauend auf die Erstausbildung eher als ein weiterbildendes Studium. Mit den Forderungen der Europäisierung des Bildungssystems (1998, Bologna 1999), die Studiengänge im deutschen Hochschulsystem auf drei Stufen in der Qualifizierung umzustellen (BA, MA, Ph.D.), stellte sich auch für die Pflegestudiengänge die Frage nach einer europäischen Kompatibilität ihrer Bildungsgänge.

Da auf europäischer Ebene die Primärqualifikation der Pflege auf Hochschulebene etabliert ist, der Gesetzgeber und die Gesundheitspolitik in der BRD einen solchen Schritt jedoch nur zögerlich beförderten, entstanden auf der BA-Ebene neben den Studiengängen, die auf der Erstausbildung aufbauten, auch sog. duale bzw. ausbildungsintegrierende Studiengänge (Sieger 2001, Sieger 2005, Olbrich u. Sieger 2007, Sieger 2010 d). In Konsequenz sind auf der Ebene der Bildungssysteme heute die Ausbildungen sowohl im System der beruflichen Bildung als auch im Hochschulsystem verortet. (Ertl-Schmuck u. Fichtmüller 2009, Sieger 2010 d, SVR 2007). Zur Ausübung der Pflege bedarf es für die Qualifizierung auf beiden Ebenen noch immer der Erlaubnis nach § 1 KrPflG (2003). Darin liegt die Schwierigkeit insbesondere für die hochschulische Lehre, da diese Erlaubnis nur von der zuständigen Gesundheitsbehörde ausgesprochen werden kann und an definierte Bedingungen gebunden ist (s. KrPflG 2003).

Ergänzend hierzu die Reform des Berufsgesetzes (2003): Hier werden eigenständige Aufgabenbereiche der Pflege festgelegt und gefordert, die Pflege nach dem neuesten Stand der Wissenschaft auszurichten. Die Handlungsfelder werden über den kurativen Bereich hinaus erweitert auf die Felder der Prävention, der Rehabilitation sowie der palliativen Versorgung. Eine Weiterführung dieser Schritte gelingt mit dem Pflegeweiterentwicklungsgesetz (2008). Dieses ermöglicht den Pflegenden die eigenständige Verordnung von Verbandmaterialien und Pflege-Hilfsmitteln sowie die selbständige Ausübung der Heilkunde in definierten Bereichen nach entsprechender Ausbildung (BMG–Richtlinie nach § 63 Absatz 3c SGB V § 1, SVR 2014). Eine inhaltliche Akzentuierung pflegerischer Arbeit im ambulanten Bereich erfolgt durch die Entwicklung eines bedarfsangepassten Begutachtungsinstrumentes zur Feststellung der Pflegebedürftigkeit (Wingenfeld et al. 2008). Hier steht allerdings die politische Entscheidung noch aus.

5.1.2 Pflege als wissenschaftliche Disziplin

Die Pflege in Deutschland versteht sich als Praxisdisziplin und die Pflegewissenschaft als Handlungswissenschaft mit dem Ziel, »eine die Praxis reflektierende, analysierende und auf dieser Grundlage handlungsleitende Wissenschaft« (Dornheim et al. 1999, S. 74) zu sein. Damit sind alle Themen und Problembereiche, die in den Handlungsfeldern der Pflege auftreten, auch relevant für eine wissenschaftlich ausgerichtete Fragestellung. Pflegewissenschaft will damit Hilfen, Erklärungen und Begründungen zur Lösung aktueller Handlungsprobleme bereitstellen. Dieses Ziel wurde mit der Bearbeitung ausgewählter Pflegeprobleme in Form von nationalen Expertenstandards verfolgt (s.beispielhaft DNQP, 2011). Gleichermaßen dienen die

systematischen Aktivitäten im Ansatz von evidenzbasierter Pflege (EBN) der Professionalisierung der Pflegepraxis (Hülsken-Giesler et al. 2010). Die gesundheits- und sozialpolitische Diskussion um den Pflegebedürftigkeitsbegriff macht zudem deutlich, dass auch die gesellschaftliche Diskussion die pflegerische Perspektive auf Versorgungsprobleme aufnimmt und eine pflegetheoretische Begründung pflegerischen Handelns einfordert (BMG 2013, SVR 2014). Darum bedarf es einer Begründung für ein zum Teil unmittelbar anwendungsbezogenes Vorgehen, es bedarf auf einer weiterführenden Ebene der Reflexion vor dem Hintergrund pflegewissenschaftlicher theoretischer Verortungen. Hier ist zum einen auf die Auseinandersetzung mit pflegetheoretischen Ansätzen aus dem angloamerikanischen Raum zu verweisen (Moers u. Schaeffer 2000), zum anderen aber auch auf die pflegewissenschaftliche Diskussion in Deutschland, um Ansätze phänomenologisch-interpretativer und leibtheoretischer Aspekte aufmerksam zu verfolgen (Remmers 2014, Friesacher 2008, Hülsken-Giesler 2008).

Die besondere Herausforderung für die berufliche Pflege besteht nun darin, im Feld der gesundheitlichen Versorgung den konkreten und unverwechselbaren Beitrag einer professionalisierten Pflege zu verdeutlichen und weiter zu entwickeln (Hülsken-Giesler et al. 2011). Dazu gehört, Pflegehandeln auf eine wissenschaftsbasierte Erkenntnis zu stützen sowie durch systematische Forschung den Wissensbestand der Pflegewissenschaft zu erweitern. Dabei orientiert sich die Pflege als Wissenschaft »nicht vorrangig an derzeit gültigen Bestimmungen zur Reichweite des pflegerischen Handelns, sondern fokussiert vielmehr auf die Potentiale, die eine professionalisierte Pflege in das Versorgungsfeld einbringen kann« (Hülsken-Giesler et al. 2010 S. 223, Wissenschaftsrat 2012).

Richtungsweisend seien hier zwei Papiere erwähnt: Einmal die entwickelte Forschungsagenda sowie der Entwurf eines Kerncurriculums Pflegewissenschaft. Die Forschungsagenda verfolgt das Ziel, auf die Bedeutung von Pflegeforschung hinzuweisen und nachhaltige Förderstrukturen einzufordern. Für einen Zeitraum von zehn Jahren werden prioritäre Forschungsthemen festgelegt.

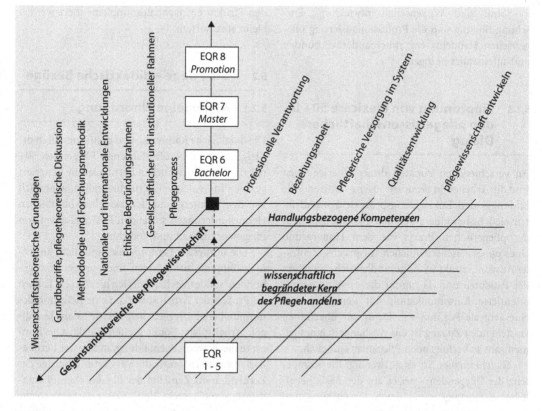

◘ Abb. 5.1 Kerncurriculum Pflegewissenschaft für pflegebezogene Studiengänge. (Adaptiert nach Hülsken-Giesler et al. 2010)

Diese dienen als Entscheidungsgrundlagen für die künftige Förderung von Pflegeforschung. Denn »(…) Einigkeit besteht darin, dass eine Lösung der pflegerischen Versorgungsprobleme der nächsten Jahrzehnte nur dann möglich sein wird, wenn die in Deutschland vorherrschende Verengung der Pflege und des Pflegebegriffs auf Unterstützung bei körperorientierten Selbstversorgungseinbußen überwunden und das Aufgabenspektrum der Pflege um präventive, rehabilitative, beratende, anleitende, edukative und versorgungssteuernde Aufgaben erweitert wird« (► http://www.agenda-pflegeforschung.de).

Das zweite Papier, Entwurf eines Kerncurriculums Pflege, ist das Ergebnis einer Arbeitsgruppe innerhalb der Deutschen Gesellschaft für Pflegewissenschaft (DGP). Diese hat erstmals einen Diskussionsvorschlag im Rahmen eines Kerncurri-

culums für pflegewissenschaftliche Studiengänge unterbreitet, welche Gegenstandsbereiche der Pflegewissenschaft als »Kern pflegewissenschaftlicher Auseinandersetzung« (Hülsken-Giesler et al. 2010, S. 227) anzusehen sind (◘ Abb. 5.1).

Diese aufeinander bezogenen Dimensionen auf den Ebenen der »Gegenstandsbereiche der Pflegewissenschaft« sowie der »Handlungsbezogenen Kompetenzen « dienen der Orientierung für Interessenten, Absolventen, aber auch potentiell den Arbeitgebern. Das Kerncurriculum Pflegewissenschaft übernimmt damit eine Qualifizierungsfunktion, es bietet einen Orientierungsrahmen für die Evaluation von Studiengängen und leistet durch seine Professionalisierungsfunktion einen Beitrag zur Transparenz der professionellen pflegerischen Dienstleistungen für die Öffentlichkeit (Hülsken-Giesler et al. 2010).

Somit sind Wissenschaftsentwicklung, Forschung Bildung und die Professionalisierung pflegerischen Handelns eng miteinander verbunden und aufeinander bezogen.

5.1.3 Einordnung von Flexicare 50+ in den pflegewissenschaftlichen Dialog

An verschiedenen Punkten dieser Überlegungen sind die Arbeiten in Flexicare 50+ zu verorten. Alle Bildungs- und Entwicklungsprozesse konzentrieren sich insbesondere auf den Reflexionsprozess der pflegerischen Praxis vor dem Hintergrund eines pflegewissenschaftlichen Anspruchs. Zentraler Ausgangspunkt ist die gesundheitliche Situation der Patienten und da nimmt die verständigungsorientierte Kommunikation mit dem Patienten eine zentrale Position ein. Denn nur über einen verstehenden Zugang ist das Aushandeln eines gemeinsam zu verfolgenden Pflegeplans möglich.

Gleichermaßen ist es notwendig, die Kompetenz der Pflegenden – sei es auf der Basis beruflicher Erfahrungen und deren Erweiterung und Vertiefung sowie auf der Basis wissenschaftlich fundierter Erkenntnisse –, stärker ins Zentrum des Behandlungsgeschehens zu rücken, denn in vielen Fällen wird diese Kompetenz nur unzureichend gewürdigt und der Beitrag zum Genesungsprozess unterschätzt. Dazu bedarf es allerdings einer Stärkung der Identifikation der Pflegenden mit pflegewissenschaftlichen Zielen und Gegenstandsbereichen. Ziel ist es, das Handeln der Pflegenden als sozialer Akteur zu fördern und Wege und Verfahren zu erlernen, um wissenschaftlich basierte Pflegekonzepte zu konturieren, ihre Wirksamkeit darzustellen sowie in den Diskurs mit anderen Beteiligten in dem Feld einzutreten.

Die Arbeitsschritte sind so angelegt, dass alle Ebenen der Beteiligten angesprochen sind. Ausgehend vom Patienten und seiner Problemlage über das Einbinden der Kolleginnen und Kollegen auf den Stationen durch Fallbesprechungen sowie die Rückbindung der Ergebnisse in den Leitungskonferenzen. In welcher Form diese Handlungskonzepte auch für andere Abteilungen greifen und wie sie in

den Strukturen nachhaltig implementiert werden bleibt abzuwarten.

5.2 Die Pflege – didaktische Bezüge

5.2.1 Allgemeine Einordnung

Die didaktische Rahmung wird bestimmt durch die Zielgruppe der berufserfahrenen Pflegenden 50+ mit den unterschiedlichen Lernbedarfen, generiert aus den individuellen Berufsbiografien, aber auch vor dem Hintergrund der aktuellen beruflichen Herausforderungen sowie den Entwicklungen von Pflegewissenschaft und -forschung.

Die initiierten Lernprozesse sind nicht an formale Bildungsinstitutionen und -programme gebunden, sondern es handelt sich hier um ein Lernen im Prozess der Arbeit sowie um eine Reflexion des unmittelbaren pflegerischen Handelns am jeweiligen Arbeitsplatz. Somit greifen didaktische Konzepte der Erwachsenenbildung, indem der Lernbedarf, das Umfeld sowie die Verwertungsbezüge der Lernenden ins Zentrum der didaktischen Planungen rücken (Giesecke 2001). »Zwar darf eine solche Verwendungsorientierung nicht zu kurzschlüssig und utilitaristisch verstanden werden, aber die Frage, wozu die Lernveranstaltungen befähigen und wem das Lernen nutzt kann zu einer didaktischen Leitfrage werden« (Siebert 1995, S. 173–174). Erwachsenenbildung soll zu kompetentem Handeln, hier in beruflichen Lebenssituationen, befähigen. Entscheidend für das Lernen sind somit authentische Probleme, die für die Lernenden bedeutsam sind. Diese Sicht auf den »Lerngegenstand« ist die Leitkategorie für alles didaktische Handeln in den verschiedenen Lernformaten von Flexicare 50+.

Mit Blick auf die pflegedidaktischen Konzepte greift der Ansatz einer interaktionistischen Pflegedidaktik den personalen Beziehungs- und Problemlösungsprozess zwischen Pflegenden und Patienten, der als ein Kernelement der Pflege und der Pflegewissenschaft bereits identifiziert ist, auf. Der didaktische Ansatz umfasst, neben der Vermittlung einer auf Verständigung ausgerichteten professionellen Beziehung, die Dimensionen der Wissenschaftsorientierung und der kritischen Reflexion der widersprüchlichen gesellschaftlichen Bedingungen in denen Pflege stattfindet. Gleichermaßen ist dieser Fokus zentral für eine subjektorientierte Didaktik, hier wird das Subjektkonzept auf zwei Ebenen verortet. Einmal auf die Ebene der Lernsubjekte im Bildungsprozess und zum anderen mit Blick auf den zu pflegenden Menschen. Das Konzept betont die Differenz zwischen den am Lehr-, Lern- und Pflegeprozess beteiligten Subjekten, deren Fähigkeiten und Erfahrungen in kritischer Reflexion von einschränkenden Bedingungen unter denen Gestaltungsmöglichkeiten auszuloten sind (Ertl-Schmuck 2010).

Als Beispiel sei in diesem Kontext verwiesen auf die Finanzierung der Krankenhausleistungen. Zurzeit werden die Leistungen aller Gesundheitsberufe in einer Fallpauschale abgebildet und standardisiert vergütet (DRG System). Da die aktuelle Vergütungssystematik auf der medizinischen Systematik des ICD 10 basiert, können allerdings z. B. die Leistungen der Pflege nicht adäquat abgebildet werden (Wieteck 2005). In Folge wird Pflege auf der betriebswirtschaftlichen Seite derzeit als Kostenfaktor, nicht aber als wertschöpfende Dienstleistung betrachtet. Dies führte in dem Zeitraum von 1996 bis 2010 zu einem Stellenabbau von 44.038 Vollzeitstellen in der Pflege bei gleichzeitiger Reduzierung der Belegungstage und Erhöhung der Fallzahlen. Notwendigerweise stieg die Belastung der Pflegenden, eine Minderung der Qualität der Leistungen ist naheliegend. Auf der anderen Seite steigen die Anforderungen an pflegerisches Handeln aufgrund der Komplexität des Krankheitsgeschehens, der Verkürzung der Verweildauer im Krankenhaus und den Erwartungen der Kranken und Pflegebedürftigen an eine bedarfsangemessene Pflege. Dazu fordert der Gesetzgeber eine Pflege nach dem neuesten Stand der Wissenschaft. Eine solche kritische Reflexion der Arbeitsbedingungen im Gesundheitswesen als didaktisches Element soll ein emanzipatorisches Erkenntnisinteresse fördern (Darmann-Finck 2010).

Anknüpfend an diesen Aspekt der Reflexion widersprüchlicher gesellschaftlicher Bedingungen in denen Pflege stattfindet, stellt der Strukturgitteransatz genau diese Widersprüchlichkeit ins Zentrum der Fachdidaktik (Greb 2003). Pflege wird als eine spezifische Form gesellschaftlicher Praxis in den Blick genommen. Ziel ist es, »Pflege als gesellschaftliche Praxis in ihrer Widersprüchlichkeit zu beschreiben, um die fachdidaktische Reflexion in dieser Hinsicht zu erweitern…« (Greb 2003, S. 143). Orientiert an dem Strukturgitteransatz von Blankertz (1971) werden für die gesellschaftliche Praxis der Pflege neun Strukturfelder entwickelt, die – jedes für sich – den Lehrenden und den Lernenden auffordert, den »objektiven Widerspruch der pflegerischen Dienstleistung (…) herauszupräparieren« (Greb 2003, S. 43). In diesem fachdidaktischen Strukturgitter Pflege verschränken sich die Sachebene, mit den Kernelementen Krankheitserleben pflegebedürftiger Menschen, dem Helfen als grundlegende Kategorie pflegerischen Handelns und der Institution Gesundheitswesen, mit drei Perspektiven auf der vertikalen Ebene. Diese drei Perspektiven dienen als Filter, um die immanente Kritik aus den ausgewiesenen Perspektiven zu fokussieren (◘ Tab. 5.1).

5.2.2 Der Nutzen für Flexicare 50+

Die Auswahl und Bewertung der didaktischen Konzepte folgen den inhaltlichen Implikationen von Flexicare.

Während in den beiden Ansätzen der interaktionistischen sowie der subjektorientierten Didaktik die didaktischen Strukturprinzipien mit den inhaltlichen Akzentuierungen der Pflege und der Pflegewissenschaft korrespondieren und Orientierung bieten für die didaktische Konzeption der Micro-Learning-Einheiten, kann der Strukturgitteransatz hilfreich sein, um die Konfrontation der Pflegenden in der Praxis mit der methodischen Systematik des evidenzbasierten Handelns besser analysieren und verstehen zu können. Wahrscheinlich auftretende Widersprüche zwischen Wissen, Erfahrung und Handeln werden in dem Blendend-Learning-Szenario z. B. anhand des Feldes »Tradition und Emanzipation« aufgedeckt.

Das Postulat in Flexicare, dass alle Themen aus dem pflegerischen Alltag gewonnen werden und durch die Pflegenden legitimiert sind, lässt sich didaktisch erreichen über eine Erwachse-

◘ **Tab. 5.1** Strukturgitter als fachdidaktische Matrix. Adaptiert nach Greb 2003, S. 144			
Pflegewissenschaft	**Gesellschaftstheorie: Ältere kritische Theorie** **Bezugssysteme: Tausch und Herrschaft**		
	Zentrale Medien: ↓	**I. Individuum** **leitgebundene** **Perspektive**	**II. Interaktion** **humanitär-morali-** **sche Aspekte**	**III. Institution** **gesundheitspoli-** **tisch ökonomische** **Aspekte**
	1. **Krankheitserleben**	1.I Leiderfahrung und Leibentfremdung	1.II Mimesis und Pro- jektion	1. III Individualität und Standardisierung
	2. **Helfen**	2.I Beziehung und Methode	2.II Selbstbestimmung und Fremdbestim- mung	2.III Tradition und Emanzipation
	3. **Gesundheitswesen**	3.I Bedürfnis und Ver- waltung	3. II Humanisierung und Sozialtechnologie	3. III Marktliberalität und soziale Gerechtig- keit

nenbildung, die die Befähigung des Erwachsenen zum eigenständigen Deuten beruflicher Arbeitssituationen anstrebt. Das didaktische Prinzip der Wissenschaftsorientierung gewinnt in den Qualifizierungsprozessen der Pflege eine besondere Bedeutung, da pflegewissenschaftliches Denken und Handeln bei der Zielgruppe 50+ nicht erlernt und eingeübt ist. Dennoch handeln die Pflegenden in der Regel nicht »wissenschaftsfern«, aber erfahrungsgemäß eher sozialisiert in den Denk- und Handlungskategorien der Medizin. Darum liegt der didaktische Fokus in allen Lernszenarien auf dem Prinzip einer Pflege-Wissenschaftsorientierung (Sieger 2001).

Literatur

Agenda Pflegeforschung. ▶ http://www.agenda-pflegeforschung.de (Zugriff: 20.01.2015)

Blankertz H (1971) Curriculum – Strategien, Strukturierung, Konstruktion. Reihe: neue pädagogische Bemühungen. Loch W, Muth J B. 46, Neue deutsche Schule Verlagsgesellschaft (Hrsg.). Essen

BMG (2013) Bericht des Expertenbeirats zur konkreten Ausgestaltung des neuen Pflegebedürftigkeitsbegriffs. ▶ http://www.bmg.bund.de/fileadmin/dateien/Publikationen/Pflege/Berichte/Bericht_Pflegebegriff_RZ_Ansicht.pdf (Zugriff: 20.01.2015)

Darmann-Finck I (2010) Eckpunkte einer Interaktionistischen Pflegedidaktik. In: Ertl-Schmuck, R. Fichtmüller F (2010) Theorien und Modelle der Pflegedidaktik. Eine Einführung. Juventa, Weinheim

Dornheim J, van Maanen H, Meyer JA, Remmers H, Schöniger U, Schwert R, Wittneben K (1999) Pflegewissenschaft als Praxiswissenschaft. Pflege 4, 4

Ertl Schmuck R, Fichtmüller F (Hrsg.) (2010) Subjektorientierte Pflegedidaktik. In: Theorie und Modelle der Pflegedidaktik. Juventa, Weinheim, München

Friesacher H (2008) Pflegewissenschaft und Pflegebildung Band 2 Theorie und Praxis pflegerischen Handelns. Remmers H (Hrsg.) Universitätsverlag, Osnabrück

Giesecke W (2001) Erwachsenpädagogische Prämissen in der Ausbildung. In: Sieger M (Hrsg.) Pflegepädagogik. Hans Huber, Bern, Göttingen, Toronto, Seattle, S. 57–69

Greb U (2003) Identitätskritik und Lehrerbildung. Eine hochschuldidaktisches Konzept für die Fachdidaktik Pflege. Mabuse, Frankfurt am Main

Hülsken-Giesler M (2008) Pflegewissenschaft und Pflegebildung Band 3 Der Zugang zum Anderen. Remmers H (Hrsg.), Universitätsverlag, Osnabrück

Hülsken-Giesler M, Brinker-Meyendriesch E, Keogh J, Muths S, Sieger M, Stemmer R, Stöcker G, Walther A (2010) Kerncurriculum Pflegewissenschaft für pflegebezogene Studiengänge – eine Initiative zur Weiterentwicklung der hochschulischen Pflege in Deutschland Pflege & Gesellschaft 15, 3:216–236

Hülsken-Giesler M (2011) Qualifikationsrahmen in der Pflege – zwischen politischem Telos und fachwissenschaftlichen Anforderungen. bwp@ Spezial 5 – Hochschultage Berufliche Bildung 2011, Fachtagung 14, hrsg. v. Darmann-Finck I, Glissmann G. S. 1–13

Moers M, Schaeffer D (2000) Pflegetheorien. In: Rennen-Allhoff B, Schaeffer D : Handbuch Pflegewissenschaft. Juventa, Weinheim, S. 35–66

Oevermann U (1996) Theoretische Skizze einer revidierten Theorie professionalisierten Handelns. In: Combe A, Helsper W (Hrsg.) Pädagogische Professionalität. Untersuchungen zum Typus pädagogischen Handelns. Suhrkamp, Frankfurt am Main, S. 70–182

Olbrich Ch, Sieger M (2007) Duale Studiengänge – der neue Kompromiss in der pflegerischen Qualifizierung. Pflege & Gesellschaft 12, 3:278–282

Orlando I (1990) The dynamic nurse-patient relationship. Zitiert in: Meleis A (1999) Pflegetheorie. Gegenstand, Entwicklung und Perspektiven des theoretischen Denkens in der Pflege. Hans Huber, Bern

Remmers H (2014) Pflegewissenschaft – Disziplinarität und Transdisziplinarität. Pflege & Gesellschaft 19, 1

Rhynas S J (2005) Bourdieus theory of practice and its potential in nursing research. Journal of Advanced Nursing 50, S. 179–186

Siebert H (1995) Erwachsenenpädagogische Didaktik. In: Schmitz E, Tietgens H (Hrsg.) Erwachsenenbildung. Enzyklopädie Erziehungswissenschaft. Band 11. Ernst Klett, Stuttgart, Dresden, S. 171–184

Sieger M (Hrsg.) (2001) Pflegepädagogik. Hans Huber, Bern, Göttingen, Toronto, Seattle

Sieger M (2005) Pflege im Spannungsfeld von Wissenschaftlichkeit und Beruflichkeit. In: Schneider K, Brinker-Meyendriesch E, Schneider A (Hrsg.) Pflegepädagogik. Für Studium und Praxis. Springer, Berlin

Sieger M, Ertl-Schmuck R, Harking M (2010 a) Gestaltung pflegerischer Interaktion in der Rehabilitation – am Beispiel der Pflege querschnittgelähmter Menschen im Krankenhaus. Pflege. Die wissenschaftliche Zeitschrift für Pflegeberufe 23, 4:249–259

Sieger M, Ertl-Schmuck R, Harking M (2010 b) Situationswahrnehmung und Deutung in der Interaktion zwischen Pflegenden und Patienten – Ergebnisse einer empirischen Studie. Pflege. Die wissenschaftliche Zeitschrift für Pflegeberufe 23, 4:261–266

Sieger M, Ertl-Schmuck R, Bögemann-Großheim E (2010 c) Interprofessionelles Lernen als Voraussetzung für interprofessionelles Handeln – am Beispiel eines interprofessionell angelegten Bildungsprojektes für Gesundheitsberufe. Pflege & Gesellschaft 15, 3:197–216

Sieger M (2010 d) Transformationen in der Krankenpflege nach 1945 – zwischen Professionalisierung und Deprofessionalisierung. In: Kaiser J-Ch, Scheepers R(Hrsg.) Dienerinnen des Herrn – Beiträge zur Weiblichen Diakonie im 19. und 20. Jahrhundert. Leipzig: Evangelische Verlagsanstalt. S. 164–183

Sieger M, Fritz E, Them C (2012) In discourse: Bourdieu's theory of practice and habitus in the context of a communications-oriented nurse-interaction model. Journal of Advanced Nursing 68, 2:480–489

Sachverständigenrat zur Begutachtung der Entwicklung im Gesundheitswesen (SVR) (2007) Kooperation und Ver-antwortung als Voraussetzungen einer zielorientierten Gesundheitsversorgung. ▶ http://www.svr-gesundheit.de/index.php?id=79 (Zugriff: 20.01.2015)

Sachverständigenrat zur Begutachtung der Entwicklung im Gesundheitswesen (SVR) (2014) Bedarfsgerechte Versorgung – Perspektiven für ländliche Regionen und ausgewählte Leistungsbereiche. ▶ http://www.svr-gesundheit.de/index.php?id=465 (Zugriff: 20.01.2015)

Wieteck P (2005) Zur Bedeutung der interdisziplinären Zusammenarbeit im Kontext der DRG – Ein Diskussionsbeitrag zur optimierten Prozesssteuerung. Pflege & Gesellschaft 10, 3:115–124

Wieteck P, Peters L (2014) Handbuch 2014 für PKMS: Kodierrichtlinien und praktische Anwendung des OPS 9-20 hochaufwendige Pflege von Patienten, 5. Aufl. Recom, Kassel

Wingenfeld K et al. (2007) Recherche und Analyse von Pflegebedürftigkeitsbegriffen und Einschätzungsinstrumenten. Studie im Rahmen des Modellprogramms nach § 8, Abs. 3 SGB XI im Auftrag der Spitzenverbände der Pflegekassen. ▶ http://www.dbfk.de/download/download/GutachtenPflegebeduerftigkeitsbericht2007-03-31final.pdf (Zugriff: 20.01.2015)

Wissenschaftsrat (2012) Empfehlungen zu hochschulischen Qualifikationen für das Gesundheitswesen, Berlin. ▶ http://www.wissenschaftsrat.de/download/archiv/24.11-12.pdf (Zugriff: 20.01.2015)

Mediendidaktischer Rahmen

L. Goertz, K. Kuczynski, S. Weskott, A. Wolpert

M. Sieger et al. (Hrsg.), *Digital lernen – evidenzbasiert pflegen*,
DOI 10.1007/978-3-662-44298-2_6, © Springer-Verlag Berlin Heidelberg 2015

Das folgende Kapitel beschreibt die mediendidaktischen Überlegungen, die der Entwicklung und Gestaltung der digitalen Lernszenarien bei Flexicare 50+ zu Grunde liegen.

6.1   Allgemeine Einordung

Die Mediendidaktik beschäftigt sich mit der Funktion und Bedeutung von Medien in Lehr- und Lernprozessen, jedoch: »Im deutschsprachigen Raum herrscht bis heute keine Einigkeit darüber, inwiefern Mediendidaktik eine selbstständige Disziplin oder Teildisziplin der Medienpädagogik ist« (Mayrberger u. Kumar 2014, S. 50).

Mediendidaktik verstanden als Einsatz von Hilfsmitteln zum Lernen und zur Veranschaulichung hat ihren Platz vor allem in Schulen und Universitäten, z. B. in der bildlichen Darstellung, bei der Anfertigung und Verwendung wissenschaftlicher Skizzen oder Naturaliensammlungen etc., »denn immer schon sind technische Hilfsmittel zur Kommunikation und Verständigung im Alltag sehr schnell nach ihrem Aufkommen auch zu Zwecken der Belehrung und des Unterrichtens genutzt worden« (Hüther 2005, S. 235). Lernenden wurde mithilfe von Medien Lerninhalte vermittelt und veranschaulicht. Der Einsatz von Medien zu Unterrichtszwecken in Schule und Universität fand zusätzlich zu traditionellen Unterrichtsformen statt, in dem Overheadfolien, Fotos oder Lehrfilme eingebunden wurden. Medien wurden zunehmend auch als Kommunikationsmittel verstanden, indem durch sie Öffentlichkeit hergestellt werden konnte und Erfahrungen und Ergebnisse zur Diskussion führten (Hüther 2005).

Lehr- und Lernprozesse haben sich analog zur dynamischen technischen und gesellschaftlichen Entwicklung in sehr kurzer Zeit so stark verändert, dass auch die Begriffsbestimmungen vielfältig sind: »Mediendidaktik befasst sich mit den Funktionen, der Auswahl, dem Einsatz (einschließlich seiner Bedingungen und Bewertung), der Entwicklung, Herstellung und Gestaltung sowie den Wirkungen von Medien in Lehr- und Lernprozessen. Das Ziel der Mediendidaktik ist die Optimierung dieser Prozesse mithilfe von Medien.« (De Witt u. Czerwionka 2007, S. 32). Dieser an der Funktion orientierte Ansatz wird erweitert, wenn es darum geht, Lehren und Lernen durch didaktisch begründeten Einsatz von Medien besser und effizienter zu gestalten: »Mediendidaktik beschreibt den Bereich der Didaktik und zugleich der Medienpädagogik, in dem alle Überlegungen zusammengefasst sind, bei denen es im Wesentlichen um die Frage geht, wie vorhandene Medien bzw. Medienangebote oder eigene Medienbeiträge zur Erreichung pädagogisch gerechtfertigter Ziele gestaltet und verwendet werden können bzw. sollen« (Tulodziecki et al. 2010, S. 41).

Die individuellen Voraussetzungen der Lernenden bezüglich technischer Ausrüstung und persönlicher Medienkompetenz gilt es wahrzunehmen, um ihnen mit mediendidaktisch fundierten Konzepten zu begegnen und somit den Einstieg zu ermöglichen. Dabei sind die jeweiligen unterschiedlichen Einstiegsniveaus der Beteiligten abzuklären und methodisch aufzufangen, damit Überforderung und Frustration den Lernerfolg nicht gefährden. Mit Medienkompetenz ist hier die Fähigkeit gemeint, unterschiedliche Medien sowie ihre Inhalte und insbesondere digitale Kommunikationsmedien für das Erreichen individueller Lernziele nach den eigenen Bedürfnissen zu nutzen. Auch für Lehrende ergeben sich daraus Konsequenzen: »Eine medienpädagogische Kompetenz für Lehrende umfasst kurz gefasst fünf Kompetenzbereiche, die deren medienbezogene Professionalität ausmachen: die persönliche Medienkompetenz sowie zielgruppenspezifische Kompetenzen im Bereich der Mediensozialisation, Medienerziehung bzw. Medienbildung, Mediendidaktik und Organisationsentwicklung« (Mayrberger u. Kumar 2014, S. 50).

Mit der technischen Weiterentwicklung digitaler Medien, der Verbreitung des Internets, niedrigeren Kosten und allgemeiner Verfügbarkeit nicht nur in Bildungseinrichtungen, sondern auch im privaten Umfeld jedes Lernenden, haben sich didaktische Möglichkeiten ergeben, die zu passgenauen Angeboten für vielfältige Zielgruppen und Einsatzbereiche führten. Lernen mittels mediendidaktischer Mittel kann nun überall, zu jeder Zeit, in wechselnden Gruppen und Gemeinschaften weltweit vernetzt stattfinden. Unterschiedlichste Lernszenarien können umgesetzt werden bis hin zu realitätsgetreuen Simulationstrainings. Die Vernetzung untereinander wird zum zeit- und ortsunabhängigen Austausch genutzt zwischen Lehrenden und Lernenden und auch innerhalb einer Lerngruppe. Informationen sind sofort und auf aktuellstem Stand verfügbar und können zur Klärung und Recherche jeweils passend zum Kontext herangezogen werden.

Unter dem Begriff E-Learning werden die Lernformen zusammengefasst, bei denen digitale Medien im Lernprozess eingesetzt werden, um Lernmaterial zu präsentieren und zu verbreiten. Dazu gehört ebenfalls die Kommunikation mittels Informations- und Kommunikationstechnologien, die den Lernprozess begleitet und ergänzt (Kerres 2012). Der Sammelbegriff E-Learning umfasst vielfältige Varianten, die sich in den letzten Jahren von einer medientechnisch orientierten Ausrichtung hin zu handlungs- und teilnehmerorientierten Lernszenarien gewandelt haben. Die in Flexicare 50+ genutzten Formen des digitalen Lernens sind bereits dargestellt. Hier der Vollständigkeit halber zwei Ergänzungen:

Virtuelle Fernlehre Im Gegensatz zur Präsenzlehre finden Lehrveranstaltungen via Internet statt, z. B. in Form von Webinaren, Podcasts oder Hypertext-Kursen. Zeit- und ortsunabhängig, jedoch in der Interaktion eingeschränkt, deshalb oft in Verbindung mit erweiternden Kommunikationsmöglichkeiten (Chat, Foren etc.).

MOOC – Massive Open Online Course Onlinekurse, die »open« (= offen) sind im Zugang für die Lernenden und »massive« i. S. von zahlreich bzgl. der Teilnehmenden. In der Regel handelt es sich um Universitätsveranstaltungen, sowohl Vorlesungen als auch Seminare, die in Form von Videos zur Verfügung gestellt werden und von Lektüre, Foren, Testfragen und ggf. Prüfungen begleitet werden.

In der Unternehmenspraxis haben sich Mischformen, die unter dem Begriff Blended Learning gefasst werden, als besonders erfolgversprechende Varianten des digitalen Lernens erwiesen. Beim Blended Learning (= vermischtes Lernen), auch Integriertes Lernen genannt, werden Präsenz- und E-Learning-Komponenten didaktisch sinnvoll miteinander kombiniert. Blended Learning ist universell einsetzbar, da es die Vorteile des E-Learning (zeit- und ortsunabhängig, effizient, flexibel, selbstgesteuert, aktuell) nutzt und zudem eine Gemeinschaft der Lernenden und Lehrenden zulässt sowie eine Praxis-Rückkopplung. Die jeweiligen Nachteile der Lernszenarien werden ausgeglichen, indem in der Kombination die Vorteile zum Tragen kommen und zusammen mit einem durchgängigen Curriculum eine nachhaltig hohe Qualität gewährleisten: »Blended Learning ist ein integriertes Lernkonzept, das die heute verfügbaren Möglichkeiten der Vernetzung über Internet oder Intranet in Verbindung mit ‚klassischen‘ Lernmethoden und -medien in einem sinnvollen Lernarrangement optional nutzt. Es ermöglicht Lernen, Kommunizieren, Informieren und Wissensmanagement, losgelöst von Ort und Zeit in Kombination mit Erfahrungsaustausch, Rollenspiel und persönlichen Begegnungen im klassischen Präsenztraining« (Sauter et al. 2004, S. 68). Dabei wird der Kommunikationsbedarf nicht nur in Präsenzzeiten, sondern zunehmend – wie auch im privaten Bereich üblich – über Nachrichten, Foren und Chats gedeckt (Lehmann et al. 2014, S. 504).

Zusammengefasst geht es bei der Nutzung mediendidaktischer Mittel in Lernprozessen immer darum, ausgewählte Lerninhalte mittels Medieneinsatz für eine Zielgruppe zu erschließen. So verstanden ist Didaktik eine »gestalterische Disziplin«, die sich »konzentriert auf Fragen der Planung, Konzeption, Gestaltung und Umsetzung« (Reinmann 2011, S. 7). Darunter fallen alle Konzepte und Modelle, die helfen, didaktische Entscheidungen zu begründen. Relevant werden diese Überlegungen, wenn es konkret darum geht, medien-gestützte Lernsettings wie bei Flexicare 50+ zu entwickeln.

Ein Ansatz, der Antworten auf die Fragen liefert, welche Medien zu welchem Zweck in Frage kommen, hat sich insofern als besonders geeignet erwiesen.

6.2 Lerntheoretische Vorüberlegungen

Theorien, die sich mit dem Lernen an sich beschäftigen, sind Basis für die allgemeine Didaktik ebenso wie für die Mediendidaktik. Sie liefern die Grundlage für die Entwicklung eines entsprechenden didaktischen Designs (Reinmann 2013).

Sowohl der technische Entwicklungsstand als auch die jeweils aktuellen lerntheoretischen Einflüsse prägen die Konzeption von Lernsystemen. Neben Behaviorismus und Kognitivismus ist der konstruktivistische Ansatz in Pädagogik und Didaktik von Bedeutung. Der Konstruktivismus selbst ist »vieldeutig und vielschichtig« (Arnold et al. 2013, S. 107) und hat unterschiedliche Varianten ausgeprägt. Gemein ist allen konstruktivistischen Ansätzen die Auffassung, dass Wissen durch Konstruktion entsteht. Wissen ist damit nicht objektiv vorhanden, jeder Lernprozess somit individuell. Jedes Individuum hat einen anderen Zugang zur (Lern-)Welt (Arnold et al. 2013). Betont werden dabei die Verknüpfung des Wissenserwerbs mit der jeweiligen Lernsituation und das »kontextuale Lernen« (Gerstenmaier u. Mandl 2011). Betrachtet man Lernen demgemäß als aktiven Prozess, bei dem der Lernende Wissen erweitert und verknüpft, dann müssen didaktische Konzepte und deren mediendidaktische Umsetzung selbstbestimmtes Lernen in individuellen und realistischen Zusammenhängen ermöglichen.

Der interaktionistische Konstruktivismus beschreibt Lernen als »Dreischritt von Rekonstruieren, Konstruieren und Dekonstruieren von Welt« (Arnold et al. 2013, S. 109). Besonders effektiv wird Lernen nach diesem Verständnis, wenn es selbstorganisiert und selbstgesteuert ablaufen kann. Voraussetzung dafür wiederum ist ein gewisses Maß an Methodenkompetenz und die »Beherrschung von Kulturtechniken« (Arnold et al. 2013, S. 109).

Dieser Ansatz lässt sich auf die Lernszenarien von Flexicare 50+ übertragen, so z. B. im Hinblick auf den Umgang mit den unterschiedlichen Medien (Methoden- und Medienkompetenz) oder auf die Nutzung von online-gestützten Informationsangeboten und die Auswertung von Informationen aus Datenbanken und Internet. In der Umsetzung sollten Lehrende »Lernsituationen schaffen, die die Lernenden zu einer Auseinandersetzung mit ihrer subjektiven Wirklichkeitskonstruktion ermutigen, indem sie Diskrepanzerfahrungen zu der gerade wissenschaftlich und gesellschaftlich konsensfähigen Wirklichkeit ermöglichen und zu deren produktiver Überwindung anregen« (Arnold et al.

2013, S. 109). Der Lernende ist in den beschriebenen Lernszenarien in der Lage, seine Erfahrungen und Schlussfolgerungen zu verifizieren und kann dabei auf aktuelle und valide Informationen (Datenbanken von Fachgesellschaften, Leitlinien etc.) zurückgreifen.

Verändert hat sich mit dem Einfluss konstruktivistischer Ansätze auch die Rolle der Lehrenden. Sie fungieren als Begleiter des Lernprozesses und bilden mit dem Lernenden eine gemeinsam forschende Gemeinschaft, in der nicht nur fachliche, sondern gleichsam persönliche und soziale Kompetenzen gefördert werden, ebenso wie die Fähigkeit, sich Methoden des eigenständigen Problemlösens anzueignen. Konstruktivistisch gestaltete Lernprozesse können so den Weg zu einem lebenslangen Lernen, der Fähigkeit, sich kontinuierlich an die Anforderungen der Arbeitswelt anzupassen, ebnen. Nicht nur in der besuchten Lernumgebung, sondern auch in anderen beruflichen Zusammenhängen wirkt diese Kompetenz nach, indem z. B. die Internetrecherche, der Informationsaustausch oder die Nutzung einer App (z. B. QR-Code-Scan, um schnell Fachinformationen zu Medikamenten zu erhalten) zum Arbeitsalltag gehören.

Für die Umsetzung von Lernszenarien nach konstruktivistischem Verständnis gilt es, »komplexe Lernumgebungen mit authentischen Inhalten und Aufgaben, die Selbstorganisation und sozialen Austausch anregen« (Reinmann 2013, S. 2), anzubieten. Lernen sollte offen gestaltet sein und der Lernende selbst daran aktiv teilhaben können.

Digitale Lernszenarien, die konstruktivistischen Prinzipien gerecht werden wollen, sollten daher vor allem folgende Punkte beachten (Bruns u. Gajewski 2000, S. 15):

- Lerninhalte möglichst in authentischen, realitätsnahen Situationen vermitteln,
- den Lernenden unterschiedliche Perspektiven und Blickwinkel auf das Gelernte ermöglichen,
- die Lernenden zur aktiven Auseinandersetzung mit den Lerninhalten motivieren,
- den Austausch der Lernenden untereinander anregen und individuelle Betreuung ermöglichen,
- keinen Lernweg vorschreiben, sondern unterschiedliche Wege zur Auseinandersetzung anbieten,

− den Lernenden ermöglichen, Lerntempo, -zeit und -dauer selbst zu bestimmen.

6.3 Mediale Elemente und Komposition

Bei der Gestaltung der Lernszenarien ist eine der zentralen mediendidaktischen Fragen, welche Methoden und Lehrmittel nachhaltig zum Lernerfolg führen. Der Einsatz von Medien soll das Lernen unterstützen, das Lernen dabei – wie beschrieben – als aktiven Prozess gestalten und den Erwartungen erwachsener Lerner gerecht werden.

Mit Blick auf die medial aufzubereitenden Lerninhalte in Flexicare 50+ geht es – vereinfacht gesagt – um die Frage, welche Funktionen die Medien im Lernprozess übernehmen können und wie eine dementsprechende Komposition aussehen kann. Mediale Elemente, die bei der Gestaltung der Lerneinheiten bei Flexicare 50+ eine Rolle spielen, sind Text, Ton (Audio) und Bild (Bruns u. Gajewski 2000, S. 76).

Texte spielen beim Lernen in unserem Kulturkreis eine besondere Rolle. Zu einem großen Teil erfolgt der Wissenserwerb durch das Lesen von Texten (Bruns u. Gajewski 2000, S. 76). Entscheidend für den Lernerfolg ist die Verständlichkeit eines Textes. Dazu gibt es zahlreiche Empfehlungen[1], um Texte gut lesbar zu gestalten und die Verständlichkeit von schriftlichen Lernmaterialien zu erhöhen (Reinmann 2011, S. 47). Dabei stehen Aspekte wie »sprachliche Einfachheit«, »Gliederung« und »Kürze/Prägnanz« im Blickpunkt. Diese Empfehlungen gelten auch für sogenannte Hypertexte, wie sie in den Micro-Learning-Einheiten umgesetzt wurden. Hypertext meint eine »nicht-lineare Verknüpfung und Präsentation eines Textes, dessen Elemente durch Hyperlinks miteinander verknüpft sind« (Arnold et al. 2013, S. 419). Da diese Textform per se nicht linear angelegt ist, ist die Gliederung und Ordnung weniger von Belang für die Verständlichkeit. Kennzeichnend sind vielmehr die Verknüpfung/Verweise durch Links (Hyperlinks) in solchen Texten. Hier haben gerade unerfahrene

Nutzer häufig Schwierigkeiten mit der Verständlichkeit, je mehr Links ein Text aufweist (Reinmann 2011, S. 47).

Neben der Verständlichkeit eines Textes sollte auch der Aspekt Beachtung finden, dass das Lesen am Tablet-PC oder PC ebenfalls Auswirkungen auf das Lernverhalten haben kann. So sinkt z. B. die Bereitschaft, Textpassagen mehrfach am PC zu lesen, um deren Inhalt zu erfassen (Bruns u. Gajewski 2000, S. 77).

Bei der Umsetzung und Gestaltung der Micro-Learning-Einheiten wird darauf geachtet, die Texte kurz zu halten und klar zu gliedern. Komplexere theoretische Konzepte und Gedanken wurden wurden ersetzen durch werden mittels Grafiken verständlicher. Umfangreichere Dokumente wie beispielsweise Gesetzestexte werden als eigene Dokumente integriert, die separat heruntergeladen werden können (Download). Teilnehmer haben so die Möglichkeit, sich die Dokumente bei Bedarf auszudrucken.

Ton (Audio) kann in einem Online-Setting als gesprochenes Wort, Geräusch (Soundeffekt) oder Musik vorkommen. Musik wird häufig eingesetzt zur »Aufmerksamkeitslenkung« oder um Spannung zu erzeugen und kommt in Lernangeboten eher weniger zum Einsatz (Bruns u. Gajewski 2000, S. 86). Geräusche können z. B. als Signaltöne richtige oder falsche Antworten bei einem Quiz oder Text unterstreichen (Bruns u. Gajewski 2000, S. 86).

Während Musik und Geräusche Inhalte also eher strukturieren, erwartet man sich inhaltliche Lerneffekte in erster Linie vom gesprochenen Wort (Reinmann 2011, S. 48). Hier gibt es Gemeinsamkeiten mit der Verständlichkeit von Texten. Sprachliche Einfachheit, Klarheit und Kürze tragen hier wesentlich zur Verständlichkeit bei. Mit einem Sprechertext können Lernende zudem emotional angesprochen werden, die Wirkung ist persönlicher (Bruns u. Gajewski 2000, S. 87).

Gesprochene Texte erfordern von den Zuhörern aber auch eine »konstante Aufmerksamkeit«. Sie eignen sich beispielsweise gut, um Bilder oder Grafiken zu erläutern (Reinmann 2011, S. 48).

Bei der Produktion der Lerneinheiten von Flexicare 50+ werden sämtliche Texte von einer professionellen Sprecherin gesprochen und stehen so zusätzlich als Audiokanal für die Teilnehmenden zur

---

1 Als Beispiel sei hier das »Hamburger Verständlichkeitsmodell« genannt (nach Reinmann 2011, S. 47)

☐ Abb. 6.1 Komposition der medialen Elemente in einer Micro-Learning-Einheit. (Foto: Fotolia.com. © Kaarsten)

Verfügung. Ebenso werden Grafiken und Tabellen erläutert. Erreicht werden soll damit, dass die Lernenden die Lerninhalte sowohl rein über den Audiokanal (z. B. mobil im Zug/Auto unterwegs) nutzen können, bei Bedarf entsprechende Textpassagen aber auch nachgelesen werden können.

Bilder werden in der Lehre vor allem eingesetzt, um »abstrakte bzw. schwer zu beschreibende Sachverhalte zu veranschaulichen, verbale Beschreibungen verständlicher zu machen, einen Überblick über komplexe Inhalte zu geben oder das Behalten zu verbessern.« (Reinmann 2011, S. 49). Über einzelne Bilder und ihre Kombination können Inhalte und Abläufe vermittelt werden, z. B. Pflegeprozeduren. Bilder können aber neben diesen eher kognitiven auch andere Funktionen übernehmen. Sie können Interesse wecken und dazu motivieren, sich mit Inhalten zu beschäftigen und damit emotionale Aspekte des Lernens aufgreifen (ebd.). Wichtig bei der Verwendung von Bildern ist, dass die damit einhergehende Information für den Betrachter verständlich wird. Im Lernkontext verwendete Bilder sind in den meisten Fällen mit dem schriftlichen Text oder dem gesprochenen Wort verbunden (Reinmann 2011, S. 49). Kombiniert man Bilder mit Text hat es sich als lernwirksam erwiesen, wenn »sich Bilder auf den Textinhalt beziehen, relevante Informationen enthalten und

vom Lernenden als lernrelevant erkannt werden« (Reinmann 2011, S. 53).

Bei den in den Micro-Learning-Einheiten verwendeten Bildern wird diesen Bedingungen insofern Rechnung getragen, als eigens Fotos aus dem Klinikalltag verwendet werden. Die Aufnahmen entstanden in einer der Partnerkliniken und zeigen reale Situationen aus der täglichen Pflegepraxis. In den digitalen Lerneinheiten dienen sie zur Veranschaulichung von Textinhalten. Der visualisierte Bezug zum eigenen Arbeitsumfeld sorgt für eine stärkere Identifikation der Lernenden mit den Lerninhalten und dem Lernformat und leistet so einen Beitrag zur Lernmotivation.

Neben den bereits beschriebenen medialen Elementen spielt auch die Farbgebung eine Rolle: »Farbe motiviert den Lernenden, lenkt seine Aufmerksamkeit, unterstützt ihn bei der Gliederung des Lernstoffes und erleichtert die Orientierung« (Bruns u. Gajewski 2000, S. 60). So werden z. B. bei der Umsetzung der Micro Learnings Erklärungstexte farblich anders unterlegt als die übrigen Inhaltsbereiche, um eine klare Strukturierung der Lerninhalte zu erreichen. Das im Rahmen von Flexicare 50+ entwickelte Corporate Design wird berücksichtigt und die entsprechenden Farben verwendet (☐ Abb. 6.1).

Bei der Kombination der medialen Elemente gibt es weder »überlegene Darstellungsformen noch eine rezeptartige Zuordnung von Inhaltstypen zu optimalen Darstellungsformen« (Arnold et al. 2013, S. 162). Für die multimediale Aufbereitung der Lerninhalte bei Flexicare 50+ werden mediendidaktische Empfehlungen in Bezug auf die Verwendung und Kombination von Text, Ton und Bild berücksichtigt und fließen wie beschrieben in die Lerneinheiten ein.

Die Lernszenarien sind interaktiv (d. h. der Benutzer hat Eingriffs- und Steuerungsmöglichkeiten bzgl. Ablauf und Inhalt), multicodal (Inhalte werden in unterschiedlichen Medien verschieden codiert, in Büchern also Texte und Bilder, aber keine Filme; in Apps oder Internetanwendungen Hypertexte) und multimodal (Informationen werden über unterschiedliche Sinnesmodalitäten aufgenommen, hier z. B. via auditiver oder visueller Sinneseindrücke).

Rechnung getragen wird bei der Komposition der medialen Elemente auch der Tatsache, dass es bei den Lernzielen um komplexe Problemlösungen geht. Methoden- und Problemlösungskompetenzen lassen sich nicht über geschlossene Fragestellungen oder Multiple-Choice-Aufgaben entwickeln oder prüfen. Offene Fragestellungen erfordern sowohl für den Lernenden bei der Bearbeitung als auch für die Lehrenden hinsichtlich des Feedbacks einen größeren inhaltlichen und zeitlichen Aufwand. Zudem lassen sich keine automatisierten interaktiven Elemente einsetzen, die für einen schnellen Motivationsschub sorgen. Dies ist eine besondere Herausforderung bei der mediendidaktischen Umsetzung der E-Learning-Einheiten. Darum wird komplett auf die Einbindung von Multiple Choice, kurzen Testabfragen oder einem Quiz, die sonst zum Standard-E-Learning-Repertoire gehören verzichtet.

6.4 Mobiles Lernen bei Flexicare 50+

Die Entwicklung immer kleinerer und leistungsfähigerer Endgeräte sowie die Tatsache, dass Lerninhalte zunehmend dezentral im Netz gespeichert werden (Stichwort Cloud), macht das mobile Lernen, wie es bei Flexicare 50+ zum Einsatz kommt, möglich.

Mobile Learning ist »eine selbstgesteuerte Lernform außerhalb von Klassenzimmern oder anderen Lernräumen und ohne Begrenzung durch ein fest installiertes Interface (z. B. ein Desktop-PC). Mobiles Lernen ist die Schnittmenge aus Lernen, Arbeiten, sich informieren, miteinander Kommunizieren und Netzwerken und fördert dadurch die Konvergenz dieser Bereiche. Mobiles Lernen ist hochgradig selbstbestimmt und zeichnet sich durch eine Eigendynamik aus, die sich durch institutionelle und formelle Lernprozesse nicht einengen lässt« (Stoller-Schai 2010, S. 6).

Methoden des mobilen Lernens kommen bei Flexicare 50+ in allen drei Lernszenarien zum Einsatz, um Lernprozesse zu unterstützen. Dabei werden Vorteile deutlich, wie etwa die Einsatzmöglichkeiten unabhängig von Lernzeiten, Lernorten und den verschiedenen Lernaktivitäten (Arnold et al. 2013, S. 54). Dazu trug vor allem die Möglichkeit bei, die Micro-Learning-Einheiten auch ohne Netzanbindung (offline) nutzen zu können.

Mobile Geräte, wie die bei Flexicare 50+ verwendeten Tablet-PCs, können »aber auch innerhalb eines klassischen Kursraumes (…) die Interaktivität und die Personalisierung in der Lehre« erhöhen, »z. B. durch Zusatzrecherchen zu Fachbegriffen« (ebd.). In dieser Form werden die mobilen Geräte u. a. im Blended Learning eingesetzt. Die Lernenden können so »aktiv einbezogen und insbesondere in ihrer Reflexion unterstützt werden« (Arnold et al. 2013, S. 54).

Mit Blick auf die Produktion der Micro-Learning-Einheiten ergeben sich aus mediendidaktischer Perspektive keine signifikant unterschiedlichen Anforderungen für die Nutzung auf dem Tablet-PC. Die Lerneinheiten werden zwar in einer Version für die mobilen Geräte und einer PC-Version erstellt, Unterschiede gibt es aber lediglich in der Menüführung, bedingt durch den kleineren Bildschirm und die fehlende Tastatur. Die Verwendung der medialen Elemente und die Komposition bleiben davon unberührt.

Herausforderungen beim Mobile Learning liegen weniger im didaktischen Bereich, sondern vielmehr in den Rahmenbedingungen bei den beteiligten Partnern, die dem mobilen Lernen mitunter enge Grenzen setzen.

Die Zielgruppe der Pflegefachkräfte verfügt nicht über einen festen PC-Arbeitsplatz, sondern ist vielmehr ständig auf den Stationen unterwegs. Die PCs auf den Stationen sind zwar für die Pflegefachkräfte prinzipiell zugänglich, stehen in erster Linie aber für Dokumentations- und Organisationsaufgaben zur Verfügung und eignen sich daher nicht als Endgeräte für das digitale Lernen. Das Mobile Lernen ist für die Zielgruppe daher erst einmal eine gute Alternative. Mit Notebooks oder Tablet-PCs kann zeit- und ortsunabhängig an jedem gewünschten Ort gelernt werden. Dies verschafft den Teilnehmern die Flexibilität, dort zu lernen, wo sie Zeit und Gelegenheit dazu haben. Allerdings können die Lernenden aus Datenschutzgründen nicht auf das hauseigene (drahtlose) lokale Netzwerk zugreifen. Für den Zugang zum Internet, der notwendig ist, um Literaturrecherchen anzustellen oder die Lernplattform mit ihren Inhalten erreichen zu können, war daher die Anschaffung von SIM-Karten (Chipkarte für Telefon- bzw. Datenzugang) erforderlich.

Literatur

Arnold P, Kilian L, Thillosen A, Zimmer G (2013) Handbuch E-Learning. Lehren und Lernen mit digitalen Medien. Bertelsmann, Bielefeld

Bruns B, Gajewski P (2000) Multimediales Lernen im Netz. Springer, Berlin, Heidelberg, New York

De Witt C, Czerwionka T (2007) Mediendidaktik. Bertelsmann, Bielefeld

Gerstenmaier J, Mandl H (2011) Konstruktivistische Ansätze in der Erwachsenenbildung und Weiterbildung. In: Tippelt R, von Hippel A (Hrsg.) Handbuch Erwachsenenbildung/Weiterbildung. 5. Aufl., VS Verlag für Sozialwissenschaften, Wiesbaden

Hüther J (2005) Mediendidaktik. In: Hüther J, Schorb B (Hrsg.) Grundbegriffe Medienpädagogik. Kopaed, München, S. 234–239

Kerres M (2012) Mediendidaktik: Konzeption und Entwicklung mediengestützter Lernangebote. Oldenbourg, München

Lehmann C, Sudau A, Ollermann F (2014) Implementierung digitaler Lehr-/Lerntechnologien in der Erwachsenenbildung. Herausforderung und Strategien. In: Rummler K (Hrsg.) Lernräume gestalten – Bildungskontexte vielfältig denken. Waxmann, Münster, New York, S. 496–507

Mayrberger K, Kumar S (2014) Mediendidaktik und Educational Technology. Zwei Perspektiven auf die Gestaltung von Lernumgebungen mit digitalen Medien. In: Rummler K (Hrsg.) Lernräume gestalten – Bildungskontexte vielfältig denken. Waxmann, Münster, New York, S. 44–55

Reinmann G (2011) Didaktisches Design, Studientext, Universität der Bundeswehr, München. ▶ http://lernen-unibw.de/studientexte (Zugriff: 21.07.2014)

Reinmann G (2013) Didaktisches Handeln. Die Beziehung zwischen Lerntheorien und Didaktischem Design. In: Ebner M, Schön S (Hrsg.) L3T Lehrbuch für Lernen und Lehren mit Technologien. Internet. ▶ http://nbn-resolving.de/urn:nbn:de:0111-opus-83381 (Zugriff: 21.07.2014)

Sauter A, Sauter W, Bender H (2004) Blended Learning. Effiziente Integration von E-Learning und Präsenztraining. Luchterhand, München

Stoller-Schai D (2010) Mobiles Lernen – die Lernform des Homo Mobilis. In: Hohenstein A, Wilbers K (Hrsg.) Handbuch E-Learning: Expertenwissen aus Wissenschaft und Praxis, Deutscher Wirtschaftsdienst, Köln, S. 1–20

Tulodziecki G, Herzig B, Grafe S (2010) Medienbildung in Schule und Unterricht. Grundlagen und Beispiele. Klinkhardt, Bad Heilbrunn

Pflegepraxis im Dialog mit der Pflegewissenschaft

Um die mediengestützten Lernprozesse für die Zielgruppe 50+ in der Pflege zu gestalten, werden die drei Lernszenarien Micro Learning, Blended Learning und Community of Practice in den nachfolgenden Kapiteln vorgestellt. Dabei werden zu Beginn jeweils die dem Lernszenario zugrunde liegenden Begriffe geklärt und diese in den Stand der Diskussion eingeordnet. Ein Schwerpunkt liegt in der Darstellung der spezifischen didaktischen Konzepte und der Konsequenzen für die Organisation sowie die technische Umsetzung. Die Erfahrungen aus der Erprobung der Lernszenarien liefern eine Einordnung und Bewertung der Ergebnisse.

Lernszenario Micro Learning

A. Rustemeier-Holtwick, A. Wolpert, M. Sieger

M. Sieger et al. (Hrsg.), *Digital lernen – evidenzbasiert pflegen*,
DOI 10.1007/978-3-662-44298-2_7, © Springer-Verlag Berlin Heidelberg 2015

7.1   Begriffsklärung

Die Micro-Learning-Einheiten sind didaktisch aufbereitete Themen und werden als autonome Bausteine eines Qualifizierungsprozesses gehandhabt (Robes 2009, Baumgartner 2013, Schnotz u. Horz 2011). Das Lernformat ist charakterisiert als selbstständige, kurze und unteilbare Lernsequenz (Robes 2009, Buchem u. Hamelmann 2010), dennoch wurde die Entscheidung für ein zeitlich umfangreicheres Format getroffen, um die Hintergründe des jeweiligen Themas darzulegen und den Kontext – in den die Autoren das jeweilige Thema gestellt haben – verstehbar zu machen. Generell gilt das Format als eine Form des technologiegestützten Lernens und ist einzuordnen in die Struktur eines sogenannten Web Based Training (WBT) (Goertz 2013).

7.2   Didaktisches und organisatorisches Konzept

Die aus der empirischen Erhebung extrahierten Themen werden in einen pflegewissenschaftlichen Kontext, damit in die aktuelle Diskussion um die berufliche Professionalisierung gestellt und in die normativen Anforderungen der Berufsgesetze und Sozialgesetze eingeordnet. Unter diese pflegewissenschaftliche Akzentuierung stellt sich die pflegedidaktische Bearbeitung und bestimmt sich die Auswahl der pflegedidaktischen Ansätze. Die Umsetzung wird mit den spezifischen mediendidaktischen Ausdrucksformen gestaltet.

Die folgenden Lerneinheiten sind Resultat dieses Prozesses:

- Wege zum neuen Wissen – eigene Anfragen an die Wissenschaft am Beispiel Umgang mit MRSA.
- Das neue Berufsprofil: Bin ich noch Assistenz des Arztes – ja/nein: Berufegesetze.
- Beratung als Methode der Entscheidungsfindung. »Schwester, ich hab da mal 'ne Frage?«
- Die Fallbesprechung – Kollegiale Fallbesprechung als Grundlage für ein abgestimmtes Versorgungskonzept.

Als grundsätzliche didaktische Kategorien sind Wissenschaftsorientierung, Strukturen pflegerischen Handelns und berufliche Handlungskompetenz, basierend auf aktuellen Forschungsergebnissen, ausgewiesen (Sieger 2005, Olbrich 2010, Darmann 2000, Greb 2010, Walter 2013, Fichtmüller u. Walter 2007, Dütthorn et al. 2013). Die Begründung für diese zentralen Kategorien liegen in der Entwicklung der Pflege hin zur Wissenschaft, damit einhergehend eine Professionalisierung des Handelns. Vor dem Hintergrund dieser Entwicklungen wurde die Wissenschaftsorientierung im Berufsgesetz verankert und das Handeln nach dem neuesten Stand der Pflegewissenschaft als normative Anforderung festgelegt, dazu die Handlungsfelder der Pflege erweitert und mit einem höheren Maß an Verantwortung ausgestattet (KrPflG 2003, § 3, Abs. 1).

Als pflegewissenschaftlicher Rahmen für die Auswahl »fachwissenschaftlich für unverzichtbar gehaltenes pflegewissenschaftliche Grundlagenwissen« fungiert das Kerncurriculum Pflegewissenschaft (Hülsken-Giesler et al. 2010, S. 219). Auch wenn das Kerncurriculum primär einen Begründungsrahmen für pflegewissenschaftliche Studiengänge bietet, wird die Auswahl der Themen, wegen ihrer normativen Bedeutung für die Bildungsplanung, über das Kerncurriculum legitimiert. Die in Flexicare 50+ gewählten Themen fokussieren unterschiedliche Gegenstandsbereiche dieses Curriculums.

Das didaktische Konzept orientiert sich sowohl an der subjektorientierten Didaktik als auch an der interaktionistischen Pflegedidaktik (Ertl-Schmuck 2010, Darmann-Finck 2010). Die Orientierung an der subjektorientierten Didaktik greift auf, dass einerseits die Pflegenden als Lernende und andererseits die Patienten in den Fokus zu rücken sind, denn Pflegende sind mit ihrer fachlichen Expertise immer im Dialog mit dem Patienten und betrachten den Patienten als Leidenden mit der Erwartung nach Verbesserung seiner Gesundheitssituation (Ertl-Schmuck 2010). Sowohl Patienten als auch Lernende stehen in Systemen, die gekennzeichnet sind durch tradierte Strukturen, aber auch durch vielfältige Veränderungen von außen, die das System erschüttern. Die als relevant erachteten Themen sind in Rückbindung an die interaktionistische Pflegedidaktik als berufliche Schlüsselprobleme einzuordnen und werden unter den Zieldimensionen »wissenschaftsbasierte Erklärungen« und »erfahrungsfundierte Lösungen pflegerischer, gesundheitsbezogener Problemlagen« bearbeitet (Darmann-Finck 2010). Erreicht werden sollen eine fachliche Urteilsbildung und eine Verständigung mit dem Patienten in den ausgewählten Pflegesituationen. Durch die Bearbeitung authentischer Problemstellungen ist sichergestellt, dass der Wissenserwerb zu bedeutungshaltigen Themen erfolgt und das zu Lernende bereits im Prozess des Erlernens mit der Anwendungssituation verknüpft wird (Darmann-Finck 2010, S. 35; Schulz-Zander u. Tulodziecki 2011).

- **Die spezifischen didaktischen Konzeptionen**

Wege zum neuen Wissen – eigene Anfragen an die Wissenschaft am Beispiel Umgang mit dem Methicillin-resistenten Staphylococcus aureus (MRSA).

Der Lernanlass für diese Lerneinheit ist ein aktuelles Problem aus der Berufspraxis, damit eingebettet in die Bedingungen der tatsächlich vorfindbaren Organisationsstrukturen (Darmann-Finck 2010). Für die Zielgruppe der berufserfahrenen Pflegenden ist das Thema des Zugangs zu den Wissensbeständen hoch relevant, weil mit der Novellierung der Pflegeausbildungen 2003 von allen Pflegenden gefordert wird, den Pflegebedürftigen nach dem neuesten Stand der Wissenschaft zu versorgen. Ein Themenbereich aus der empirischen Erhebung befasst sich mit Anfragen zur Isolierung von MRSA-Patienten. Diese werden mit den Fragestellungen »Darf ein Patientenzimmer überhaupt mit zwei MRSA-Patienten belegt werden?« und »Welche Vorschriften sind dabei zu beachten?« gefasst und systematisch bearbeitet. Am Beispiel der Bearbeitung dieser Fragestellungen werden die Teilnehmenden mit den grundsätzlichen Verfahren des wissenschaftlichen Arbeitens vertraut gemacht. Die Literaturrecherche erfolgt hier anhand konkreter Quellenangaben und Stichwortvorgaben, sodass sich die Teilnehmer auf sicherem Rechercheterrain ausprobieren können. Damit leistet die Lerneinheit eine Vorbereitung auf die Handlungssystematik von Evidence Based Nursing (EBN), welche im Lernszenario Blended Learning vertieft wird.

- **Das neue Berufsprofil: Bin ich noch Assistenz des Arztes – ja/nein: Berufegesetze**

Der Prozess der Entwicklung der Pflege hin zur Profession wirft Fragen zur neuen Identität, dem Umgang mit Entscheidungen im Rahmen einer erweiterten Verantwortung und Autonomie sowie den zugrunde liegenden Wertvorstellungen auf (Goode 1972, Arnold 1983). Erschwert ist der Antizipationsprozess der Berufsangehörigen dadurch, dass die Entwicklung der Pflege hin zur Profession erst spät und zögerlich in den Berufsgesetzen umgesetzt wurde. Bereits mit der Einführung der Pflege als Beruf wurden begrenzende Determinanten, nämlich die Krankenpflege der Medizin deutlich unterzuordnen, angelegt im Krankenpflegegesetz in Preußen 1906. In den weiteren Neuordnungen des Krankenpflegegesetzes 1957 und 1985 wurde die Rolle als Assistenzberuf festgeschrieben und lediglich die Berufsbezeichnung geschützt, nicht aber die berufliche Tätigkeit selbst (Sieger 2010). Erst mit dem Berufsgesetz 2003 sind Professionskriterien, wie das Ausweisen eines eigenen Handlungsbereichs für die Pflege und die Festlegung der Pflegewissenschaft als Primärwissenschaft, umgesetzt. Bis heute erlebt die einzelne Pflegende eine Diskrepanz zwischen den Anforderungen als professioneller Beruf und den tradierten – an der Medizin orientierten – Versorgungsstrukturen. Vor dem Hintergrund dieser Wirkfaktoren auf die berufliche Sozialisation ist die Bearbeitung des Themas gerade für die Gruppe der berufserfahrenen Pflegenden relevant.

Die Einheit zielt genau auf Fragen der Klärung des eigenen nun erweiterten Professionskerns sowie auf ein Ausloten von Entscheidungs- und Handlungsspielräumen. In der reflexiven Fragestellung »Bin ich noch Assistenz des Arztes?« drückt sich die beschriebene Diskrepanz aus. Demzufolge ist diese Fragestellung der Ausgangspunkt für die didaktische Bearbeitung. Als methodisches Instrument dient ein bearbeiteter authentischer Fall. Gerade durch die Aufbereitung des Falls in seinem Krankheitsverlauf wird verdeutlicht, wo die Anforderungen an die Pflege liegen und welche gravierenden Folgen es hat, wenn diese Anforderungen nicht wahrgenommen und bearbeitet werden (Höhmann et. al. 1998). Ziel dieser Einheit ist es, entlang der identifizierten Anforderungen an das berufliche Handeln den eigenständigen pflegerischen Beitrag zur Lösung der Gesundheitsprobleme dieser Patienten zu fundieren und so die eigene Argumentation im Hinblick auf das neue

Berufsprofil zu schärfen. Gleichermaßen nimmt dieses vorliegende Konzept die Diskussion, angelegt in der pflegedidaktischen Kategorialanalyse, in den Blick (Greb 2010). In das Zentrum der Reflexion rückt die Widersprüchlichkeit gesellschaftlicher Bedingungen, unter denen Pflege stattfindet. Das Professionsthema selber ist im Kerncurriculum Pflegewissenschaft in die Gegenstandbereiche »Grundbegriffe«, »pflegetheoretische Diskussion« und »Nationale und internationale Entwicklungen« einzuordnen und zielt – bezogen auf die Domänen handlungsbezogener Kompetenzen – auf »Professionelle Verantwortung«, »Pflegewissenschaft entwickeln« und »Pflegerische Versorgung im System« (Hülsken-Giesler et al. 2010).

■ **Beratung als Methode der Entscheidungsfindung. »Schwester, ich hab da mal eine Frage?«**

Das Thema Beratung greift den erweiterten normativen Auftrag auf, »Beratung, Anleitung und Unterstützung von zu pflegenden Menschen und ihrer Bezugspersonen in der individuellen Auseinandersetzung mit Gesundheit und Krankheit« als eigenverantwortliche pflegerische Aufgabe auszuführen (KrPflG 2003 § 3 Abs. 2c). Aufgegriffen wird die Intention von Patienten, aktiver in die Entscheidungen um ihre Versorgung einbezogen zu werden. Als Zielkonzept dient das Konzept »Shared Decision Making« (Thielhorn 2008, Scheibler u. Pfaff 2003). Vor diesem Hintergrund nimmt die Beratung in der Pflege einen immer größeren Stellenwert ein. Die Relevanz des Themas liegt für die Gruppe der berufserfahrenen Pflegenden darin, diese neue Rolle zu besetzen und zu gestalten. Erschwerend wirkt sich aus, dass die Beratung in einem Feld stattfindet, das durch kurze Verweildauer und hohen Entscheidungsdruck gekennzeichnet ist. Um Optionen auch für die nachstationäre Phase anzubahnen, benötigen die Pflegenden einen guten Überblick über die regionalen Versorgungsstrukturen und müssen diese entsprechend des spezifischen Bedarfs bewerten können.

Die Komplexität für den Lernenden liegt darin, in Kenntnis des spezifischen Handlungsfeldes und der vorgestellten Beratungsansätze im Feld Gesundheit, den für den jeweiligen Beratungsanlass geeigneten Beratungsansatz auszuwählen. Vertieft bearbeitet werden in der Einheit vier ausgewählte Beratungsansätze: Der ressourcenorientierte Beratungsansatz lenkt den Blick auf die Potentiale des Patienten und seine eigenen Problemlösungen und folgt dem Ziel, selbstbestimmtes und selbstkontrolliertes Gestalten zu unterstützen und Anforderungen früh zu bearbeiten, um Krisen und deren Folgen für Personen und Systeme zu verhindern bzw. zu bewältigen (Nestmann 2007). Daneben legt der lösungsorientierte Beratungsansatz den Fokus auf die Entwicklung von Lösungsansätzen unter Berücksichtigung verschiedener Perspektiven (Bamberger 2007). Der systemische Beratungsansatz erweitert den Blick auf das Familiensystem, geht also über das klinische Setting hinaus (Satir 2007). Da der normative Auftrag neben der Beratung von zu pflegenden Menschen auch die Beratung der Bezugspersonen in der individuellen Auseinandersetzung mit Gesundheit und Krankheit vorsieht, eignet sich dieser Beratungsansatz, um neben Themen der Patienten selber auch Einflüsse aus dem Umfeld des Betroffenen in den Mittelpunkt der Betrachtung zu rücken (KrPflG 2003 § 3 Abs. c). Der klientenzentrierte Beratungsansatz nach Rogers stellt die Verantwortung des Betroffenen in den Mittelpunkt und korrespondiert damit mit dem Konzept des »Shared Decision Making« (Straumann 2007). Es geht darum, sich selber besser zu verstehen und Regie über das eigene Leben zu gewinnen. Hier gilt es, krisen- oder problemauslösende Bedingungen für Gesundheitsprobleme zu erkennen und sie gegebenenfalls mit der Hilfe anderer verändern zu lernen.

■ **Die Fallbesprechung – Kollegiale Fallbesprechung als Grundlage für ein abgestimmtes Versorgungskonzept**

Das Thema dieser Einheit greift die in der empirischen Erhebung formulierten Reibungsverluste in der Zusammenarbeit zwischen Pflege und Medizin auf. Die Relevanz des Themas ergibt sich aus dem Anspruch des Berufsgesetzes. Hier ist die Zusammenarbeit der beteiligten Disziplinen, z. B. Pflegewissenschaft, Therapiewissenschaften und Medizin, explizit verankert, um die komplexen Probleme der Patienten zu lösen und »multidisziplinäre und berufsübergreifende Lösungen von Gesundheitsproblemen zu entwickeln« (KrPflG 2003 § 3 Abs. 3).

Gleichermaßen wird von den Autoren die gesundheitspolitische Zielsetzung einer interberuflichen Verständigung über ein abgestimmtes Versorgungskonzept thematisiert (SVR 2007). Um eine Verbindung zu schaffen von der gesundheitspolitischen Zielsetzung zu den Handlungserfordernissen im Alltag werden fallbezogen die Diskrepanzen zwischen dem Anspruch an eine interdisziplinäre Verständigung und der beruflichen Realität herausgearbeitet und vor dem Hintergrund der eigenen Berufserfahrung bewertet. Ausgehend von dem pflegerischen Versorgungsschwerpunkt bei dem ausgewählten Fall sind mögliche Schnittstellen zu anderen Gesundheitsberufen bzw. die Schwerpunkte der jeweiligen Disziplinen zu identifizieren. Neben der Perspektive der »health professionals« auf den Fall liegt der weitere Fokus der Betrachtung in der Systemperspektive, da die derzeitige Form der fallbezogenen Krankenhausfinanzierung direkt Einfluss auf die Steuerung des Versorgungsprozesses nimmt. Obwohl die Zuordnung zu einer German Diagnosis Related Group (DRG) den Ressourcenverbrauch der erbrachten stationären Leistungen aller Gesundheitsberufe festlegt, begünstigt die derzeitige Handhabung der DRG-Systematik eine Orientierung an der medizinischen Versorgung und führt stärker zu Abgrenzungsprozessen bis hin zu Verteilungskämpfen zwischen den Gesundheitsberufen.

Dieses Spannungsfeld ist in dem pflegedidaktischen Ansatz nach Greb über die dialektisch angeordneten Begriffspaare Tradition und Emanzipation auf der Ebene des Helfens erfasst (Greb 2010, Deutscher Verein für Pflegewissenschaft 2002). Die Professionen im Gesundheitswesen agieren trotz der gesundheitspolitisch ausgewiesenen Zielsetzung noch immer berufsbezogen. Eine Abstimmung der verschiedenen Zielsysteme von Organisation, Ärzten und Pflegenden im Interesse der Patienten und des Behandlungserfolges bedeutet eine Überwindung tradierter Strukturen und zielt auf eine Konzentration auf den Fall. Die alleinige Steuerung der Fälle unter einer ökonomischen Perspektive wirft ethische Fragen auf, die in der pflegedidaktischen Kategorienanalyse gefasst werden unter dem Begriffspaar Rentabilität und Soziale Gerechtigkeit (Greb 2003). Hier eignet sich die Fallbesprechung als institutionalisierte Form, um diese Fragen aus den verschiedenen Perspektiven der Professionen zu bearbeiten.

Die Einheit ist in dem Kerncurriculum Pflegewissenschaft in den Gegenstandbereich »Nationale und internationale Entwicklungen« einzuordnen und thematisiert ebenfalls die »Pflegerische Versorgung im System« und »Qualitätsentwicklung« hier mit dem Fokus Interdisziplinarität (Hülsken-Giesler et al. 2010, S. 219).

Die Fallbesprechung wird mit dem Ziel, die dialogische Form der interdisziplinären Verständigung zu festigen, eingesetzt und fallbezogen erprobt.

7.3 Erprobung

Die produzierten Micro-Learning-Einheiten lassen sich als »hypermedial strukturierte, umfangreiche Lernmaterialien« (Arnold et al. 2012, S. 163) beschreiben. Bei den Micro-Learning-Einheiten kamen zur medialen Präsentation verschiedene Darstellungsformen zum Einsatz. Texte wurden als Hypertexte angelegt, *als* »nicht-lineare Verknüpfung und Präsentation eines Textes, dessen Elemente durch Hyperlinks miteinander verknüpft« werden (Arnold et al. 2012). Der gesamte Text wurde zudem vertont, so dass bei der Bearbeitung wahlweise auch der Audio-Kanal verwendet werden konnte. Neben diesen Elementen, waren Bilder, Grafiken und Diagramme als gleichsam »visualisierte Argumente« (Arnold et al. 2012, S. 147) Bestandteil der Micro-Learning-Einheiten.

Die Nutzung eines WBT setzt die Verwendung eines Internet-Browsers voraus. In manchen Fällen ist eine Ergänzung mit verschiedenen Plug-ins[1] erforderlich. Die Lerneinheiten wurden in Flexicare 50+ über die zentrale Lernplattform sukzessive bereitgestellt. Nutzen konnten die Teilnehmerinnen die internetgestützten Lerneinheiten sowohl über den Tablet-PC als auch über einen herkömmlichen stationären PC oder ein en Laptop. Der Zugang auf den Tablet-PCs erfolgte mittels App. App steht für Applikation, gemeint sind damit meist Anwendungsprogramme für mobile Endgeräte wie

---

1   Dabei handelt es sich um ein »Computerprogramm, das zusätzlich installiert wird, um die Funktionalität eines anderen Softwareprogramms zu erweitern« (Arnold et al. 2012)

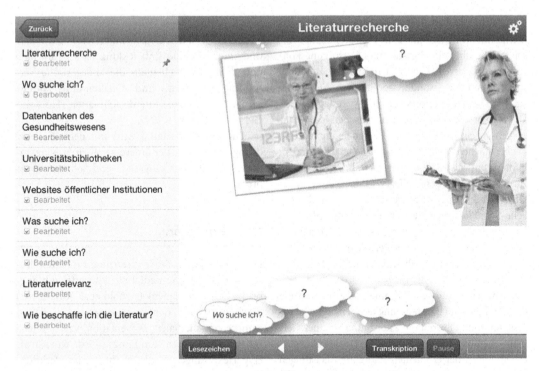

◼ Abb. 7.1   Bedienelemente auf dem Tablet-PC. (Fotos: Fotolia.com © Kaarsten, Fotolia.com © myul)

z. B. Tablets oder Smartphones. Die erforderliche App der TÜV Rheinland Akademie stand für die in Flexicare 50+ verwendete Android-Betriebsumgebung ebenso wie für das Apple-Betriebssystem zur Verfügung. Über die App ist es möglich, die Lerninhalte auch offline zu bearbeiten, der Lernende muss also keineswegs ständig online sein. Nach einmaliger Synchronisation auf das mobile Endgerät kann der Benutzer bequem offline lernen. Beim nächsten Online-Login werden die Lernstände an das Lernmanagementsystem übermittelt und neu hinzugekommene Lerneinheiten automatisch synchronisiert.

Kleine Unterschiede zwischen Tablet-PC und Desktop-PC bei den Lerneinheiten gab es in der Menüführung bedingt durch die unterschiedlichen Bildschirmgrößen und das Fehlen einer Tastatur beim Tablet-PC (Touchscreen).

Die nachfolgende ◼ Abb. 7.1 zeigt exemplarisch die Bedienoberflächen einer Lerneinheit in der mobilen Version für den Tablet-PC.

Während der Einführung in die Nutzung der Micro Learnings standen zunächst technische Fra-

gen im Vordergrund, denn die Voraussetzungen im Umgang mit den digitalen Medien waren bei der Zielgruppe sehr heterogen. Da die tutorielle Betreuung der Teilnehmer ein wesentlicher Erfolgsfaktor für das Gelingen von digital-gestützten Qualifizierungsangeboten ist (Arnold et al. 2012, S. 208), kam ihr im Hinblick auf die Zielgruppe in Flexicare 50+ eine besondere Bedeutung zu. Bei der Bereitstellung der Micro-Learning-Einheiten erstreckte sich die Begleitung von der Handhabung der Tablet-PCs bis hin zur Nutzung der Lernplattform (LMS). Die Einweisungen in Geräte und technische Anwendungen erfolgte für Tutoren zentral und für Teilnehmer am jeweiligen Erprobungsstandort in Präsenzterminen. In zeitlichen Abständen fanden Aktualisierungen statt, die – eingebettet in geplante Präsenzveranstaltungen – auch dazu dienten, neue Anwendungen einzuführen.

Technischer Support wird per Telefon und E-Mail über den gesamten Verlauf von Flexicare 50+ angeboten. Durch eine zunehmende Sicherheit der Teilnehmenden im Umgang mit den mobilen Endgeräten, aber auch durch technische Anpassungen, stehen zunehmend inhaltliche Fragen im Fokus der Begleitung. Viele Fragen können mit fortschreitendem Verlauf von Flexicare 50+ direkt mit den zuständigen Tutoren am Standort geklärt werden.

Literatur

Arnold P, Kilian L, Thillosen A, Zimmer G (2012) Handbuch E-Learning. Bertelsmann, Bielefeld

Arnold R (1983) Pädagogische Professionalisierung betriebliche Bildungsarbeit: explorative Studie zur Ermittlung weiterbildungsrelevanter Deutungsmuster des betrieblichen Bildungspersonals, Frankfurt am Main

Bamberger G (2007) Beratung unter lösungsorientierter Perspektive. In: Sickendiek U, Engel F, Nestmann F (Hrsg.) Das Handbuch der Beratung. Ansätze, Methoden, Felder, Bd. 2. dgvt, Tübingen

Baumgartner P (2013) Educational dimensions of microlearning – towards a taxonomy for microlearning. In: Roth M, Bruck P, Sedlaczek M (Hrsg.) Designing microlearning experiences – building up knowledge in organisations and companies, Innsbruck: Innsbruck University Press, ► http://peter.baumgartner.name/wp-content/uploads/2013/04/Baumgartner_2013_Educational-Dimensions-for-MicroLearning.pdf (Zugriff: 20.01.2014)

Buchem I, Hamelmann H (2010) Microlearning: a strategy for ongoing professional development, in: eLearning Papers, 21. ► http://www.elearningeuropa.info/files/media/media23707.pdf (Zugriff: 19.02.2014)

Bundesgesetzblatt (2003) Gesetz über die Berufe in der Krankenpflege und Änderung anderer Gesetze. KrPflG. Fundstelle: Teil I Nr. 36, ausgegeben in Bonn am 21. Juli 2003

Darmann I (2000) Kommunikative Kompetenz in der Pflege. Ein didaktisches Konzept auf der Basis einer qualitativen Analyse der pflegerischen Kommunikation. Kohlhammer, Stuttgart

Darmann-Finck I. (2010) Eckpunkte einer Interaktionistischen Pflegedidaktik. In: Ertl-Schmuck, R. Fichtmüller F. Theorien und Modelle der Pflegedidaktik. Eine Einführung. Juventa, Weinheim u. München

Deutscher Verein für Pflegewissenschaft (Hrsg.) (2002) Das Originäre der Pflege entdecken, Pflege beschreiben, erfassen, begrenzen. Sonderausgabe Fachtagung. Mabuse, Frankfurt am Main

Dütthorn N, Walther A, Altmeppen S, Arens F, Bohrer A, Brinker-Meyendriesch E, Käding H, Pohl M, Schwarz-Govaers R, Weiling K (2013) Was bietet die Pflegedidaktik? Analyseergebnisse pflegedidaktischer Arbeiten im Überblick. Padua 8, 5:302–310

Ertl-Schmuck R (2010) Subjektorientierte Pflegedidaktik. In: Ertl-Schmuck R, Fichtmüller F (Hrsg.) Theorien und Modelle der Pflegedidaktik. Eine Einführung. Juventa, Weinheim u. München

Fichtmüller F, Walter A (2007) Pflegen lernen – empirische Begriffs- und Theoriebildung zum Wirkgefüge von Lernen und Lehren beruflichen Pflegehandelns. V & R Unipress, Göttingen

Goertz L (2013) Wann was für wen? Wirtschaft + Weiterbildung 05/2013:10–13

Goode W (1972) Professionen und die Gesellschaft. Die Struktur ihrer Beziehungen. In: Luckmann T, Sprondel W (Hrsg.) Berufssoziologie. Kiepenheuer und Witsch, Köln

Greb U (2003) Identitätskritik und Lehrerbildung. Eine hochschuldidaktisches Konzept für die Fachdidaktik Pflege. Mabuse, Frankfurt am Main

Greb U (2010) Die pflegedidaktische Kategorienanalyse. In: Ertl-Schmuck R, Fichtmüller F (Hrsg.) Theorien und Modelle der Pflegedidaktik. Eine Einführung. Juventa, Weinheim

Höhmann U, Müller-Mundt G, Schulz B (1998) Qualität durch Kooperation. Gesundheitsdienste in der Vernetzung. Mabuse, Frankfurt am Main

Hülsken-Giesler M, Brinker-Meyendriesch E, Keogh J, Muths S, Sieger M, Stemmer R, Stöcker G, Walter A (2010) Kerncurriculum Pflegewissenschaft für pflegebezogene Studiengänge – eine Initiative zur Weiterentwicklung der hochschulischen Pflegebildung in Deutschland. Pflege & Gesellschaft 15, 3

Nestmann F (2007) Ressourcenorientierte Beratung. In: Nestmann F, Engel F, Sickendiek U (Hrsg.) Das Handbuch der Beratung. Disziplinen und Zugänge Bd1. Ansätze Methoden Felder Bd. 2. Tübingen

Olbrich C (2010) Pflegekompetenz, 2. Aufl. Huber, Bern

Robes J (2009) Microlearning und Microtraining. Flexible Kurzformate in der Weiterbildung, in: Hohenstein A, Wilbers K (Hrsg.) Handbuch E-Learning – Expertenwissen aus Wissenschaft und Praxis. Deutscher Wirtschaftsdienst, Köln

Satir V (2007) Das Satir-Modell. Familientherapie und ihre Erweiterung. Junfermann, Paderborn

Scheibler F, Pfaff H (Hrsg.) (2003) Shared Decision Making. Der Patient als Partner im medizinischen Entscheidungsprozess. Beltz Juventa, Weinheim. S. 19

Schnotz W, Horz H (2011) Online-Lernen mit Texten und Bildern. In: Klimsa P, Issing LJ (Hrsg.) Online-Lernen. Handbuch für Wissenschaft und Praxis, 2. Aufl.. Oldenbourg, München

Schulz-Zander R, Tulodziecki G (2011) Pädagogische Grundlagen für das Online-Lernen. In: Klimsa P, Issing L (Hrsg.) Online-Lernen. Handbuch für Wissenschaft und Praxis, 2. Aufl. Oldenbourg, München

Sieger M (2005) Pflege im Spannungsfeld von Wissenschaftlichkeit und Beruflichkeit, in: Schneider K, Brinker-Meyendriesch E, Schneider A (Hrsg.) Pflegepädagogik. Für Studium und Praxis. Springer, Berlin

Sieger M (2010) Transformationen in der Krankenpflege nach 1945 – zwischen Professionalisierung und Deprofessionalisierung. In: Kaiser J-Ch, Scheepers R (Hrsg.) Dienerinnen des Herrn – Beiträge der Weiblichen Diakonie im

19. und 20. Jahrhundert. Evangelische Verlagsanstalt, Leipzig

Straumann U (2007) Klientenzentrierte Beratung. In: Nestmann F, Engel F, Sickendiek U (Hrsg.) Das Handbuch der Beratung. Disziplinen und Zugänge Bd1. Ansätze Methoden Felder Bd. 2. dgvt, Tübingen

Sachverständigenrat (2007) Gutachten des Sachverständigenrates zur Begutachtung der Entwicklung im Gesundheitswesen: Kooperation und Verantwortung. Voraussetzungen einer zielorientierten Gesundheitsversorgung. Nomos, Baden-Baden

Thielhorn U (2008) Shared decision-making. Entscheidungserleben von Patienten im Verlauf einer Krebserkrankung. Dissertation, Universität Bielefeld

Walter A (2013) Curriculumentwicklung in der Pflegeausbildung. In: Ertl-Schmuck R, Greb U (Hrsg.) Pflegedidaktische Handlungsfelder. Juventa, Weinheim

7

Lernszenario Blended Learning

A. Rustemeier-Holtwick, A. Wolpert, R. Lewe, D. Hindenburg, G. Surberg-Finke, U. Bald, G. Buck

M. Sieger et al. (Hrsg.), *Digital lernen – evidenzbasiert pflegen*,
DOI 10.1007/978-3-662-44298-2_8, © Springer-Verlag Berlin Heidelberg 2015

8.1   Begriffsklärung

Blended Learning wird begrifflich gefasst als eine Kombination aus Präsenzphasen und E-Learning-Phasen (Kopp u. Mandl 2011, Schulz-Zander u. Tulodziecki 2011, Baumgartner 2010). Blended Learning kombiniert damit »die sozialen Aspekte des gemeinsamen Lernens mit der Effektivität und Flexibilität von elektronischen Lernformen« (Kopp u. Mandl 2011 in Klimsa u. Issing, S. 141). Ein didaktisches Konzept bietet den Rahmen für die methodische und mediale Aufbereitung.

Neben den Präsenzveranstaltungen werden die Lernprozesse digital über eine Lernplattform gesteuert und begleitet. Die Lernplattform ist die Basis und zentrale Ausgangsstation für unterschiedliche Lerngelegenheiten, wie das Dokumentieren des eigenen Lernprozesses und der gruppenbezogenen Arbeits- und Rechercheergebnisse. Der virtuelle Seminarraum, Virtual Classroom (VC), bietet die Möglichkeit, Gruppenarbeitsphasen und Präsenzunterricht ins Internet zu verlagern, um unter Zuhilfenahme dieser Medien mit mehreren Teilnehmern zugleich lernen zu können (Goertz 2013).

8.2   Didaktisches und organisatorisches Konzept

In diesem Lernformat ist es das Ziel, durch den Dialog zwischen Berufserfahrung und Wissenschaft eine reflektierte Pflegepraxis zu entwickeln (Barre 2014). Um das Ziel zu erreichen, wird die Methode »Evidence Based Nursing« (EBN) ausgewählt, weil sie sich besonders gut eignet, um Struktur und Systematik wissenschaftlicher Erkenntnisse in die Diskussion mit den Anforderungen des Arbeitsalltags zu stellen (Behrens u. Langer 2006).

Diese methodischen Schritte von EBN durchdringen übergeordnet die didaktischen und organisatorischen Implikationen und verweisen damit indirekt auf naheliegende didaktische Ansätze zur Begründung und Strukturierung der Lerneinheit. Denn der Methode EBN ist immanent, die Fragestellungen fallbezogen aus dem unmittelbaren Arbeitskontext zu gewinnen. Hierzu wird in der Gegenüberstellung der pflegefachlichen Perspektive und der Patientensicht der fachliche Befund, das prioritäre Pflegeproblem, bestimmt. Die Methode sieht außerdem vor, dass die Beantwortung der Fragestellung sowohl entsprechend dem aktuellen Stand der Wissenschaft als auch vor dem Hintergrund des Erfahrungswissens der Pflegenden erfolgt. Das Ergebnis dieses Diskurses mündet in Handlungsoptionen, die in dem Arbeitsbündnis Pflegende – Patienten diskutiert werden und in einen Handlungsplan münden. Vor diesem Hintergrund unterstützt die Methode EBN das übergeordnete didaktische Grundprinzip, die Lerngegenstände aus dem unmittelbaren Arbeitsprozess zu generieren und auch dorthin – im Schritt der Erprobung – wieder zurückzuführen.

Das didaktische Konzept ist zurückzuführen auf den didaktischen Ansatz des Lernens im Prozess der Arbeit (Dehnbostel 2007). Die hohe Wirksamkeit dieses Ansatzes resultiert aus der Vernetzung des Lernprozesses mit dem Arbeitskontext, da durch den Ernstcharakter der Arbeit Berufserfahrung, Motivation und soziale Bezüge angesprochen werden (ebd., S. 44). Allerdings sind durch das ausgewiesene Vorgehen aber auch gleichermaßen die Schwierigkeiten auf dem Tisch, die sich ergeben, wenn Handlungspraxis und wissenschaftliche Erkenntnisse aufeinanderstoßen. Die Arbeitsroutinen und die darin gefundene Handlungssicherheit der Pflegenden werden durch den Lernprozess erschüttert und die Formen und Voraussetzungen für fachliche Entscheidungen angefragt. Hier gilt es, die Spannung auszuhalten, zwar über Wissen zu verfügen, auch im pflegerischen Alltag im Sinne von Benner intuitiv zu erahnen, was der Patient braucht, aber für die konkrete Fragestellung noch keine Antworten – im Sinne eines wissenschaftlich fundierten Belegs – zur Verfügung zu haben (Benner 1994). Diese Spannungen und Verunsicherungen werden aktiv aufgegriffen und bearbeitet.

Für die Einordnung dieser Prozesse wird zurückgegriffen auf die pflegedidaktische Kategorialanalyse, da diese Fachdidaktik die objektiv vorhandenen Widersprüche in der Pflege über dialektisch angeordnete Begriffe in einem Strukturgitter erfasst (Greb 2003). Ausgehend von dem Begriffspaar »Tradition und Emanzipation« ist die Relevanz, aber auch die Widersprüchlichkeit zwischen diesen verschiedenen Wertorientierungen pflegerischen Wissens sowie das pflegerische Handeln zwischen

Tradition und Emanzipation zu reflektieren und sich vor dem Hintergrund der Professionsentwicklungen zu positionieren.

Gelernt werden muss demzufolge:

Prioritär die eigene Berufserfahrung wertzuschätzen Im didaktischen Konzept ist dafür ein eigener Raum vorgesehen, damit die Berufserfahrung reflektiert und versprachlicht werden kann.

Systematisch nach den Antworten im Sinne einer externen Evidenz zu suchen Hier liegt der Reiz durch die Nutzung der Tablet PC, das Wissen komfortabler, variantenreicher und spielerischer finden zu können.

Sich von den alten und vertrauten Referenzsystemen zu lösen Das didaktische Konzept weist diesem Schritt eine hohe Bedeutung zu, führt doch die Unterscheidung zwischen wissenschaftlicher und nicht-wissenschaftlicher Literatur zu Anfragen an alte Referenzsysteme. Da die Handlungsanweisungen in der Pflegepraxis in der Regel auf diesen Referenzsystemen beruhen, führt dieser Bearbeitungsschritt zunächst zu einer Verunsicherung des Lernenden.

Die durch Forschung und wissenschaftliche Überlegungen gewonnenen pflegerischen Erkenntnisse wertzuschätzen Durch die Sozialisation der Pflege wurde der Blick traditionell eher auf die medizinischen Belege gerichtet, so dass es einen gravierenden Erkenntnisschritt bedeutet, die pflegewissenschaftlichen Studien für die Beantwortung der Fragestellungen heranziehen zu können. Hier sieht das didaktische Konzept den Zugang zu relevanten pflegewissenschaftlichen Datenbanken vor.

Die Ergebnisse der Pflegewissenschaft in den Dialog mit der Berufserfahrung zu bringen Das didaktische Konzept sieht vor, die Ergebnisse der externen Evidenz mit der internen Evidenz zu diskutieren. Dabei gilt es Übereinstimmungen, Differenzierungen und Differenzen zwischen beiden Formen der Evidenz dezidiert herauszuarbeiten. Die Bearbeitung der wissenschaftlichen Befunde kann einerseits auf Berufserfahrung basierendes Handeln durch den Beleg absichern und damit zu

einer Stärkung der internen Evidenz führen. Andererseits kann die Bearbeitung wissenschaftlicher Befunde zu differenzierteren Betrachtungen der Problemlagen führen und darüber neue Handlungsoptionen eröffnen.

Im Folgenden wird das didaktische Konzept entlang der Schritte der EBN-Methode strukturiert: Ausgehend von einer Klärung der Ziele der Patienten über die Aktualisierung der pflegerischen Expertise sowie den Befunden der Fachkräfte führen in Abstimmung mit den Patienten zu einer Zielklärung und zur Formulierung der Fragestellung an die Wissenschaft. Entsprechend der Fragestellung erfolgt die Literaturrecherche, eine methodengelenkte kritische Beurteilung der Ergebnisse, das Schmieden eines Arbeitsbündnisses zwischen Pflegekraft und Patient über die geplanten Interventionen, deren Erprobung sowie eine entsprechende Überprüfung des Erfolgs.

- **Klären der Ziele der Patienten**

Dieser erste Schritt ist dem Postulat der Patientenorientierung in der Gesundheitsversorgung verpflichtet, in dem Ziele und Vorstellungen der Pflegebedürftigen zum Umgang mit seinen Einschränkungen, zu seinen Vorstellungen von Gesundung bzw. das Leben mit Einschränkungen zu meistern, eruiert werden (SVR 2000/2001, Thielhorn 2008). Das pflegerische und auch gesundheitspolitische Ziel der Patientenorientierung geht von der Kompetenz des Patienten aus, der sich als Experte seiner Erkrankung aktiv mit sich, seiner Krankheit und den Institutionen des Gesundheitswesens auseinandersetzt (Käppeli 2008). Ein solch mündiger Patient übernimmt zunehmend Verantwortung für seine eigene Lebenssituation (Schaeffer 2001). Auf der Ebene der Beziehungsgestaltung zwischen Patienten und Pflegende begegnen sich die Akteure als prinzipiell gleichberechtigte Partner (Bräutigam 2002). Vor diesem Hintergrund eröffnet der professionelle Dialog dem Patienten die Chance, seine spezifische Perspektive auf die Gesundheitsprobleme und ihre Auswirkungen darzulegen. Das Erfassen der Wechselwirkungen zwischen diesen Faktoren ist deshalb relevant, weil sich diese bei jedem Menschen mit seinen spezifischen Bedingungen und individuellen Lebenskontexten unterscheiden. Erst in der Gegenüberstellung der Patientensicht und der pflegefachlichen Perspektive ist der fachliche Befund, das prioritäre Pflegeproblem, zu bestimmen (Sieger et al. 2010 a).

Um eine solche professionelle Beziehungsaufnahme einzuleiten und zu gestalten, wird didaktisch ein pflegerisches Interaktionsmodell hinterlegt (ebd. 2010 a). Dieses Interaktionsmodell kann als Begriffsrahmen und Reflexionsfolie von den Pflegenden genutzt werden. Es weist den Prozess der Verständigung zwischen Patient und Pflegendem als reflexiven Prozess aus, der alle Schritte des Pflegeprozesses durchzieht. »Wesentliche Merkmale einer verständigungsorientierten Pflege sind durch ein Wechselspiel von Nähe und distanzierter Reflexion sowie Deuten und Verstehen der Patientensituation gekennzeichnet« (Sieger et al. 2010 b, S. 264). Demgegenüber sind die Prozesse der professionellen Perspektive durch ein kommunikatives Handlungskonzept, wissenschaftsbasiertes Regel- und Erfahrungswissen, wie auch Realitäts- und Identitätsarbeit gemeinsam mit dem Patienten gekennzeichnet. Die subjektorientierte Pflegedidaktik und die interaktionistische Pflegedidaktik begegnen sich in dem verständigungsorientierten Dialog zwischen Patient und Pflegenden, dem beide Ansätze eine hohe Bedeutung zuweisen (Ertl-Schmuck 2010, Darmann-Finck 2010). Als didaktische Konsequenz verweist Darmann-Finck auf die Relevanz des fallbezogenen Lernens (2010, 2009).

- **Entwicklung und Stärkung der Fachkompetenz der Pflegenden**

Dieser Schritt erfolgt in zwei Abschnitten, beginnend mit der Aktualisierung und Ordnung der Berufserfahrung sowie der Nutzung der externen Evidenz durch Erschließen pflegewissenschaftlicher Literatur. Das didaktische Vorgehen in diesen beiden Abschnitten begründet sich durch die Zielgruppe, die mit ihrer umfangreichen Berufserfahrung ein Potential mitbringt, als exzellente Voraussetzung für eine kritische Haltung gegenüber den Forschungsergebnissen, die aber gleichzeitig auch die Neugier mitbringt, etwas Neues kennenzulernen. Vor dem Hintergrund dieses Potentials erfolgt die Annäherung an die Wissenschaft. Somit

erscheint es für den Lernenden bedeutsam, dass »Erfahrungswissen, Einstellung und Haltungen sowie der Kontext (…) mindestens so schwer wiegen wie neue Informationen oder neue Forschungsergebnisse« (Festinger 1985 zit. in Roes et al. 2013, S. 200). Durch das systematische Vorgehen und die Versprachlichung der internen Evidenz als Wert in einem »Wissenschaftssystem«, wird eine Brücke in das Gebäude der Pflegewissenschaft gebaut.

Auf diesen so vorbereiteten Wegen werden der Gebrauch und die Nutzung externer Evidenz erschlossen. Hier werden die Pflegenden mit einem wissenschaftlichen System des Denkens konfrontiert, welches den Pflegenden eine völlig neue Dimension des pflegerischen Handelns eröffnet, aber auch durch eine hohe Komplexität gekennzeichnet ist. Vor diesem Hintergrund bietet ein striktes Verfahren den Teilnehmenden Orientierung und methodische Sicherheit: Ausgehend von der Fragestellung erfolgt die Suche nach wissenschaftlicher Literatur zunächst in deutschsprachigen Datenbanken. Sind die Fragen über diesen Weg nicht zu beantworten, erfolgt die Recherche englischsprachiger Literatur in zugänglichen Datenbanken, wie CINAHL, DIMDI und PubMed. Da wir von heterogenen Bildungsvoraussetzungen auszugehen haben, was die Fremdsprachenkenntnisse betrifft, werden die Teilnehmer durch Übersetzungsprogramme unterstützt sowie die Übersetzung der Texte in den Präsenzen begleitet.

- **Methodengelenkte kritische Beurteilung der Ergebnisse**

Die Bewertung der Literatur erfolgt anhand einer wissenschaftlich standardisierten Methode. Die wissenschaftliche Brauchbarkeit der aufgefundenen Literatur ist kriteriengelenkt zu beurteilen. Vorgesehen ist, die Abstracts ausgewählter Artikel in einem ersten Schritt dahingehend zu bewerten, inwieweit die Erkenntnisse eine Relevanz für die eigene Fragestellung besitzen. Erst wenn diese Frage in Anteilen positiv beantwortet werden kann, werden ausgewählte Artikel systematisch bearbeitet.

Die Ergebnisse der externen Evidenz werden mit der internen Evidenz diskutiert und münden in einen Plan für das pflegerische Handeln, in dem die einzelnen pflegerischen Interventionen durch wissenschaftliche Belege oder Erfahrungswissen begründet werden.

- **Arbeitsbündnis zwischen Pflegekraft und Patient über die geplanten Interventionen und deren Erprobung**

Alle im Vorfeld bearbeiteten methodischen Schritte münden nun in das Arbeitsbündnis zwischen Patient und Pflegender. Ziel ist es, eine Entscheidung unter Abwägung aller Perspektiven zu treffen: der Betroffenensicht, der Expertise der Pflegenden, Ergebnissen der Pflegeforschung und der Umweltbedingungen, wie beispielsweise die Rahmenbedingungen der Institution, aber auch des Lebenskontextes (Behrens u. Langner 2006). Hierzu sieht das didaktische Konzept ein Gespräch mit dem Patienten zu seinen individuellen Präferenzen vor, in die die pflegerischen Entscheidungen einzubetten sind (Smoliner et al. 2009, Thielhorn 2008, Barre 2014). Die Gesprächsergebnisse werden eingeordnet in die Erkenntnisse aus der internen und externen Evidenz, das Handlungskonzept ist mit dem Patienten auszuhandeln (Behrens u. Langner 2006). Die anschließende Erprobung erfolgt auf der Basis dieses abgestimmten Handlungsplans.

- **Überprüfung des Erfolgs**

Der Einsatz der Interventionen wird systematisch mit allen am Pflegeprozess beteiligten Pflegenden evaluiert. Eine Fallbesprechung für Pflegende erweist sich hier als Methode der Wahl, um in die Evaluation vielfältige Perspektiven und darüber kritisches Denken einzuüben (Müller-Staub u. Stuker-Studer 2006, Kaden et al. 2012, Rimmasch 2003). Ziel ist es, sich in einem kollegialen Rahmen den Einsatz der evidenzbasierten Interventionen vor dem Hintergrund der Auswirkungen auf den Gesundheitszustand und des Nutzens für den Patienten zu bewerten, aber auch einflussnehmende

Faktoren zu reflektieren und Konsequenzen für die weitere Versorgung gemeinsam abzuleiten. Die Fallbesprechung zielt darüber hinaus auf eine Verbreiterung des durch die einzelnen Projektteilnehmer gewonnenen Wissens und einer Methodenkompetenz in evidenzbasiertem Handeln.

Zu Beginn werden von allen Kollegen die unterschiedlichen Perspektiven auf den Fall dargelegt. Die Pflegesituationen mit den Pflegeproblemen werden aktualisiert und analysiert, die Wirksamkeit der eingesetzten evidenzbasierten Pflegeinterventionen wird bewertet, es findet ein Austausch über Ursachen und die zugrunde liegenden Begründungen statt. Darüber hinaus erfolgt eine Verständigung über die weitere Interventionsplanung, aber auch über generelle Handlungskonzepte bei weiteren Patienten mit einem ähnlichen Pflegeproblem. Das patientenbezogene Vorgehen und direkte Erleben des Erfolges fördert bei den Kollegen einen Zugang zum EBN-Modell, zudem wird der Umgang mit unterschiedlichen Formen des Wissens reflektiert. Die Fallbesprechung bietet einen geschützten, kollegialen Rahmen, um – ausgehend von der konkreten Patientensituation und dem erweiterten Handlungsrahmen – über Fragen zu pflegerischen Entwicklungen sowie zu Möglichkeiten und Schwierigkeiten der Antizipation ins Gespräch zu kommen.

8.3 Erprobung

Die nun folgenden vier Praxisbeispiele sind alle entsprechend der Systematik der EBN-Methode bearbeitet. Dennoch setzt jedes einzelne Fallbeispiel individuelle Akzente, was die Sicht auf den Fall, was die inhaltliche Akzentuierung und auch was die Form der methodischen Bearbeitung betrifft. Darüber hinaus geben diese Beispiele aus dem jeweiligen spezifischen beruflichen Kontext einen Einblick in die Breite der Handlungsfelder und der Problematiken, mit denen sich die Pflegenden heute beschäftigen (◘ Abb. 8.1).

Evidence Based Nursing (EBN)

Das Pflegeproblem
Die Perspektive des Patienten

Fachwissen und
Erfahrung der
Pflegenden

Externe
Evidence

Prozessschritte

Erprobung

Evaluation

◻ Abb. 8.1   Handlungsfelder Evidence based Nursing (EBN)

8.3.1   Praxisbeispiele

Beispiel 1
R. Lewe

Wie wirkt sich das »Pucken« auf das Verhalten eines frühgeborenen/neugeborenen Kindes im Drogenentzug aus?

▪ Der Fall

Bei diesem Patienten handelt es sich um einen zwei Wochen alten dystrophen männlichen Säugling, mit der medizinischen Diagnose des neonatalen Abstinenzsyndroms. In der Anamnese wird ein reifes Neugeborenes mit einem Geburtsgewicht von 2450 g beschrieben. Aufgrund grünen Fruchtwassers wurde eine Sectio caesarea (Kaiserschnitt) durchgeführt. Die Mutter konsumierte während der Schwangerschaft Methadon und rauchte täglich 40 Zigaretten. Ab dem zweiten Lebenstag zeigt das Kind Entzugssymptomatiken, die ab dem fünften Lebenstag mit Morphin therapiert werden.

Die soziale Anamnese ergibt, dass die Mutter 30 Jahre alt ist, es sich um ihre erste Schwangerschaft und somit um ihr erstes Kind handelt. Sie wird durch das Jugendamt betreut und ist mit dessen Betreuung einverstanden. Tagsüber ist sie stundenweise beim Kind. Sie wirkt in der Versorgung des Säuglings unsicher, ist aber sehr interessiert an ihrem Kind. Der Vater des Kindes, mit dem die Mutter zusammenlebt, ist berufstätig und kommt regelmäßig zu Besuch.

Aktuell ist zu beobachten, dass das Kind eine gesteigerte Unruhe, in Form von schrillem Schreien zeigt, dabei lässt es sich durch den Schnuller und auf dem Arm tragend nur kurzfristig beruhigen. Die gesteigerte Unruhe zeigt sich in Form eines schrillen, manchmal von den Pflegenden als »hysterisch« bezeichneten, exzessiven Schreiens. In den langanhaltenden Schreiphasen können fahrige, hektische Bewegungen der Extremitäten, bis hin zur Zittrigkeit, beobachtet werden. Die Bewegungen der Arme wirken, als suche das Kind nach Halt. Die Mimik erscheint angestrengt, einhergehend mit Stirnrunzeln und Zusammenkneifen der Augen.

In den kurzen Schlafphasen zeigt dieser kleine Patient oftmals eine Schreckhaftigkeit, in Form von Zuckungen der Extremitäten, die durch auditive oder visuelle Reize von außen verstärkt werden. Ein kräftiges Saugen am Beruhigungssauger oder der Faust, trotz Befriedigung des Hungergefühls, wird beobachtet. Es wirkt so, als möchte sich das Baby in seiner Entzugssymptomatik mit diesen Verhaltensweisen selbst zur Ruhe bringen. Das Kind zeigt einen gestörten Schlaf- und Wachrhythmus. Es trinkt, bedingt durch die Unruhe, seine Nahrung nicht vollständig und wird derzeit noch teilsondiert ernährt.

- **Pflegeproblem**

Vor diesem Hintergrund hat die Verfasserin die gesteigerte Unruhe des vorgestellten Falls als prioritäres Pflegeproblem bestimmt.

- **Fachwissen und Erfahrungen der Pflegenden**

Die gesteigerte Unruhe des Kindes wird aus medizinischer Sicht durch den perinatalen Konsum der Mutter von Drogen oder Drogenersatzstoffen, wie in dem konkreten Fall durch Methadon, hervorgerufen. Das Kind leidet postnatal an einem Entzugssyndrom. Aus der pflegerischen Perspektive verliert es durch den Entzug sein inneres Gleichgewicht. Sowohl die unkontrollierten Bewegungen der Extremitäten als auch eine angestrengte Mimik weisen auf eine Steigerung seiner Motorik hin. Doch trotz aller Bemühungen findet der Säugling häufig nicht von allein zu seiner Mitte und kommt nicht zur Ruhe, lang anhaltende Schreiphasen sind die Folge.

Für die Bearbeitung des Pflegeproblems ist sehr relevant, dass der Säugling in seinem selbstregulierenden Verhalten Unterstützung benötigt.

Nicht immer ist die gesteigerte Unruhe im Drogenentzug an konkrete Situationen gebunden. Im konkreten Patientenfall wird die Schreckhaftigkeit durch starke auditive oder visuelle Reize verstärkt. Ebenso sind flüchtige Berührungskontakte, also die Art des Handlings, wechselnde Bezugspersonen, erschwerte Eltern/Kind-Bindung und invasive Eingriffe wie z. B. Blutentnahmen hier zu nennen.

Zu beobachten ist, dass die Körpergrenzerfahrungen, die dem Kind angeboten werden, sich sehr hilfreich und unterstützend auf die Bearbeitung des Pflegeproblems auswirken. Sehr eindrücklich ist, dass das Kind besonders bei sehr engem Körperkontakt und enger Körpergrenzerfahrung, wie z. B. auf dem Arm oder in einem Tragetuch getragen, beim »Känguruhen« und besonders, wenn es zusätzlich noch in eine Decke gewickelt wurde, besser zur Ruhe kommt. Diese Erfahrungen können auch bei ähnlichen Patientenfällen mit starker Unruhe beobachtet werden. Die Babys haben weniger Schreiphasen, sie beruhigen sich schneller, der Tremor reduziert sich. In diesem Fall können die exzessiven langanhaltenden Schreiphasen zumindest kurzfristig reduziert werden. Dabei entspannt sich die Mimik, der Tonus reduziert sich, die Bewegungen werden fließender. Der enge Körperkontakt in Form einer umschließenden Haltung und das Umwickeln mit einer Decke, wirken sich am positivsten auf die Unruhe aus, alle anderen Maßnahmen sind unterstützend wirksam.

Das Umwickeln des Säuglings mit einem Tuch, auch als Pucken bezeichnet, wird gelegentlich bei sehr unruhigen Säuglingen von einigen Mitarbeitern auf der Station durchgeführt. Die Mitarbeiter machen immer wieder die Erfahrung, dass die Kinder im gepuckten Zustand längere Schlafphasen haben und sich schneller und nachhaltiger beruhigen lassen. Andere Kollegen stehen dem Pucken kritisch gegenüber, da sie das Umwickeln eher als Einengung betrachten und dadurch eine erhöhte SIDS-Gefahr (engl. »sudden infant death syndrome«, auch plötzlicher Kindstod) für die Kinder sehen. Sie beobachten zwar die beruhigende Wirkung an den Kindern, sind aber nicht überzeugt, dass Pucken diese Wirkung erzielt und würden diese Intervention aus eben genannten Gründen nicht anwenden. Das führt dazu, dass diese Intervention nur sporadisch durchgeführt wird. Alle Kolleginnen sind aber dennoch sehr interessiert an diesem Thema und offen für neue Erkenntnisse.

- **Fragestellung**

Wie wirkt sich das Pucken auf das Verhalten eines frühgeborenen/neugeborenen Kindes im Drogenentzug aus?

- **Literaturbearbeitung,**
  Schlagworte/Recherche, Diskussion und
  Entscheidung

Pucken – Drogenentzug – stramm wickeln – Selbstregulation + Neugeborenes – swaddling – drug abuse – self regulation.

Um die Relevanz der Literatur zu überprüfen wurden die Abstracts systematisch bearbeitet. Dabei hat sich eine englischsprachige Studienanalyse von van Sleuwen et al. (2007) als sehr relevant für die Bearbeitung der Fragestellung erwiesen. Zahlreiche Artikel, die sich mit dem Thema Pucken beschäftigt haben, wurden in diesem Review systematisch zusammengefasst und ausgewertet, mit dem Ziel, die Vor- und Nachteile der Intervention Pucken zu evaluieren. Die elektronische Suche für dieses Review erfolgte, laut van Sleuwen et al. (2007), in PubMed (1996 bis Februar 2007), PsycINFO (1887 bis Februar 2007), Embase (1974 bis Februar 2007), Cochrane library (2007 H. 1), Blackwell Synergy (1990 bis Februar 2007). Aus diesen Artikeln wurden für diese Fallarbeit mehrere Studien ausgewählt, die für die Bearbeitung des Pflegeproblems relevant erschienen.

Im bearbeiteten »Systematic Review« wurde die Bewertung der Studien thematisch unterteilt und zwar in Bezug auf die Wirkung des Puckens auf Schreien (vier Artikel), Schlafzustand und Erregbarkeit (neun Artikel), Schmerz (vier Artikel), mo-torischer Entwicklung (sechs Artikel), Körpertemperatur (acht Artikel), Risiko von SIDS (zwölf Artikel), Hüftdysplasie (14 Artikel), Risiko von akuten Atemwegsinfektionen (fünf Artikel), Rachitis und Knocheneigenschaft (ein Artikel), Stillen und postnataler Gewichtsverlust (ein Artikel) und Beginn und Dauer des Puckens (fünf Artikel). Die Wirksamkeitsbezüge waren für die Fragestellung besonders relevant, da die Wirksamkeit des Puckens an Verhaltenskriterien der Kinder gemessen wurde. Zu diesen Studien gab es neun randomisierte kontrollierte Studien (RCT). Diese RCT wurden in einer Tabelle mit sehr genauen Angaben über das Studiendesign zusammengefasst (van Sleuwen et al. 2007). Dadurch erhielten sie in dieser Form eine hohe Aussagekraft. Die anderen Studien wurden in der Evaluation des Systematic Reviews (vgl. van Sleuwen et al. 2007), als beschreibend, nicht randomisiert, unkontrolliert oder vergleichend bewertet.

Insgesamt gibt es viele Studienergebnisse, die die interne Evidenz zum Thema Pucken bestätigen. Alle genannten RCT-Studien beziehen sich auf die Wirksamkeit des Puckens im Hinblick auf das Verhalten des früh- und neugeborenen Kindes. Auch wenn sich die Studien nicht direkt auf die Patientengruppe der Kinder im Entzug beziehen, können die Ergebnisse doch gut auf drogenabhängige Kinder übertragen werden. Denn auch hier geht es um Kinder mit starker Unruhe. Wenngleich in den meisten Studien nur eine kleine Patientengruppe beobachtet wurde, gab es doch sehr viele Studien mit ähnlichen Ergebnissen, die Tendenzen zeigten, dass Pucken zu einem ruhigeren Schlaf führt und die Schreiphasen reduzieren kann. Unter diesem Aspekt scheint Pucken eine geeignete Pflegeintervention für die Patientengruppe der Säuglinge im Drogenentzug darzustellen, die nun erprobt werden soll.

- **Handlungsplan**

Die Kinder werden immer in Rückenlage gepuckt, dabei wird der Kopf frei gehalten. Sobald sich die Säuglinge von allein auf den Bauch drehen können, darf das Pucken nicht mehr durchgeführt werden. Da es Säuglinge gibt, die sich schon früh drehen können, wird längstens bis zur Mitte des dritten Lebensmonats gepuckt. Für die Patientengruppe der Säuglinge mit Drogenabusus ist das Pucken erfahrungsgemäß höchstens in den ersten vier Lebenswochen angezeigt, da sich die meisten Kinder danach adaptiert haben. Zudem wird das Pucken in der Schreiphase durchgeführt und sobald die Kinder sich beruhigt haben und in die Tiefschlafphase gekommen sind, werden die Puck-Hilfen wieder gelöst. Dieser Prozess wird per Monitor überwacht. Mit diesen Erkenntnissen begann die Erprobungsphase.

■ **Erprobung: Der Fall**

Das Kind wurde mit einem Pucksack gepuckt. In diesem Zustand nutzte es immer wieder die Möglichkeit, an seinen Fingern zu saugen. In der ersten Pucksequenz, während eines Spätdienstes, schlief der Säugling nach einer exzessiven Schreiphase für eine Stunde ein, eine weitere Pucksequenz erfolgte erst wieder im nächsten Frühdienst. An diesem Morgen war das Kind sehr unruhig und erhielt viele kleine Mahlzeiten. In der Unruhe wurde es immer wieder gepuckt, dabei beruhigte es sich und schlief oft auf dem Arm haltend für eine halbe Stunde ein. Einmal wurde es durch Störungen von außen wieder geweckt. Im weiteren Verlauf wurden die Schlafphasen immer länger. Im nächsten Spätdienst konnten bis zu zwei Stunden dokumentiert werden. Im Nachtdienst konnte eine Schlafdauer von dreieinhalb bis fünf Stunden beobachtet werden. Da alle Mitarbeiter involviert waren, wurde das Neugeborene sehr konsequent immer in den Schreiphasen gepuckt, dabei wurde darauf geachtet, dass nach ca. 30 Minuten die Puck-Hilfe wieder gelöst wurde. Auch in diesem Patientenfall konnte beobachtet werden, dass Arme und Beine immer wieder gegen den Pucksack bewegt und zurück zur Mitte geführt wurden. Diese Bewegungen wurden sowohl in der Einschlafphase als auch während des Schlafes beobachtet. Zwischendurch hatte der Säugling weiterhin exzessive Schreiphasen, die aber im Verlauf weniger wurden. Immer wieder wurde in der Visite darüber diskutiert, ob das Kind eine Morphintherapie erhalten sollte. Nachdem diese Vorgehensweise bis zu Entlassung über acht Tage durchgeführt wurde, konnte das Kind nach einem stationären Aufenthalt von insgesamt 19 Tagen ohne Morphin entlassen werden.

■ **Fazit**

Beide Säuglinge bewegten im gepuckten Zustand, sowohl in der Einschlafphase als aber auch im Schlaf, Arme und Beine immer wieder gegen die Puck-Hilfe, ohne dabei wach zu werden. In der Fallbesprechung wurde diskutiert, ob dieses Verhalten ein Ausdruck dafür sein könnte, dass das Kind auf der Suche nach seinen eigenen Körpergrenzen bzw. nach seiner eigenen Mitte ist. Es wirkte, als ob es sich beruhigt zurückziehen konnte, nachdem es seine Grenzen durch das Pucktuch spüren konnte. Die Vermutung, dass Pucken das selbstregulierende Verhalten unterstützt, verstärkte sich durch diese Beobachtungen und wurde durch die Studienergebnisse von Neu und Browne (1997), die in van Sleuwen et al. (2007) zitiert und hinsichtlich der Selbstregulation schon beschrieben wurden, bekräftigt.

Beim zweiten Fall konnten die exzessiven Schreiphasen durch Pucken reduziert und die Schlafphasen gesteigert werden. Die Studien bestätigen diese Beobachtungen. Durch die gesteigerten Schlafphasen, die sich insbesondere in der Nacht deutlich verlängerten, wurde eine positive Wirkung auf den Schlaf- und Wachrhythmus des Kindes beobachtet. Am eindrücklichsten aber war, dass der Säugling kein Morphin benötigte. In diesem Zusammenhang wurde in der Fallbesprechung diskutiert, ob Pucken Auswirkungen auf die Morphingabe haben könnte, denn in diesem Patientenfall konnte diese positive Auswirkung beobachtet werden. Es ist anzunehmen, dass auch die konsequente Durchführung der Pflegeintervention Pucken durch alle Mitarbeiter dazu beigetragen hat, dass das Kind ohne Morphin-Therapie entlassen werden konnte.

■ **Reflexion**

Die systematische Vorgehensweise entlang der Arbeitsschritte der EBN-Methode macht die Integration von eigenen pflegerischen Erfahrungen/Beobachtungen und wissenschaftlichen Belegen möglich. In diesem Fall konnte die eigene fachliche Kompetenz dadurch erweitert und das pflegerische Handeln evidenzbasiert ausgerichtet werden. Konkret für die Pflegeintervention Pucken kann gesagt werden, dass dessen Wirksamkeit vielfach kontrovers diskutiert wird. Auf der einen Seite gibt es Belege dafür, dass Pucken zu einem ruhigeren Schlaf, einer Verlängerung der Schlafphasen, Reduzierung des exzessiven Schreiens und Verbesserung der Selbstregulation führt und somit die interne Evidenz bestätigt wird. Auf der anderen Seite wird aber auch auf Risiken in Bezug auf Hüftdysplasie, SIDS und der Beeinträchtigung der Atmung hingewiesen. Aufgrund dieser Studien konnten neue Erkenntnisse gewonnen werden, dies hat zu einer kritischen Auseinandersetzung mit der Pucktechnik geführt, die unter Berücksichtigung der möglichen Risiken ausgerichtet wurde. Die intensive Beobachtung der Patienten in der Erprobungsphase machte es möglich, die Wirksamkeit des Puckens sehr detailliert wahrzunehmen. So konnte z. B. bei zwei Patienten sehr eindrücklich beobachtet werden, dass die Kinder während der Einschlafphase und des Schlafes, die Arme und Beine immer wieder gegen das Pucktuch bewegten, dieses Verhalten ließ weitere Aufschlüsse, bezogen auf die Unterstützung der Selbstregulation, zu.

Zusammenfassend kann gesagt werden, dass Pucken, unter Berücksichtigung der möglichen Risiken, eine geeignete Pflegeintervention für frühgeborene und neugeborene Säuglinge mit gesteigerter Unruhe im Drogenentzug darstellt und in die Pflegepraxis umgesetzt werden soll. Allein durch die Erfahrungen mit dem Patienten, der keine Morphin-Therapie benötigte, wurden die Mitarbeiter motiviert, Pucken als Pflegeintervention weiter durchzuführen. Auch in der Neonatologie wurde Interesse zu diesem Thema bekundet. Es wurden Puck-Hilfen bestellt, die aufgrund der hohen Motivation der Mitarbeiter schon vor der eigentlichen Einführung ihren Einsatz fanden.

Beispiel 2
D. Hindenburg

》 No decision about me, without me (Griffith u. Tengnah 2013, S. 303).

Autonomie als Motor zur Genesung: Auseinandersetzung mit Gangunsicherheit auf Grund akuter gesundheitlicher Einschränkungen.

▪ Pflegeproblem
Durch die Praxisarbeit im stationären Bereich einer internistischen Station bin ich jahrelang mit der oben genannten Problematik konfrontiert worden.

Bei räumlicher Veränderung und ungewohnter Umgebung, wie bei den meist plötzlichen Krankenhausaufenthalten, kommt es vielfach zu dem Zwiespalt zwischen Hilfe annehmen oder alles alleine versuchen. Gerade im motorischen Bereich ergeben sich dann bei älteren Patienten schnell Probleme. »Ich dachte, ich schaffe das schon.« »Ich kann das alleine, ich benötige Ihre Hilfe nicht.« Dies sind meist die Aussagen der Patienten. Auch Überschätzung der eigenen Bewegungsfähigkeit führt zu dem Problem der Gangunsicherheiten mit gravierenden Folgen für die Patienten. Durch die Gangunsicherheit, verstärkt durch nicht bekannte Räumlichkeiten, stürzen die Patienten und ziehen sich oft Verletzungen wie Prellungen, Knochenbrüche oder andere schwere Verletzungen zu. Diese können dann den Krankenhausaufenthalt deutlich verlängern oder ziehen weitere schwerwiegende Komplikationen nach sich.

▪ Fachwissen und Erfahrungen der Pflegenden
Es ist ein Eingriff in die Autonomie, wenn Patienten gehindert werden zu laufen. Ganz im Gegenteil bedarf es einer Unterstützung von Bewegung durch Begleitung, um die Autonomie des Patienten zu sichern. Dieses ist oft schwierig, da meist präventive Bewegungskonzepte fehlen. Hilfeangebote oder auf Folgen hinzuweisen bewegt manchmal die Patienten, sich zu melden und Angebote anzunehmen. Hierzu gehört, Wege aufzuzeigen und Abläufe verbindlich abstimmen. Grundvoraussetzung ist aber eine gefestigte Vertrauensbasis zwischen Patienten und Pflegenden. Patienten wollen selber entscheiden. Oft versuchen sie aber auch die Hektik auf den Stationen zu kompensieren und wollen nicht stören. Die baulichen Voraussetzungen sind nicht förderlich für die Bewegungsförderung. Es fehlen meist räumliche Voraussetzungen, wie Handläufe, erhöhte Toiletten usw.

Bisher wurde auf Bettgitter und/oder medikamentöse Sedierung zurückgegriffen.

▪ Fragestellung
Kann der Patient zu mehr Gangsicherheit kommen, wenn man die Autonomie fördert und bestärkt? Ist Autonomie als »Motor« zur Genesung nutzbar und wie kann ich als Pflegekraft durch Zulassen der Autonomie dem Patienten helfen, seine Potentiale zu nutzen?

▪ Begriffsklärung
Der Großteil der Definitionsversuche von Autonomie stimmt darin überein, dass zwei Bedingungen erfüllt sein müssen. Zum einen die Freiheit oder

Freiwilligkeit als eine gewisse Unabhängigkeit von äußeren Einflüssen und zum anderen die Intentionalität, also die Fähigkeit, bestimmte Ziele zu setzen und diese zu verfolgen. Jedoch sollte der Begriff Autonomie und Selbstbestimmung nicht synonym verwendet werden, da Selbstbestimmung als individuelle Freiheit der Autonomie verstanden wird und somit nur ein Element darstellt, den Begriff der Autonomie zu bestimmen (Bobbert 2002).

- **Literaturbearbeitung, Schlagworte/Recherche, Diskussion der Modelle zur Entscheidungsfindung**
confinement to bed, autonomy endeavor, fal prevention, shared decision, consent, Bettlägerigkeit, Patientenautonomie, Autonomie, partizipierte Entscheidungsfindung.
- *Paternalismus* (Eickholt 2006)
- *Informationsmodell* (Smoliner et al. 2009)
- *Shared decision Making* (Simon et al. 2007, Binder 2012, Coulter u. Ellins 2007)

- **Handlungsplan**
- Wahrnehmen des Problems
- Mitteilung, dass eine Entscheidung ansteht In meiner jahrelangen Arbeit habe ich immer wieder festgestellt, dass es sehr sinnvoll ist, dass Patienten frühzeitig informiert werden, damit ein Vertrauensverhältnis zwischen Pflegekraft und Patient aufgebaut werden kann.
- Angebot der partizipativen Entscheidungsfindung: Rollen klären »Nicht das Wissen das etwas stattfindet, sondern das Wissen, warum etwas stattfindet« (Smoliner et al. 2009, S. 418).
- Gleichberechtigung der Partner formulieren (Binder 2012)
- Aussage über das Vorliegen verschiedener Wahlmöglichkeiten nachfolgenden Abschnitt hier einfügen, spiegelstrich entfällt damit
- In der Pflege ist eine Beteiligung der Patienten eine gute Bedingung für eine gute Pflege (Binder 2012)
- Maßgeschneiderte Informationen zur Verfügung stellen und Austausch über Alternativen und deren Vor- und Nachteile (Eickholt 2006)
- Rückmeldung des Patienten über Verständnis der Wahlmöglichkeiten und die Sichtweise des Patienten eruieren (Eickholt 2006)

- Vergewissern des Verstehens und Klären von Reaktionen »Der Miteinbezug des Patienten, sowie die aktive Teilnahme am Entscheidungsprozess werden als Bestandteile von Evidence-based-Nursing gewertet« (Smoliner et al. 2009, S. 412).
- Übereinkunft hinsichtlich des Behandlungsplans Selbst dort, wo der Person die Entscheidungsfähigkeit fehlt, ist gemeinsame Entscheidungsfindung erforderlich im »besten Interesse«.
- Plan zur Umsetzung der Entscheidung (Klemperer 2003)
- Information an weitere betreuende Pflegekräfte über den Behandlungsplan »Die professionellen Mitarbeiter aller betroffenen Berufsgruppen können die Patientenautonomie weniger durch zusätzliche Maßnahmen am und mit dem Patienten beeinflussen, sondern dadurch, wie sie bei ihrer üblichen Arbeit, den Umgang mit dem Patienten und miteinander gestalten« (Giese 2002, S. 160).
- Nachfolgetermine vereinbaren
- Überprüfen der Ergebnisse

- **Erprobung: Der Fall, der Abstimmungsprozess**
Frau B. ist 100 Jahre alt. Sie lebt im Haus ihrer Tochter und wird auch dort versorgt. Dort ist sie gestolpert und auf die rechte Hüfte gestürzt. Sie hat keine wesentlichen Vorerkrankungen, außer einer leichten Herzschwäche. Sie war also nie wirklich krank. Bei dem Sturz zieht sie sich eine Oberschenkelhalsfraktur zu. Diese wird am nächsten Tag operativ versorgt. Am Nachmittag des Operationstags ist sie leicht verwirrt und versucht unkontrolliert aus dem Bett aufzustehen. Es kostet viel Mühe und Zeit, sie zum Abwarten zu überzeugen. Auch in der Nacht ist sie sehr unruhig, was einerseits noch als Nebenwirkung der Narkose gesehen werden kann, andererseits aber auch als Unzufriedenheit, ans Bett gefesselt zu sein, gedeutet werden kann. Sie hat bisher kaum Erfahrung mit »Krank sein« gemacht.

Nach Dienstbeginn habe ich das Gespräch mit der Patientin gesucht. Sie ist unzufrieden und möchte nur raus aus dem Krankenhaus und nach Hause zur Tochter. Ich habe mit ihr den Handlungsplan und das weitere Vorgehen besprochen.

Sie willigt ein und wir konnten uns einigen: Heute Abend versucht sie mit Unterstützung auf der Bettkante zu sitzen. Morgen soll die Mobilisation aus dem Bett versucht werden. Dieses möglichst kurz nach Einnahme des angeordneten schmerzlindernden Medikaments.

Danach habe ich das Team über unsere Einigung informiert. Es wurde aus jeder Schicht ein Mitarbeiter gewählt, der genau informiert war über die Abstimmung mit Frau B.

■ **Fazit**

— Autonomie als Motor zur Genesung Autonomie war bei dieser Patientin der Motor, um ihr Potential zu nutzen.
— Zulassen und fördern der Autonomie haben ihr dazu verholfen, das Potential zu erkennen und zu nutzen. Es gilt, für den Patienten die beste Möglichkeiten zu finden: den »Motor bei den Patienten zu starten«.
— Patienten werden dann dadurch profitieren, wenn sie dies auch möchten.
— Die Individualität sollte immer im Blick bleiben.

In dem Praxistest hat sich gezeigt, dass es ein langer Weg sein wird, neue Strukturen zu schaffen und neue Methoden zu etablieren. Ebenso ist zu bedenken, dass man dabei die Patientenindividualität nicht aus den Augen verlieren darf. Nicht jeder Patient möchte informiert bzw. bei Entscheidungen mit einbezogen werden. Es sollte in jedem Fall berücksichtigt werden, welche Rolle der Patient einnehmen möchte. Die Individualität muss auch weiterhin eine große Rolle spielen.

Der aktive Patient, der informiert an seiner Therapie mitarbeiten kann – ein Faktor der Kostenersparnis? Viele Studien belegen, dass es nicht mehr kostet und auch nicht zeitintensiver ist, da sich nach einem ausführlicheren Anamnesegespräch der Zeitaufwand durch das steigende Selbstmanagement der Patienten reduziert. Um genauere Angaben für die Wirksamkeit dieses Handlungsplanes zu bekommen, müssten jedoch noch mehr Fallbeispiele mit unterschiedlichen Patienten bearbeitet werden.

■ **Reflexion**

Die Komplexität von Shared Decision Making erschwert nicht nur seine praktische Anwendung (Feldman-Stewart et al. 2000, Holmes-Rovner et al. 2000), sondern auch seine wissenschaftliche Erfassung. Es gibt keine Instrumente, welche geeignet sind, die tatsächliche Beteiligung von Patienten bei Entscheidungen zu messen, da Partizipation ein schwieriges Konzept ist (Elwyn et al. 2001, Simon et al. 2007). Viele Studienergebnisse beruhen auf hypothetischen Szenarien (Thielhorn 2008).

Dennoch sollte das Erheben der individuellen Präferenzen zur Teilnahme an der Entscheidungsfindung im Rahmen des Aufnahmegesprächs ein Ansatz sein, um den Patientenbezug im gewünschten Maße sicherzustellen (Smoliner et al. 2009).

Dieses umfasst die Notwendigkeit, die Individualität des Patienten zu berücksichtigen, seine Wünsche ernst zu nehmen und Gefühle in Bezug auf die vorgeschlagene Behandlung und Pflege zu beachten. Autonomie soll über Paternalismus herrschen (Griffith u. Tengnah 2013).

Es gibt bisher nur wenige Arbeiten zur Unterstützung und/oder Umsetzung des Shared Decision Making (SDM) Konzeptes im Bereich der Entscheidungsfindung in der Pflege. Dennoch geht aus den derzeitigen Erkenntnissen hervor, dass die Berücksichtigung der Patienten Präferenzen bei der Entscheidungsfindung im Sinne des SDM sehr bedeutsam ist. Es setzt eine wirksame Kommunikation beider Teilnehmer, Patient: Pflegende, sowie die Akzeptanz des Patienten als Individuum und seiner Autonomie voraus. Daher stellt die Krankenschwester-Patient-Beziehung ein wichtiges Element bei Entscheidungsprozessen in der Krankenpflege dar (Ernst et al. 2007).

So scheint Shared Decision Making das Aufbrechen traditioneller Beziehungs- und Machtstrukturen innerhalb des Gesundheitssystems zu erfordern. Dafür ist es notwendig, die Interaktionsprozesse, welche SDM erlauben und fördern, näher zu kennen. Man sollte nicht versuchen, das Verhalten der Interaktionspartner den zuvor definierten Strukturen anzupassen.

Beispiel 3
G. Surberg-Finke

Akzeptanz der Inhalation – Atemnot bei COPD-erkrankten Patienten (engl. »chronic obstructive pulmonary disease«: Chronisch obstruktive Lungenerkrankung). Die Schwierigkeit als erfahrener chronisch erkrankter Patient in die Abstimmung der Interventionen nicht mit einbezogen zu werden.

■ Pflegeproblem: Befragung der Patienten (N = 10)

Im Tagesablauf auf der Station werden Patienten bei medizinischen, aber auch bei pflegerischen Entscheidungen oft übergangen, weil es vermeintlich schneller geht. Entscheidungen werden auch heute oft noch nach dem paternalistischen Prinzip durchgeführt. Dies widerspricht vielfach den Bedürfnissen des aufgeklärten Patienten.

Dadurch wird die Selbstständigkeit von Patienten gehemmt und ein Genesungserfolg erschwert. Das Potential oder die Ressource des um seine Krankheit wissenden Patienten wird nicht genutzt. So kommt es immer wieder zu Situationen, die bei Patienten wie auch bei den Pflegenden Unverständnis hervorrufen. Es kommt zu Aussagen der Pflegenden wie: »Immer wenn Zeit zu inhalieren ist, ist der Patient nicht im Zimmer.« »Die Inhalationsmaske liegt eh unter dem Kopfkissen.« »Der Patient lehnt das Inhalieren ewig ab und hat immer andere Ausreden.« Auf Seiten des Patienten gibt es auch Ablehnung, die sich sehr unterschiedlich äußert: »Sie kommen mit der Inhalation immer zur unpassenden Zeit«, » Vor dem Essen, das bringt nichts, mir wird der Appetit genommen.« »Ich weiß doch am besten was mir hilft, schließlich bin ich doch ein chronischer Patient mit Langzeiterfahrung«. » Ich fühle mich zu wenig in die pflegerischen Entscheidungen mit einbezogen.« Die Patienten sind oftmals kritisch gegenüber Neuerungen oder Veränderungen bei der Therapie.

Sie beschreiben sehr genau, wie sie sich fühlen: »Ich bekomme keine Luft mehr.« »Ich brauche mehr Spray.« »Ich muss oft husten und habe so viel Auswurf dabei.« »Ständig fühle ich mich schlapp und habe auch Fieber.« Die Patienten fühlen sich in ihrer Bewegung oft eingeschränkt und nehmen eine Schonhaltung ein.

Die Fragen bezogen sich auf die Erfahrungen und Gewohnheiten im Umgang mit der Inhalation sowie die Entscheidungsfindung.

- Bedarf es der Erklärungen durch die Pflegenden und sind diese hinreichend?
- Wie erleben sie den Informationsfluss zwischen den Pflegenden? Haben Sie den Eindruck, dass die für Sie zuständigen Pflegekräfte gut über Ihren gesundheitlichen Zustand informiert sind?
- Sind alle pflegerischen Maßnahmen mit Ihnen abgesprochen?
- Welche Maßnahmen, bezüglich der Inhalation, können Sie hier auf der Station selbstständig übernehmen?

Die Antworten der Patienten fielen sehr unterschiedlich aus. Sie nannten: »Ich möchte mich selbstständig um die Inhalation kümmern. Ich bin erfahren und aufgeklärt und kann die Krankheit gut selber managen.«

Andere äußerten, dass sie sich nicht darum kümmern wollen und froh sind, wenn die Pflegenden sich um den reibungslosen Ablauf der Inhalation kümmern. »Was und wie ist mir egal, Hauptsache es hilft. Ich möchte wieder Luft bekommen.«

Für die meisten Patienten war es aber wichtig, über die Handlungsschritte aufgeklärt zu werden. Sie hatte doch oft den Wunsch, mit diesem Wissen dann selbst entscheiden zu können. Übereinstimmend wurde jedoch geäußert, dass sie großes Vertrauen in die Arbeit der Pflegenden haben: »Sie wissen, was sie tun, und sind informiert«, »Es werden auch gute Absprachen unter den Pflegenden getroffen.«

■ Begriffsklärung

Unter einer *Inhalationstherapie* versteht man eine Behandlungsform, bei der es um die topische Applikation von Medikamenten zur Therapie von Atemwegserkrankungen geht. Die Inhalationstherapie wird zur Behandlung von Erkrankungen der unteren – und auch oberen – Atemwege benutzt, zum Beispiel bei einer Verkrampfung der Bronchialmuskulatur, der spastischen Bronchitis, kann die Inhalation mit Bronchien erweiternden Medikamenten die Atemnot lindern und den Spasmus bessern. Die therapeutische Inhalation fördert den

Selbstreinigungsmechanismus des Körpers. Wichtig für einen positiven Effekt des Medikamentes ist die richtige Tröpfchengröße, damit es in Lunge und auch Nase dort wirken kann, wo es am Nötigsten gebraucht wird.

Bei der Inhalationstherapie spielt die Inhalationstechnik eine wichtige Rolle. Mit der richtigen Atemtechnik werden bei der Inhalationstherapie folgende Wirkungen erzielt:

- Die Atemwege werden angefeuchtet.
- Das Sekret lockert und verflüssigt sich und kann so leichter abgehustet werden.
- Die Verkrampfung der Bronchialmuskulatur löst sich.
- Die Schwellungen und Entzündungen der Bronchialschleimhaut werden gelindert.
- Die Inhalationstherapie wirkt insgesamt entzündungshemmend.
- Die Erreger von Atemwegsinfektionen werden bekämpft.

■ **Fragestellung**
- In welcher Art und Weise können Pflegende Erfahrungen und Potentiale der chronisch atemwegserkrankten Patienten aufgreifen und nutzen?
- Inwieweit erleben chronisch atemwegserkrankte Patienten, dass ihre Erfahrungen und Potentiale in die Behandlung einbezogen werden?

■ **Literaturbearbeitung,**
   Schlagworte/Recherche
Inhalation, Atemnot, chronische Atemwegserkrankung, Pflege, Potentiale Patientenbeteiligung, Ressourcen, COPD, Diseasemanagement.

■ **Handlungsplan**
Nach Auswertung der Literatur habe ich versucht, die neuen Erkenntnisse im Stationsalltag umzusetzen. Mit einigen kleinen Maßnahmen kann es ohne Probleme in den Tagesablauf eingebaut werden. Es ist nicht nötig, zusätzliche Ressourcen dafür zu verbrauchen.

Der Patient sollte nach hinreichender Aufklärung selber entscheiden können, wie er sein Zeitmanagement hinsichtlich der Inhalation gestaltet. Sind Inhalationen viermal täglich in gleichen

Abständen nötig? Müssen Patienten schon vor dem Frühstück inhalieren, weil es gerade in den Stationsalltag passt. Was bringt eine Inhalation vor den Mahlzeiten? Es muss zu einem Umdenken in den Köpfen kommen. Das Mitdenken der Patienten soll nicht als Last empfunden werden, sondern als hilfreich eingestuft werden.

■ **Erprobung: Der Fall, Reflexion im Team**
Die neuen Erkenntnisse setze ich auf der Station bei der Betreuung einer an COPD erkrankten Patientin um. Betreut wurde eine 58-jährige Patientin.

Frau M. kommt mit akuter Atemnot, hervorgerufen nach ihren Angaben durch psychischen Stress. Sie ist seit vielen Jahren starke Raucherin. Weitere Diagnosen sind COPD, Stadium Gold vier und Zustand nach Mamma-Karzinom seit 2002. Die Patientin wirkt beim Erstgespräch sehr nervös und introvertiert. Sie sagt, dass sie im Moment sehr aufgeregt sei. Sie kann daher nicht angeben, welche Medikamente sie zu Hause eingenommen hat. Sie hat auch keinerlei Asthmasprays bei sich. Den von uns vorgegebenen Inhalationsrhythmus lehnt die Patientin zuerst sehr bestimmend ab. Doch nach einem ausführlichen empathischen Anamnesegespräch, in dem ihre eigene Erfahrung mit Inhalationen nochmals erfragt wird, und einem ausführlichem Gespräch über die Behandlungsmethoden fühlt sich die Patientin in die Therapie mit einbezogen. Sie inhaliert jetzt nach einem selbst festgelegten Rhythmus. Ihre eigenen Erfahrungen mit Inhalationen werden ernst genommen und akzeptiert. Nach kurzer Zeit stellt sich ein Behandlungserfolg ein. Die Patientin hat nach eigenen Angaben, durch den Vertrauensvorschuss der Pflegenden, auch Vertrauen in die Maßnahmen der Pflege bekommen. Sie ist sehr schnell ausgeglichener und stabiler in ihrer psychischen Situation.

Die Reaktion im Team ist positiv. Zunächst wurde kritisch beobachtet, weshalb von der üblichen Routine abgewichen wird. Argumente wie »Wir können nicht kontrollieren, ob die Patientin inhaliert, wenn sie alles alleine macht« oder »Ein ausführliches Anamnesegespräch braucht Zeit, die haben wir nicht« werden vorgebracht. Doch die kritischen Stimmen verstummen, nachdem der Erfolg durch die Veränderung der Behandlung sichtbar wird. Es wird klar, dass es lediglich eine Verschiebung der Ressource Zeit von der Behandlung in ein ohnehin zu führendes Anamnesegespräch ist. Für die Patientin ist positiv, dass der psychische Stress durch den im Krankenhaus vorbestimmten Ablauf entfällt. Denn Stress beeinflusst die COPD negativ. Also gewinnen beide durch das gegenseitige Vertrauen. Die Patientin nimmt sich mit ihrer Erkrankung wieder ernst.

- **Fazit**

Die Einbeziehung des Patienten sichert den Erfolg. Voraussetzung ist ein ausführliches Anamnesegespräch, um Potentiale des Patienten zu nutzen. Ständige Reflexionen der Abläufe sind notwendig und sehr wichtig. Wir müssen Vertrauen in die Entscheidungsfähigkeit des Patienten setzen, um so die pulmonale Rehabilitation im Rahmen der Belastungsgrenzen als pflegerische Schwerpunkte zu erreichen.

Es wurde gezeigt, dass eine aktive Beteiligung der Patienten an der therapeutischen Entscheidungsfindung einen positiven Einfluss auf die Behandlungsmotivation und -zufriedenheit der Patienten und somit auf den Behandlungserfolg hat. Ein Anstieg der Therapietreue konnte durch eine verstärkte Förderung der Eigenverantwortlichkeit des Patienten ebenfalls bewiesen werden.

Der These, es sei zu schwierig, zu kostspielig und zeitraubend, dem Patienten alle für eine partizipative Entscheidungsfindung benötigten Informationen zur Verfügung zu stellen, können Ergebnisse zweier Studien von Say u. Thomson (2003) und von Moumjid et al. (2003) entgegengehalten werden, die zeigen, dass der Einbezug der Patienten keinen signifikanten Effekt auf die Länge der Konsultation hat.

COPD ist weltweit die vierthäufigste Todesursache, deshalb ist es wichtig, die optimale Therapie zu finden und durchzuführen.

Ich konnte zeigen, dass eine aktive Beteiligung meiner Patientin an der pflegerischen Entscheidungsfindung einen positiven Einfluss auf ihre Behandlungsmotivation hatte. Die Zufriedenheit der Patientin stieg und somit auch der Behandlungserfolg. Die oftmals vergessene emotional-psychische Komponente von Patienten rückt wieder mehr in den Vordergrund. Der Patient fühlt sich aufgehoben und vertrauter mit den Pflegenden. In jeglicher

Behandlung sollte die Psyche des Patienten niemals außer Acht gelassen werden, sonst ist jede Therapie zum Scheitern verurteilt.

Man muss lernen, dem Patienten auch Dinge zuzutrauen, die seine eigene Erkrankung und die damit verbundene Erfahrung betreffen.

Vielleicht können wir schon in einigen Jahren berichten, dass die Mortalitätsrate bei chronischen Atemwegserkrankungen zurückgegangen ist, weil die Patienten gelernt haben, ihre Eigenverantwortung ernster zu nehmen. Auch wir als Pflegende sollten lernen, wie wichtig es auch uns sein sollte, sie in diesem Prozess zu unterstützen.

Beispiel 4
U. Bald, G. Buck

Konfrontation mit einer Anus-Praeter-Anlage.

- **Pflegeproblem**

Patienten äußern die Probleme mit der Neuanlage eines Anus Praeter nicht direkt. Sie umschreiben ihr Problem. Der Leidensdruck äußert sich häufig in folgenden Anmerkungen, Zweifeln und Fragen der Patienten:

- »Wie soll ich denn damit fertig werden?«, »Ich kann nirgendwo mehr hin gehen!«, »Ich kann nicht mehr schwimmen gehen und in die Sauna!«
- »Ich kann mich nicht mehr riechen!«, »Ich stinke«
- »Ich kann damit nicht umgehen, wer hilft mir bei der Versorgung?«, »Wie soll meine Frau damit fertig werden?«, »Ich habe Angst, dass sie sich von mir entfernt!«
- »Was kommt denn noch alles auf mich zu?«, »Ist das der Anfang vom Ende?«, »Dann will ich lieber nicht mehr leben!«

Die Patienten versuchen sich mit unterschiedlichen Erklärungen, die Probleme mit der Akzeptanz und dem Umgang mit dem Anus Praeter zu erklären. Sie verweisen auf die Versorgungshersteller, den Arzt, die Pflegefachkraft, die Durchführung der Versorgung und mangelnde Aufklärung im Vorfeld. Viele Patienten ziehen sich zurück, grenzen sich ab, fühlen sich mutlos, abhängig und hilflos. Dies äußert sich dadurch, dass sie manchmal nicht mehr sprechen, im Bett bleiben, das Problem verdrängen bzw. wegschieben, dass sie launisch sind und die Pflegekräfte glauben, dass »man ihnen nichts recht machen kann«. Viele Patienten schränken ihre sozialen Kontakte aufgrund von Schamgefühlen ein.

In einem Gespräch äußerte eine Patientin zum Erleben ihrer Situation »man stehe neben sich«, in welchem Umfang sie sich vorstellen könne, später den Anus Praeter selbst zu versorgen und wie sie die pflegerischen Angebote einschätzt. Eine Perspektive sei für sie die geplante Rückverlegung, aber sie habe auch Angst, dass er doch bleiben würde. An der Versorgung des Anus Praeter selbst mitzuwirken, kann sich die Patientin nicht vorstellen. Sie berichtet von Rückzug in gewissen Situationen. Die Familie sei mit einbezogen worden und habe die momentane Situation so akzeptiert. Die pflegerischen Angebote, wie Hinweise zur Ernährung und zur Anus-Praeter-Versorgung, bewertet sie als gut, sie fühle sich gut aufgehoben und getragen, »die Schwestern haben mir Mut gemacht«.

- **Fachwissen und Erfahrungen der Pflegenden**
Die Einschränkungen und das Verhalten der Patienten mit einer neuen Anus-Praeter-Anlage sind vielschichtig. Es kann zur Einschränkung der Autonomie, Bewegungsfreiheit/Mobilität und zum Verlust der Selbstpflegefähigkeit kommen. Bedingt durch den operativen Eingriff können Schmerzen auftreten und auch Folgeprobleme bezogen auf die Kreislaufsituation und den Bewegungsapparat sind möglich. In der gesamten Zeit des prä- und postoperativen Verlaufes, besonders bei der Wundversorgung, der Mobilisation, der Körperpflege, dem An-/Auskleiden, können diese Beobachtungen gemacht werden.

Die Pflegefachkräfte sehen Handlungsbedarf darin, dass Beschwerden bei Patienten schnell behoben werden müssen. Wesentliches Ziel ist es daher, eine Akzeptanz der Erkrankung durch den Patienten zu erreichen, um dessen Lebensqualität zu verbessern.

Die Pflegefachkräfte betrachten zum jetzigen Zeitpunkt die Versorgung eines Anus Praeter als einen gezielten Pflegeeinsatz und versuchen während der Wundversorgung Gelassenheit auszustrahlen sowie im Umgang mit den Patienten Ruhe zu bewahren. Sie zeigen Verständnis, nehmen den

Patienten in seiner Erkrankung ernst, reden mit ihm, hören aber auch zu. Sie vermitteln Sicherheit durch Information, Aufklärung und Präsenz und versuchen die Patienten positiv zu bestärken. Dieses Vorgehen erweist sich als erfolgreich, da sich die Patienten öffnen können, gelassener werden und Vertrauen aufgebaut werden kann. Im glücklichsten Fall ergreifen sie selbst die Initiative und entwickeln wieder Perspektiven.

Allerdings ist der Erfolg der bisherigen Maßnahmen sehr individuell. Durch den Einbezug von Wundmanager, Stomatherapeutin und Psychoonkologen wird die Versorgung der Patienten optimiert.

- **Fragestellung**
- Wie erleben die Patienten die akute Phase, mit der Anus-Praeter-Anlage konfrontiert zu werden?
- Was war hilfreich, um mit dieser Situation umzugehen?
- Was ist der pflegerische Anteil?

- **Literaturbearbeitung, Schlagworte/Recherche**
- Konfrontation, Erleben, Patientenerleben
- Anus Praeter, Hilfe, Hilfen, Umgang
- Pflege, Pflegekonzepte, Interventionen

- **Handlungsplan**
Schritt 1 Als erste Intervention wurde das präoperative Pflegegespräch aufgenommen. In diesem Gespräch erläutert die Pflegefachkraft dem Patienten die pflegerischen Schwerpunkte in Bezug auf die bevorstehende Operation und die postoperative Versorgung. Angesprochen werden u. a. die eigentliche Stomapflege, aber auch die Aspekte des veränderten Körperbildes und der Ernährung. Es wird eine Bedarfserhebung und Bestimmung der Ausgangssituation vorgenommen unter dem Blickwinkel: Wie erlebt der Patient die aktuelle Situation, welche aktuellen Fragen bewegen ihn? Er erhält Informationen zur Hernienprophylaxe und es wird das sog. Enbloc-Aufstehen mit ihm geübt. Es wird der Hinweis gegeben, dass im Verlauf der Behandlung eine Stomatherapeutin hinzugezogen wird, welche den Patienten zusätzlich in der Versorgung unterstützen wird und

auch auf die Selbsthilfegruppe ILCO[1] wird hingewiesen (2007). Erwartete positive Auswirkungen eines präoperativen Beratungsgespräches:

- »Das erste präoperative Gespräch soll möglichst in einer ruhigen Atmosphäre stattfinden. Es braucht Zeit, Raum und Vertrauen zu einer Fachperson, damit der Patient seine Ängste mitteilen und Fragen stellen kann. Deshalb ist es günstig, wenn das Gespräch ambulant unter Einbezug von Angehörigen stattfindet« (Stöckli et al. 2007, S. 549).
- »An Hand von Skizzen und Bildern werden dem Patienten die Lage, das Aussehen des Stomas und Sinn und Zweck des Eingriffes erklärt. Die sich daraus ergebenden Veränderungen bezüglich Ernährung, Ausscheidung, Körperpflege, Körperbild, Sexualität, Freizeit, Sport und Beruf werden angesprochen und erläutert« (ebd., S. 550).
- »Es gilt, in kurzer Zeit die individuellen Bedürfnisse, den Gesundheitszustand, die intellektuellen Fähigkeiten und das soziale Umfeld zu erfassen« (ebd., S. 549–550).
- »Das Wissen um eine gesicherte, fachliche Nachbetreuung hilft Ängste abzubauen« (ebd., S. 549–550).
- Studien beschreiben, »dass sich durch das praeoperative Gespräch die Hospitalisation erheblich verkürzt und die Bereitschaft zur selbstständigen Pflege stark gefördert wird« (ebd., S. 550).
- »Die Stomamarkierung wird unter Einbezug des Patienten vorgenommen. Dabei werden Lebensstil, Kleidungsgewohnheiten und Freizeitaktivitäten berücksichtigt« (ebd., S. 550).
- »Ein schlecht positioniertes Stoma erschwert die Akzeptanz und die Rehabilitation« (ebd., S. 550).
- »...Hilfe und Unterstützung im Alltag zu finden bietet die Selbsthilfeorganisation ILCO« (ebd., S. 551).

- »Ein wichtiges und viel genutztes Angebot ist der Besuchsdienst durch speziell ausgebildete ILCO-Mitglieder, die Spitalbesuche machen und durch eigene Erfahrung vielen Menschen Vertrauen und Perspektiven für die Zukunft geben können« (ebd., S. 551).

Schritt 2 Am Operationstag wird der Patient abends, je nach Zustand, auf die Bettkante oder bereits vor das Bett mobilisiert. Er soll sich das Stoma bzw. den Anus-Praeter-Beutel ansehen, um die Scheu davor zu verlieren. Es werden die vier Lernschritte zur Selbstpflege angesprochen: Vorzeigen, Ausführen mit Unterstützung, selbstständiges Ausführen und Kontrolle mit konstruktivem Feedback. Diese Schritte ziehen sich durch alle Handlungsschritte hindurch und fördern die Akzeptanz (Stöckli et al. 2007, Williams 2012).

- »Ein wichtiger erster Schritt und oft der ‚Schlüssel' zum weiteren Vorgehen ist die erste Berührung. Meist sind die Patienten erstaunt, dass sich ihre Vorstellung nicht mit der Erfahrung deckt. Der erste Schrecken wird entschärft« (Stöckli et al. 2007, S. 550).
- »Bewältigungsstrategien und soziale Unterstützung können dazu beitragen, dass eine Person seine/ihre Haltung zur Veränderung des Körperideals kompensieren kann« (Williams, 2012, S. 92).
- »Die vier Lernschritte zur Selbstpflege: Vorzeigen, Ausführen mit Unterstützung, Selbstständige Ausführung, Kontrolle und konstruktives Feedback« (Stöckli et al. 2007, S. 550).
- »In jeder Lernphase erhält der Stomaträger zusätzlich Instruktionen zur: Beobachtung der parastomalen Haut und der Schleimhaut, Ernährung, Körperbelastung (Hernienprophylaxe), Körperpflege, Baden, Duschen und Kleidung, Bezug des Materials und der Abrechnung mit der Krankenkasse« (Stöckli et al. 2007, S. 551).

Schritt 3 Während der ersten Körperpflege postoperativ wird das Auseinandersetzen mit dem neuen Körperbild angestrebt und Hinweise zur Körperpflege gegeben. Der Patient wird gefragt, wie er das neu angelegte Stoma erlebt, was er empfindet

---

1 Die Deutsche ILCO e.V. ist die Solidargemeinschaft von Stomaträgern (Menschen mit künstlichem Darmausgang oder künstlicher Harnableitung) und von Menschen mit Darmkrebs sowie deren Angehörigen. Der Name ILCO leitet sich von den Anfangsbuchstaben der medizinischen Bezeichnungen Ileum (= Dünndarm) und Colon (= Dickdarm) ab (► http://www.ilco.de).

und denkt (Williams 2012). Folgende Aspekte sind dabei bedeutsam:

- »Das veränderte Körperbild nach einer chirurgischen Stoma-OP ist oft mit psychischen Störungen der Patienten verbunden« (Price 1990 zit. in Williams 2012, S. 91).
- »Das veränderte Aussehen beeinflusst das Selbstwertgefühl, Patienten fühlen sich weniger attraktiv, was zu Gefühlen der Unsicherheit, Mangel an Vertrauen und Kontrollverlust führt« (ebd., S. 91).
- »Dies kann eine Bedrohung für bestehende Beziehungen/Freundschaften darstellen« (ebd., S. 91).
- »Bewältigungsstrategien und soziale Unterstützung können dazu beitragen, dass eine Person seine/ihre Haltung zur Veränderung des Körperideals kompensieren kann« (ebd., S. 92).
- »Der Einsatz von non-verbaler Kommunikation kann von gleicher oder größerer Bedeutung für den Patienten sein, als die verbale Kommunikation« (ebd., S. 93).
- »Patienten nehmen oft Mimik, Tonfall und Berührung von Angehörigen der Gesundheitsberufe bewusst wahr« (ebd., S. 93).

Schritt 4 Dieser Schritt widmet sich dem ersten Verbandswechsel. Dieser sollte frühestens nach 48 Std. postoperativ nach Terminabsprache durch die Pflegefachkraft gemeinsam mit der für das Klinikum zuständigen Stomatherapeutin erfolgen. Es wurde ein Informationsblatt für die Patienten entwickelt. »Die erste Stomapflege wird frühestens 48 Std. postoperativ vorgenommen. … Die Lochgröße der Hautschutzplatte soll nur zwei bis drei mm größer sein als das Stoma, damit die Haut vor dem Stuhl geschützt ist. Während der ersten zwei Monate ist eine regelmäßige Kontrolle alle sieben bis vierzehn Tage optimal. Die Rückbildung des postoperativen Stomaödems erfordert die Anpassung der Lochgröße und allenfalls des Stomasystems. …Wichtig: Salben, Kamillosan, Betadine, Äther, Wundbenzin dürfen in der Stomapflege nicht angewendet werden. Sie verhindern die Haftbarkeit der Adhäsivplatte« (Stöckli et al. 2007, S. 552–553).

Schritt 5 Die Durchführung der weiteren Verbandswechsel bzw. das Einüben der eigenständigen Versorgung des Anus Praeter durch den Patienten ist Bestandteil des fünften Schrittes. Wichtig sind in diesem Zusammenhang Informationen und Empfehlungen zur Versorgung des Stomas, z. B. zur Lochgröße. Es erfolgt die Beurteilung des Stomas und der Ausscheidungen. Alle wesentlichen Informationen werden schriftlich in der Wunddokumentation fixiert. Hier kann das Informationsblatt für den Patienten wichtig sein, um diese Aspekte zu verdeutlichen (Stöckli et al. 2007).

Schritt 6 Die Ernährung ist für die Patienten ein wichtiger Aspekt. Der Kostaufbau beginnt am Operationstag nach dem Standard des Klinikums. In Gesprächen mit dem Patienten werden diesem Hinweise zum Ablauf des Nahrungsaufbaus und zur Verträglichkeit verschiedener Nahrungsmittel und Getränke gegeben. Es wird der Unterschied zwischen Colostoma und Ileostoma berücksichtigt. Empfohlen wird, ein Nahrungsprotokoll zu nutzen, um verträgliche und unverträgliche Nahrungsmittel identifizieren zu können, da dies sehr individuell ist und der Patient selbst darauf achten muss, was für ihn bekömmlich ist, da es keine spezielle Anus-Praeter-Kostform gibt. Hier wurde von den Pflegenden ein Merkblatt zur Ernährung entwickelt, welches erste Hinweise enthält und dem Patienten die Möglichkeit bietet, sich Notizen zu machen (Cronin 2012). Nachfolgend einige Beispiele:

- »Patienten mit neuem Stoma haben viele Fragen/Bedenken und sind unsicher, was sie essen können« (ebd., S. 32).
- »Sie suchen Ratschläge von den Pflegenden in der Hoffnung Antworten zu erhalten« (ebd., S. 32).
- »Ernährungsberatung ist ein Schlüssel zur Rehabilitation für Patienten nach einer Stoma-OP« (ebd., S. 32).
- »Nahrungsberatung ist von unschätzbarem Wert und sollte für alle neuen Stoma-Patienten angeboten werden« (ebd., S. 32).
- »Wir sind nicht 100% sicher, was geeignet ist und was nicht. Die Patienten müssen angewiesen werden selbst zu experimentieren, was sie

vertragen und was nicht, wenn nichts passiert, muss man davon ausgehen, dass der Darm es verträgt« (ebd., S. 37).

- »Bei Kolostomie-Patienten ist das Ziel eine ausgewogene, nahrhafte und ballaststoffreiche Diät, mit kleinen Mengen an Fasern in Form von Obst und Gemüse zu jeder Mahlzeit« (ebd., S. 36f.).
- »5 Portionen Obst und Gemüse mit ausreichend Flüssigkeit pro Tag« (Pedder 1998 in Cronin 2012, S. 37).
- »Es ist wichtig, dass die Patienten den Unterschied kennen zwischen weichen, leicht verdaulichen zulässigen Lebensmitteln und solchen, die aus harter, unverdaulicher Zellulose bestehen und die zu Problemen führen können, … « (ebd., S. 37).
- »Andere Lebensmittel die Ileostomie-Patienten sicherlich in den ersten 3 Monaten und ggf. für längere Zeit vermeiden sollten ….« (ebd., S. 37).

Schritt 7 Im letzten Schritt des Handlungsplanes erfolgt die Auswertung mit dem Patienten. Es wird ein Entlassungsgespräch geführt, in welchem eruiert wird, ob er noch Fragen hat oder ob er sich sicher fühlt, die Anus-Praeter-Versorgung selbstständig zu Hause durchzuführen (Stöckli et al. 2007):

Gemäß der Charta »Rechte der Stomaträger« haben die Betroffenen das Recht auf: »Erfahrene und professionelle medizinische und pflegerische Unterstützung vor und nach der Operation, sowohl im Krankenhaus als auch in der Öffentlichkeit. Allen Stomaträgern soll – unabhängig von ihrem Wohnort – eine zufrieden stellende Lebensqualität ermöglicht werden« (Internationale Stomavereinigung IOA, 1997 zit. in Stöckli et al. 2007 S. 553).

- **Erprobung: Der Fall**

Die Erprobung fand bei einer 69-jährigen Patientin mit Zustand nach Rektum-Karzinom und Anlage eines Ileostomas statt. Die Patientin wurde einen Tag vor der Operation mit der Ileostomie-Anlage konfrontiert und war sehr erschrocken darüber. Es wurden alle Schritte des Handlungsplanes durchgeführt. Die Patientin stellte viele Fragen bezüglich der Ernährung, aber auch zur Versorgung und zu

ihr wichtigen anderen Themen (z. B. ob sie weiterhin Motorrad fahren könne). Während des gesamten Krankenhausaufenthaltes wurden ihr Gespräche angeboten, welche sie auch dankbar annahm. Die erste selbstständige Versorgung war für die Patientin eine Überwindung, dabei wäre sie beinahe kollabiert. Aber mit der Unterstützung der Pflegenden hat sie diese Herausforderung gemeistert und war anschließend stolz auf sich. Im Auswertungsgespräch vor der Entlassung der Patientin wurde deutlich, dass sie sich gut informiert fühlte und angab, dass sie sich nach den durchgeführten Gesprächen besser gefühlt habe.

- **Fazit**

Die Durchführung der erarbeiteten Handlungsschritte war bei dieser Patientin erfolgreich. Sie fühlte sich gut betreut und informiert. Auch die Zusammenarbeit mit der Stomatherapeutin und des einmalig hinzugezogenen Wundmanagers war von beiden Seiten positiv. Dennoch sollten einige Anpassungen bedacht werden:

Das Merkblatt zur Ernährung müsste noch einmal überarbeitet werden. Es fehlen Hinweise zu einigen Nahrungsmitteln und die Getränke sind nicht enthalten.

Auch sollte vor der Operation bereits die Durchführung des Versorgungswechsels vom Patienten durchgeführt werden, um die Scheu und die Ängste davor zu reduzieren.

Die Pflegende wurde zur Überarbeitung des klinikinternen Pflegestandards zur Anus-Praeter-Versorgung hinzugezogen. Die Bearbeitung des o. g. Pflegeproblems war sehr umfangreich und zeitintensiv, aber die Beteiligten haben viele neue Erkenntnisse gewonnen, ihnen ist die Situation der Patienten bewusster geworden und sie haben weitere Sicherheit erlangt, wie sie diese Patienten professionell unterstützen können, um ihnen in dieser ersten schwierigen Zeit beistehen zu können. Die Methode des evidenzbasierten Handelns war anfangs nicht leicht zu verstehen, bedingt dadurch, dass die wissenschaftliche Herangehensweise an ein Problem noch unbekannt war, aber bei der Erstellung des Handlungsplanes und der nachfolgenden erfolgreichen Umsetzung wurde das Vorgehen nachvollziehbar.

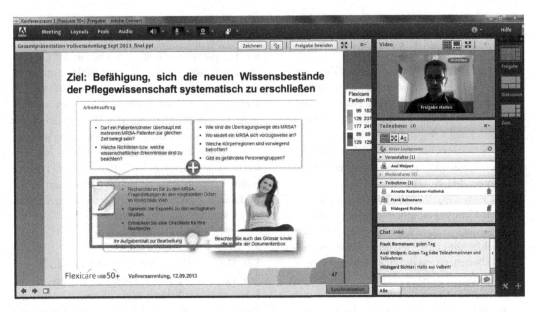

◻ Abb. 8.2   Virtueller Seminarraum. (Foto: Fotolia.com © Kaarsten)

8.3.2   Technik und Organisation

Die Umsetzung des Lernszenarios Blended Learning konzentriert sich zeitlich auf ein Jahr und erfolgt in sechs Lerngruppen bei allen drei Erprobungspartnern. Der Workload[2] umfasst hier insgesamt 320 Stunden. Dabei werden Phasen des Präsenzlernens erweitert durch ausgewählte Medien. Eine zentrale Rolle nimmt dabei der »Virtuelle Seminarraum« ein (◻ Abb. 8.2). Virtuelle Seminar- oder auch Klassenräume sind Konferenzsysteme, die für synchrone Seminare in einer Online-Umgebung genutzt werden. So können beispielsweise Power-Point-Vorträge an ortsverteilte Teilnehmer übertragen oder am Whiteboard gemeinsam über geteilte Anwendungen Aufgaben bearbeitet (Arnold et al. 2012) werden. Der virtuelle Seminarraum ist im Rahmen von Flexicare 50+ im Lernmanagementsystem integriert und sowohl über den PC als auch über den Tablet-PC nutzbar. Vorrausetzung ist eine entsprechende Internetanbindung.

Neben dieser Erweiterung der Präsenzformen werden seitens der Teilnehmer strukturierte Selbst-

lernphasen erbracht. Während die systematischen Einführungen in den Präsenzphasen stattfinden, erfolgt eine vertiefte Bearbeitung der eigenen Fragestellungen in der Selbstlernzeit. Dazu gehört auch eine weiterführende Literaturrecherche. Hier setzen die Teilnehmer in erster Linie ihre Tablet-PCs als Zugang zu Datenbanken, wie CINAHL, PubMed, und entsprechende Fachzeitschriften oder für den Zugriff auf Websites ein. Die Daten werden systematisch auf dem Tablet-PC gespeichert.

Damit Informationen auf dem Tablet-PC direkt gespeichert und weiterverarbeitet werden können, wird das kostenlose Tool »Evernote« als ein cloudbasiertes Programm als App auf dem Tablet-PC installiert. Hier können Notizen erstellt und auf mehreren Geräten wie PC, Tablet, Smartphone gespeichert werden (◻ Abb. 8.3). Um englischsprachige Texte bearbeiten zu können, greifen die Teilnehmer auf das Programm »LEO« (▶ http://www.leo.org), ein digitales Wörterbuch, zurück, das ebenfalls als App auf den Tablet-PCs installiert wird. Mit der kostenlosen App können einfach und schnell unbekannte Vokabeln nachgeschlagen und übersetzt werden. Zur weiterführenden Abstimmung finden Sitzungen im virtuellen Seminarraum statt. Arbeitsergebnisse der Gruppen werden mit

---

2   Workload bezeichnet eine Arbeitsbelastung des Lernenden im Präsenz- und Selbstlernen (KMK 2003)

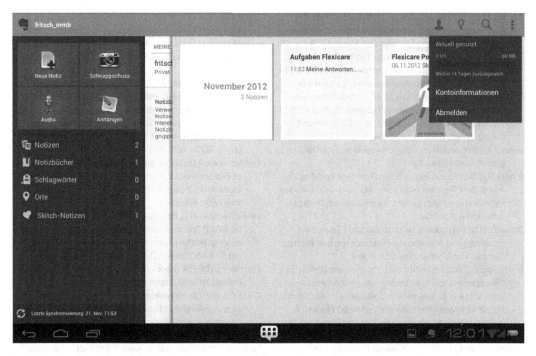

■ **Abb. 8.3**   Beispielansicht aus Evernote

Einverständnis der Kollegen mit dem Tablet fotografiert. Weiterführend werden die Ergebnisse von Fallbesprechung mittels Video aufgenommen und in einem weiteren Schritt diskutiert.

Bei der Realisierung des Blended Learning spielt das Lernmanagementsystem (LMS) eine zentrale Rolle. Dient es beim Micro Learning in erster Linie als Verteilstation für die einzelnen Lerneinheiten, wird es nun zur Basis und zentralen Ausgangsstation für unterschiedliche Lerngelegenheiten. Dokumente und von den Teilnehmern erarbeitete Unterlagen werden im Mediacenter des LMS gespeichert. Das Mediacenter ist organisiert wie ein Dateisystem. Es gibt Ordner und Dateien, wobei die Ordner wiederum andere Ordner oder Dateien enthalten können. Im Ordner »Eigene Dateien« können Teilnehmer bspw. beliebige Dateien speichern und in Ordnern verwalten. Andere Benutzer des LMS sehen diese Dateien nicht. Darüber hinaus gibt es einen Bereich »Gemeinsame Dateien«, auf den alle Teilnehmer des Seminars Zugriff haben. Hier können Tutoren oder wissenschaftliche Mitarbeiter z. B. Dateien ablegen, die von allgemeinem Interesse sind. Ergänzend zum Mediacenter wird teilweise das kostenlose Tool »Dropbox« (damit können Dateien und Dokumente auf verschiedenen Geräten genutzt werden) eingesetzt, insbesondere um Dokumente auch über die Tablet-PCs verfügbar zu machen.

Analog zur Einführung der Tablet-PCs erfolgt die Einweisung in die unterschiedlichen Medien und Werkzeuge für Tutoren zentral und für Teilnehmer am jeweiligen Erprobungsstandort in Präsenzterminen. Der virtuelle Seminarraum wurde direkt online mit kleinen Teilnehmergruppen erprobt. Während des gesamten Zeitraums stehen Ansprechpartner per Telefon oder Mail zur Verfügung, die bei Problemen schnell unterstützen können. Erste Ansprechpartner sind aber häufig die Tutoren am Standort.

Literatur

Arnold P, Kilian L, Thillosen A, Zimmer G (2012) Handbuch E-Learning. Bertelsmann, Bielefeld

Barre K (2014) Evidence-based nursing in der pflegedidaktischen Vermittlung. Mabuse, Frankfurt am Main

Baumgartner P (2010) Von didaktischen Erfahrungen lernen – aber wie? Zur Systematik von Gestaltungsebenen bei Blended Learning-Szenarien. In: Mandel S, Rutishauser M, Seiler Schiedt E (Hrsg.) Digitale Medien für Lehre und Forschung, 55. Waxmann, Münster, S 188–198. ► http://peter.baumgartner.name/wp-content/uploads/2012/12/Baumgartner_2010_Von-didaktischen-Erfahrungen-lernen-aber-wie.pdf (Zugriff: 20.01.2014)

Behrens J, Langer G (2006) Evidence-based Nursing and Caring, 2. Aufl. Hans Huber, Bern

Benner P (1994) Stufen zur Pflegekompetenz. From Novice to Expert. Hans Huber, Bern

Binder TC (2012) Spannung zwischen Fürsorge und Autonomie in der Pflege bei nicht einsichts- und urteilsfähigen Patienten und Patientinnen. Bachelorarbeit, Medizinische Universität Graz

Bobbert M (2002) Patientenautonomie und Pflege. Begründung und Anwendung eines moralischen Rechts. Campus, Frankfurt am Main, New York

Bräutigam C (2002) Professionelles Situationsverstehen im Pflegeprozess. Ein analytischer und phänomenologischer Zugang im Vergleich. In: Evangelische Fachhochschule Rheinland-Westfalen-Lippe (Hrsg.) Denken & Handeln, Beiträge aus Wissenschaft und Praxis, Bd 44. Bochum

Coulter A, Ellins J (2007) Effectiveness of strategies for informing, educating and involving patients. BMJ 335, 7609:24–27

Cronin E (2012) Dietary advice for patients with a stoma. British Journal of Nursing 21, 16:32–40

Darmann-Finck I (2009) Fallbezogenes Lernen zur Anbahnung von reflexiver Könnerschaft und verantwortlichem Handeln – Unterrichtsmethoden für personenbezogene Dienstleistungsberufe. In: Pahl JP (Hrsg.) Handbuch der Beruflichen Fachrichtungen. Berufspädagogische, berufswissenschaftliche, didaktische und methodische Ausformungen und Entwicklungen unter Berücksichtigung der Berufsfelder und Berufe. Bertelsmann, Gütersloh

Darmann-Finck I (2010) Eckpunkte einer Interaktionistischen Pflegedidaktik. In: Ertl-Schmuck R Fichtmüller F (Hrsg.) Theorien und Modelle der Pflegedidaktik. Eine Einführung. Juventa, Weinheim u. München

Dehnbostel P (2007) Lernen im Prozess der Arbeit. Waxmann, Münster

Deutsche ILCO (Hrsg.) (2014) Informationsangebot der Deutschen ILCO für Stomaträger, Menschen mit Darmkrebs, Angehörige, fachlich Interessierte und für die breite Öffentlichkeit. ► http://www.ilco.de/start/home.html (Zugriff: 15.05.2014)

Eickholt K (2006) Entwicklung und Evaluation eines Fortbildungskonzeptes zur Förderung der Partizipativen Entscheidungsfindung in der allgemein-medizinischen Versorgung depressiver Patienten, Dissertation, Universität Freiburg, ► http://nbn-resolving.de/urn:nbn:de:bsz:25-opus-26866 (Zugriff: 25.07.2014)

Elwyn G, Edwards A, Mowle S, Wensing M, Wilkinson C, Kinnersley P, Grol R (2001) Measuring the involvement of patients in shared decision-making, a systematic review of instruments. Patient Education & Counseling 43, 1:5–22

Ernst J, Holze S, Sonnefeld C, Götze H, Schwarz R (2007) Medizinische Entscheidungsfindung im Krankenhaus, Ergebnisse einer explorativen Studie zum Stellenwert des shared decision making aus der Sicht der Ärzte. Gesundheitswesen 69, 4:206–215. ► http://dx.doi.org/10.1055/s-2007-973091 (Zugriff: 25.07.2014)

Ertl-Schmuck R (2010) Subjektorientierte Pflegedidaktik. In: Ertl-Schmuck R, Fichtmüller F (Hrsg.) Theorien und Modelle der Pflegedidaktik. Eine Einführung. Juventa, Weinheim München

Feldman-Stewart D, Brundage M, McConell BA, Macklillop WJ (2000) Practical issues in assisting shared decision-making. Health Expectations 3:46–54. ► http://dx.doi.org/10.1046/j.1369-6513.2000.00082.x (Zugriff: 25.07.2014)

Festinger L (1985) A theory of cognitive dissonance. Stanford University Press, Stanford

Giese C (2002) Die Patientenautonomie zwischen Paternalismus und Wirtschaftlichkeit – Das Modell des »Informed Consent« in der Diskussion. Studien der Moraltheologie Bd. 22. LIT, Münster

Goertz L (2013) Wann was für wen? Wirtschaft + Weiterbildung 05/2013:10–13

Greb U (2003) Identitätskritik und Lehrerbildung. Eine hochschuldidaktisches Konzept für die Fachdidaktik Pflege. Mabuse, Frankfurt am Main

Griffith R, Tengnah C (2013) Shared decision-making: nurses must respect autonomy over paternalism. British Journal of Community Nursing 8 (6):303–306

Holmes-Rovner M, Valade D, Orlowski C, Draus C, Nabozny-Valerio B, Susan Keiser S (2000) Implementing shared decision-making in routine practice: barriers and opportunities. Health Expectations 3, 3:182–191. ► http://dx.doi.org/10.1046/j.1369-6513.2000.00093.x (Zugriff: 25.07.2014)

Kaden A, Keinath E, Knisch A, Marquard S, Müller A, Schmitte H (2012) Pflegeentscheidungen treffen – am Fall lernen. Die pflegerische Fallbesprechung als Pflegeentwicklungsmaßnahme einer Advanced Nursing Practice. PADUA 7, 3:122–126

Käppeli S (2008) Der mündige Patient in der Pflege – ein Widerspruch in sich selbst? ► http://www.pflegeportal.ch/pflegeportal/pub/referat_kaeppeli_muendiger_patient_1228_1.pdf (Zugriff: 09.07.2014)

Klemperer D (2003) Wie Ärzte und Patienten Entscheidungen treffen, Konzepte der Arzt-Patient Kommunikation. Veröffentlichungsreihe der Arbeitsgruppe Public Health – Forschungsschwerpunkt Arbeit, Sozialstruktur und Sozialstaat. Wissenschaftszentrum Berlin für Sozialforschung, Berlin. ► http://bibliothek.wzb.eu/pdf/2003/i03-302.pdf (Zugriff: 25.07.2014)

Klimsa P, Issing L (Hrsg.) (2011) Online-Lernen. Handbuch für Wissenschaft und Praxis, 2. Aufl. Oldenbourg, München

Kopp B, Mandl H (2011) Blended Learning: Forschungsfragen und Perspektiven. In: Klimsa P, Issing L (Hrsg.) Online-Lernen. Handbuch für Wissenschaft und Praxis, 2. Aufl. Oldenbourg, München

LEO – Online-Wörterbuch. ► http://www.leo.org (Zugriff: 25.07.2014)

Müller-Staub M, Stuker-Studer U (2006) Klinische Entscheidungsfindung: Förderung des kritischen Denkens im pflegediagnostischen Prozess durch Fallbesprechungen. Pflege 19:281–286

Neu B, Browne JV (1997) Infant physiologic and behavioral organization during swaddled versus unswaddled weighing. Journal of Perinatology 17, 3:193–198

Pedder L (1998) Nursing's nutritional responsibilities. Nursing Standard 13, 9:49–52

Price B (1990) Body Image Nursing. Concepts an Care. Prentice Hall, London

Rimmasch, T (2003) Kollegiale Fallberatung – was ist das eigentlich? In: Franz HW, Kopp R, Michels-Kohlhage M (Hrsg.) Kollegiale Fallberatung. State of the Art und organisationale Praxis. EHP, Bergisch Gladbach. S. 17–51

Roes M, de Jong A, Wulff I (2013) Implementierungs- und Disseminationsforschung – ein notwendiger Diskurs. Pflege & Gesellschaft 18, 3:197–213

Schaeffer D (2001) Patientenorientierung und -beteiligung in der pflegerischen Versorgung. In: von Reibnitz C, Schnabel PE, Hurrelmann K (Hrsg.) Der mündige Patient. Konzepte zur Patientenberatung und Konsumentensouveränität im Gesundheitswesen. Juventa, Weinheim

Schulz-Zander R, Tulodziecki G (2011) Pädagogische Grundlagen für das Online-Lernen. In: Klimsa P, Issing L (Hrsg.) Online-Lernen. Handbuch für Wissenschaft und Praxis, 2. Aufl. Oldenbourg, München

Sieger M, Ertl- Schmuck R, Harking M (2010 a) Gestaltung pflegerischer Interaktion in der Rehabilitation – am Beispiel der Pflege querschnittgelähmter Menschen im Krankenhaus. Pflege 23, 4:261–266

Sieger M, Ertl- Schmuck R, Harking M (2010 b) Situationswahrnehmung und Deutung in der Interaktion zwischen Pflegenden und Patienten – Ergebnisse einer empirischen Studie. Pflege 23, 4:249–259

Simon D, Loh A, Härter M (2007) Measuring (shared) decision-making. A review of psychometric instruments. Zeitschrift für ärztliche Fortbildung und Qualität im Gesundheitswesen 201, 4:259–268. ► http://dx.doi. org/10.1016/j.zgesun.2007.02.029 (Zugriff: 25.07.2014)

Smoliner A, Hantikainen V, Mayer H, Ponocny-Seliger E, Them C (2009) Präferenzen und Erleben von Patienten zur Beteiligung an pflegerischen Entscheidungen im Akutspital – Eine Analyse der Übereinstimmung von Präferenz und Erleben sowie der Einflussfaktoren bezogen auf verschiedene Entscheidungstypen. Pflege 22:401–409

Stöckli M, Müller B, Wagner M (2007) Die Stomaberatung – Patientenschulung, perioperative Betreuung, Selbsthilfeorganisation. Therapeutische Umschau 64, 9:549–554.

► http://dx.doi.org/10.1024/0040-5930.64.9.549 (Zugriff: 25.07.2014)

Sachverständigenrat für die konzertierte Aktion im Gesundheitswesen (2001) Bedarfsgerechtigkeit und Wirtschaftlichkeit. Gutachten 2000/2001. ► http://www. svr-gesundheit.de/index.php?id = 6 (Zugriff: 11.07.2014)

Thielhorn U (2008) Shared decision-making. Entscheidungserleben von Patienten im Verlauf einer Krebserkrankung. Dissertation, Universität Bielefeld

van Sleuwen, BE Engelberts AC Boere-Boonekamp MM, Kuis W, Schulpen TWJ, L`Hoir, MP (2007) Swaddling: A Systematic Review. Pediatrics 120, 4:e1097–e1106. ► http:// dx.doi.org/10.1542/peds.2006-2083 (Zugriff: 15.04.2014)

Williams J (2012) Stoma Care: intimacy and body image issues. Practice Nursing 23, 2:91–93. ► http://dx.doi. org/10.12968/pnur.2012.23.2.91 (Zugriff: 25.07.2014)

Lernszenario Community of Practice

A. Rustemeier-Holtwick, A. Wolpert

M. Sieger et al. (Hrsg.), *Digital lernen – evidenzbasiert pflegen*,
DOI 10.1007/978-3-662-44298-2_9, © Springer-Verlag Berlin Heidelberg 2015

9.1   Begriffsklärung

Communities of Practice werden verstanden als »über einen langen Zeitraum bestehende Personengruppen, die Interesse an einem gemeinsamen Thema haben und Wissen gemeinsam aufbauen und austauschen wollen. Die Teilnahme ist freiwillig« (North et al. 2000, S. 54). Das gemeinsame Thema wird als »das Verbindende oder das »Gemeinschaftliche« von den Mitgliedern der Community selbst hervorgebracht« (Bliss et al. 2006, S. 6). Communities of Practice entwickeln sich nicht aufgrund formaler Zugehörigkeit, sondern aus unterschiedlichen Interessens- und Bedürfnislagen. Als gemeinsame Themen ergeben sich beispielsweise ein gemeinsames Problem (Manville u. Foote 1996), die gleiche Arbeit (Sharp 1997), gemeinsame fachliche, praxisorientierte und/oder wirtschaftliche Themen (Schneider 1999, North et al. 2000). Charakterisiert man diese verschiedenen Gruppierungen, so kann unterschieden werden zwischen Learning Communities, Business Communities und Hobby Communities (Bliss et al. 2006).

Bedingt durch den Charakter der Freiwilligkeit variiert der Grad der Teilnahme von sich kontinuierlich aktiv in Diskussionen einbringenden Kernmitgliedern, über aktive Mitglieder, die gelegentlich partizipieren, peripher agierende Community-Mitglieder bis hin zu sogenannten Satelliten als außenstehende Personen, die ein allgemeines Interesse an der Community haben, wie Kunden, Mitglieder anderer Communities (Bliss 2006, Johanning 2009). Die Partizipationsgrade von Kernmitgliedern über aktive bzw. passive Mitglieder hin zu außenstehenden Personen sind fließend und können sich im Zeitverlauf ändern, da die Mitglieder selbstorganisiert handeln und durch den Grad der Teilnahme und ihr Engagement den Entwicklungsprozess beeinflussen.

9.2   Didaktisches und organisatorisches Konzept

Die Flexicare-Community ist als Wissensgemeinschaft und damit als Learning Community eingeordnet und fügt als Internet-Forum dem selbstorganisierten Lernen eine weitere Facette hinzu. Um zum Erfolg der Flexicare-Community beizutragen, sind beispielsweise thematische Schwerpunkte, konkrete Problemstellungen, die Bearbeitung von Wissenslücken oder auch das Initiieren von offenen Schwerpunktdiskussionen vorgesehen (North 2004 S. 66). Die Teilnahme an dieser Community ist zunächst nur möglich für Projektmitglieder, und zwar klinikübergreifend. Die Gruppe der Teilnehmenden bildet somit die Basis der Flexicare-Community und ist damit für den Erfolg entscheidend (APQC 2001, Schoen 2000). Intendiert ist der Charakter einer professionellen Gemeinschaft, die einen gemeinsamen Lernprozess durchläuft und vor dem Hintergrund ähnlicher beruflicher Erfahrungen argumentiert. Hier soll Wissen geteilt bzw. ein Rahmen geschaffen werden, um Problemlösungen mit fachlichem und methodischem Wissen anzugehen. Der Austausch in dem Lernnetzwerk ermöglicht auch soziales Lernen, allerdings in einem anderen, einem virtuellen, Raum.

Die vier Dimensionen »Mitglieder«, »Interaktive Gemeinschaft«, »Ergebnis« und »Organisatorische Unterstützung« sind für die Gestaltung von Wissensgemeinschaften relevant (North et al. 2004, S. 52). Das Konzept basiert auf dem sogenannten MIEO-Modell, welches den Mitgliedern als Basis einer Community und der Entwicklung der interaktiven Gemeinschaft mit der Definition eines gemeinsamen Sinns und Nutzens, gemeint sind hier Ergebnisse, eine zentrale Bedeutung zuweist. Die organisatorische Unterstützung fördert die Entwicklung dieser Dimensionen. Das Modell eignet sich aufgrund seiner systematischen Literaturanalyse und durch die differenzierten Gestaltungshinweise und Begründungen als Rahmen für die Flexicare-Community (◻ Abb. 9.1).

Ziel ist in Flexicare 50+, dass die berufserfahrenen Pflegenden sich einerseits über eigene fachliche Beiträge als Experten in die professionelle Community einbringen, andererseits können Anfragen gestellt und Probleme identifiziert werden, die ebenfalls Ausgangspunkt für eine Diskussion in den Foren sein können. Um einen lebendigen Lernraum zu erhalten und auch eine Vertrauensbasis zu schaffen, sind die Community-Mitglieder in der Startphase aufgefordert, gemeinsame Themen

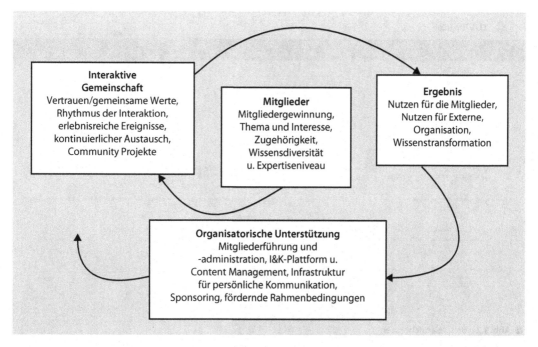

Abb. 9.1 Modell zur Beschreibung und Gestaltung von Wissensgemeinschaften. (Adaptiert nach North et al. 2004, S. 24)

zu definieren, »mit denen sich möglichst alle Mitglieder identifizieren können« und die jeweiligen Interessen zu klären (Frost u. Holzwarth 2001, S. 57 zit. in: North et al. 2004). Es werden die eigenen Ziele, Vorstellungen und Erwartungen eingebracht, um hierüber eine Bedeutsamkeit und gemeinsame Identität zu schaffen. Denn der Aufbau von Vertrauen und die Entwicklung gemeinsamer Werte gelten als Grundvoraussetzung für eine interaktive Gemeinschaft (Frost u. Holzwarth 2001). Da in dieser Phase der persönliche Kontakt bedeutsam ist, setzen die Tutoren und Projektleitungen der einzelnen Häuser Impulse über Hinführungstexte zu den gewählten Themen. Grundsätzlich unterstützen sogenannte Kernmitglieder den Vertrauensaufbau und tragen insbesondere dazu bei, die Mitglieder miteinander zu vernetzen (North 2004).

In der Gruppe der Projektmitglieder bestehen unterschiedliche Grade der Vertrautheit. So sind einzelne Projektmitglieder der Kliniken bereits durch die Zusammenarbeit in den Lerngruppen miteinander vertraut, einzelne kennen sich auch bereits aus der beruflichen Tätigkeit. Neben den hausinternen Lerngruppen bieten gemeinsame Veranstaltungen aller Projektbeteiligten die Gelegenheit, sich kennenzulernen und über den persönlichen Kontakt Vertrauen zu entwickeln (APQC 2001). Grundsätzlich besteht seitens der Projektteilnehmer ein deutliches Interesse, andere Projektmitglieder über die Grenzen der Häuser hinaus kennenzulernen. Die Belebung des Lernraums ist von vielen Faktoren abhängig, wie z. B. Gruppengröße, Lerngegenstand, Lehrmethoden (Wender et al. 2002 in: North et al. 2004, Arnold et al. 2012, S. 92). Die unterstützende Organisation schafft einen förderlichen Kontext, »damit die Prozesse innerhalb der Community reibungslos verlaufen und die Mitglieder engagiert und motiviert bleiben« (Arnold et al. 2012; North et al. 2004, S. 77; Frost u. Holzwarth 2001). Dazu gehören: Willkommenheißen neuer Mitglieder, Einladen zu Aktivitäten, Vorstellen von Regeln der Community, Anregen der Mitglieder, sich an Diskussionen und Aktivitäten zu beteiligen.

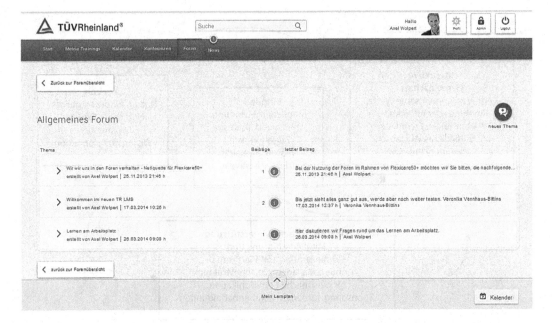

■ **Abb. 9.2**   Beispielansicht Foren

9.3   Erprobung

Die technische Basis in der geschlossenen Flexi-care-Community bildet das Lernmanagementsystem und die darin enthaltenen Kommunikations-elemente. In erster Linie kommen hier Foren zum Einsatz. Die Foren dienen dem asynchronen Informationsaustausch und können wahlweise auch für einzelne Seminare und Lerngruppen eingerichtet werden. Einen Zugang zur Community of Practice haben die Teilnehmer über das LMS mit ihrem individuellen Benutzer-Account.

Die Themen der Foren werden zum Start der Community of Practice im Rahmen einer Online-Befragung ermittelt. Diese erste Themenfindung findet zwar durch das Votum auf dem Tablet PC statt, dieses Votum ist aber in einer Präsenzveranstaltung, zu der alle Projektteilnehmer geladen waren, abgegeben worden. Die Präsenzveranstaltung ermöglicht den Teilnehmern im Vorfeld des Starts der Community auf andere Mitglieder zuzugehen und sich informell zu dem Lernformat auszutauschen. Erste Impulse erfolgen mit einer allgemeinen Einführung »Worum es in diesem Forum gehen

soll«. Um das Vertrauen in der Flexicare-Community zu stärken und Regeln der Zusammenarbeit und Kommunikation untereinander zu thematisieren, wird eine »Netiquette« eingeführt. Diese Netiquette führt unter Bezugnahme zu den in den Kliniken gültigen Datenschutzgesetzen explizit den Schutz von Patientendaten als Regel ein. Sie verweist auf urheberrechtliche Bestimmungen, wie beispielsweise den Umgang mit fremden Bildern und Texten. Darüber hinaus gibt sie Hinweise zur konkreten Nutzung des Forums, wie beispielsweise den in Foren allgemein verbreiteten Verhaltenskodex, z. B. kurz Rückmeldung zu geben, inwieweit die Antwort eines anderen Mitgliedes hilfreich ist.

In der Flexicare-Community werden zwei Community-Begleiter als Moderatoren eingesetzt, ein Begleiter aus der technischen Perspektive sowie ein weiterer für die inhaltliche Perspektive. Die in einem Forum veröffentlichten Beiträge werden von den Community-Begleitern verwaltet. Diese können die Diskussion anregen, haben das Recht, die Beiträge anderer Teilnehmer zu bearbeiten oder diese begründet, z. B. bei einem Verstoß gegen die Netiquette, zu löschen (■ Abb. 9.2).

Literatur

APQC – American Productivity & Quality Center (2001) Building and sustaining communities of practice – continuing success in knowledge management. Best practice Report des Consortium Learning Forum des American Productivity & Quality Centers

Arnold P, Kilian L, Thillosen A, Zimmer G (2012) Handbuch E-Learning. Bertelsmann, Bielefeld

Bliss FR, Johanning A, Schicke H (2006) Communities of Practice – Ein Zugang zu sozialer Wissensgenerierung. In: Deutsches Institut für Erwachsenenbildung. ▶ http://www.die-bonn.de/esprid/dokumente/doc-2006/bliss06_01.pdf (Zugriff: 02.07.2014)

Frost B, Holzwarth C (2001) Motivieren in Communities of Practice – Erfahrungen und Ansätze der Siemens AG. new management 10:74–80

Johanning A (2009) Kompetenzentwicklung im Internet. Fallstudie über eine Community of Practice. Nomos, Baden-Baden

North K, Romhardt K, Probst GJB (2000) Wissensgemeinschaften – Keimzellen lebendigen Wissensmanagements. io-Management 7/8:52–62

North K, Franz M, Lembke G (2004) Wissenserzeugung und -austausch in Wissensgemeinschaften, Communities of Practice. QUEM-Report – Schriften zur beruflichen Weiterbildung, Heft 85. Arbeitsgemeinschaft Betriebliche Weiterbildungsforschung e.V./Projekt Qualifikations-Entwicklungs-Management, Berlin. ▶ http://www.abwf.de/content/main/publik/report/2004/report-85.pdf (Zugriff: 02.07.2014)

Schneider U (1999) Man muss Wissensmanagement als indirekte Rahmensteuerung begreifen. ▶ http://www.zum-thema.com/archiv/schneider1.htm (nicht mehr online)

Schoen S (2000) Gestaltung und Unterstützung von Communities of Practice. Herbert Utz, München. Zugl. Dissertation, TU München

Sharp J (1997) Key hypotheses in supporting communities of practice. ▶ http://www.tfriend.com/hypthesis.html (nicht mehr online)

Wenger E, McDermott R, Snyder WM (2002) Cultivating communities of practice: A guide to managing knowledge. Harvard Business School, Boston

Ergebnisse

A. Rustemeier-Holtwick, L. Goertz, T. Fritsch

M. Sieger et al. (Hrsg.), *Digital lernen – evidenzbasiert pflegen*,
DOI 10.1007/978-3-662-44298-2_10, © Springer-Verlag Berlin Heidelberg 2015

10.1   Begleitung der Lernprozesse

A. Rustemeier-Holtwick

10.1.1   Formen der Begleitung

Um den komplexen Lernprozess in den Kliniken vorzubereiten und abzusichern, wird eine Arbeitsgruppe, bestehend aus Projektleitungen und Tutoren der Erprobungspartner, systematisch in die EBN-Methode eingeführt, um die Tutoren inhaltlich auf die Lernbegleitung vorzubereiten. Den Leitungskräften wird deutlich, dass in Konsequenz die Weiterentwicklung der Organisationsstrukturen folgen sollte.

Die Tutoren sind seitens der Kliniken ausgewählte, pädagogisch qualifizierte Personen. Sie sind Pflegende der Einrichtungen, alle selbst aus der Altersgruppe 50+, und agieren damit quasi »von Kollege zu Kollege« als erste Ansprechpartner für technische, inhaltliche und strukturelle Fragen. Sie unterstützen die Kolleginnen bei der Heranführung an die neuen Medien und begleiten den jeweiligen Lernprozess. Die Tutoren sind für die Projektteilnehmer telefonisch erreichbar und bieten feste Sprechzeiten in unmittelbarer Nähe zu den Mitarbeitern an. Sie stehen in einem engen Austausch mit der wissenschaftlichen Begleitung, dem übergeordneten Projektmanagement und sind Ansprechpartner für die Projektleitungen der Einrichtungen. Im Projekt werden die Tutoren selber systematisch an den Umgang mit den neuen Medien herangeführt und sind mit internetfähigem Notebook und Tablet-PC ausgestattet.

Die wissenschaftliche Begleitung ergänzt den im hohen Maße selbstgesteuerten Lernprozess mit gezielten Impulsen: Auf den Ebenen der Reflexion zu Fragen des eigenen Lernprozesses und zur Ausformung der Methode sowie zum Transfer mit Fragen zur Umsetzung von gewonnenen Erkenntnissen in die jeweiligen Arbeitsstrukturen. Im Verlauf von Flexicare 50+ entwickeln sich zunehmend verbindliche Formen der Begleitung von offenen Sprechstunden bis hin zu verbindlichen Lerngruppen. Durch die regelmäßige Präsenz der wissenschaftlichen Begleitung in den Kliniken steigt die Akzeptanz für die Themen und der experimentelle Rahmen von Flexicare 50+ kann produktiv für die Erweiterung des Handlungsrahmens genutzt werden.

Die Formen des selbstorganisierten und selbstbestimmten Lernens führen zu eigenen Fragen, die in der Begleitung gezielt aufgegriffen und weiterentwickelt werden. So wird nach ersten Versuchen in der Literaturrecherche im Rahmen der Micro-Learning-Einheit »Wege zum neuen Wissen – eigene Anfragen an die Wissenschaft am Beispiel Umgang mit MRSA« die Schwierigkeit thematisiert, sich in den unterschiedlichen Masken der Datenbanken zurechtzufinden und aus der Fülle vermeintlicher Treffer die geeignete Literatur auswählen und bewerten zu können, und zwar im Hinblick auf die Einschätzung der Qualität der aufgefundenen Texte, wie beispielsweise Ausweisen der Autoren, Aktualität und Umfang des Literaturverzeichnis sowie Kennzeichnung anhand von Fußnoten. Außerdem wird die Relevanz des Artikels für die zu beantwortenden Fragen anhand des Titels, wenn vorhanden anhand des Inhaltsverzeichnis oder einer Gliederung, ggf. einer Einleitung und/oder eines Abstracts überprüft.

Durch solchermaßen eingeleitete Reflexionsschritte entsteht eine größere Sicherheit in der Nutzung der Datenbanken und Bewertung der Literatur. Neben Fragen zur Methode selber werden Fragen zur Einordnung der Themen diskutiert, so auch die Frage nach dem Sinn des selbstständigen Erschließens von eigenem Wissen in der Pflege. Die Reflexion der beruflichen Erfahrungen, zunehmend selbstständig Entscheidungen treffen und legitimieren zu müssen, wird eingeordnet vor dem Hintergrund des normativ verankerten höheren Grades der Eigenständigkeit und einem erweiterten Verantwortungsbereich in der Pflege.

10.1.2   Eine Bewertung des Lernprozesses

Das Ziel, mithilfe der digitalen Medien einen systematischen Lernprozess zu initiieren und einzuüben, wurde erreicht. Durch die Unterstützung digitaler Medien hat sich der gewohnte und eingeübte Lernprozess gravierend verändert: Visuelle Formen des Lernens eröffnen neue Möglichkeiten und fördern selbstorganisiertes und selbstbestimmtes Lernen.

■ Selbstorganisiertes Lernen

Im Bereich der Selbstorganisation schätzen die Teilnehmenden die Möglichkeiten der flexiblen Nutzung der Tablet-PCs, die Flexibilität der Lernzeiten und -orte sowie die Möglichkeit, das Lerntempo individuell anzupassen. Als Vorteil für eine flexible Nutzung stellt sich heraus, dass die Micro-Learning-Einheiten immer wieder auf dem Tablet aufgerufen werden können, um so den Lernprozess individuell zu steuern. Sequenzen können mehrfach wiederholt werden, somit kann nicht ausreichend Verstandenes erneut in den Blick genommen und Zusammenhänge hergestellt werden. Während zu Beginn des Lernprozesses die Formen des selbstorganisierten Lernen stärker im Vordergrund stehen, nutzen die berufserfahrenen Pflegenden zunehmend die Möglichkeiten, den Lernprozess selbstbestimmt zu gestalten. Diese Einschätzung zu den Möglichkeiten des selbstorganisierten Lernens korrespondiert mit den Ergebnissen der Evaluation.

■ Selbstbestimmtes Lernen

Indirekt werden die Pflegenden über die empirische Erhebung an der Gewinnung der Themen für die Micro-Learning-Einheiten beteiligt. Direkt setzen die Teilnehmenden im Blended Learning mit der Wahl des Themas eigene Akzente, denn es sollte ein Pflegeproblem aus dem eigenen Arbeitskontext identifiziert werden, das eine hohe Relevanz für die Pflegenden selbst besitzt. Innerhalb dieses Lernformates treffen die Teilnehmerinnen wesentliche Entscheidungen zur Gestaltung des Lernprozesses. Sie entscheiden sich beispielsweise, das Thema alleine oder in selbstgewählten Arbeitsgruppen zu bearbeiten, verfolgen ihre Fragestellungen zunehmend selbstständig und legen den Rahmen für die Erprobung komplett selber fest. So liegt die Auswahl der Patienten und Gestaltung der Pflegesituation unter den Prämissen der neuen Erkenntnisse in der Verantwortung der Projektteilnehmerinnen. Sie kommen eigeninitiativ mit ihren spezifischen Fragestellungen auf die Tutoren und die wissenschaftliche Begleitung zu.

■ Micro-Learning-Einheit »Wege zum neuen Wissen – eigene Anfragen an die Wissenschaft am Beispiel Umgang mit MRSA«

In der Micro-Learning-Einheit werden die Teilnehmer, ausgehend von vorgegebenen Fragestellungen zum Umgang mit MRSA, befähigt ein wissenschaftlich standardisiertes Verfahren anzuwenden. Damit sich die Teilnehmer auf »sicherem« Rechercheterrain ausprobieren können, erfolgt die erste Recherche anhand konkreter Quellenangaben und Stichwortvorgaben. Die – in den Datenbanken des RKI (▶ http://edoc.rki.de/index.php), DIMDI (▶ https://www.dimdi.de/static/de/index.html) und MRSA-Net (▶ http://www.mrsa-net.nl/de) – aufgefundene Literatur bezieht sich auf die bekannten Empfehlungen des Robert Koch-Institutes. Deutlich wird an diesem Beispiel, dass im wissenschaftlichen Diskurs Rückbezüge zu weiteren bereits veröffentlichten Ergebnissen erfolgen sollen. In diesem Falle beziehen sich die Autoren weiterer Artikel auf eine Empfehlung des Robert Koch-Instituts als anerkannte Institution, deren Informationen durch wissenschaftliche Untersuchungen geprüft werden und vor diesem Hintergrund eine fundierte Aussagekraft besitzen.

Mit dem Anlegen der Qualitätsanforderungen an wissenschaftliche Literatur werden die Unterschiede zu den in der Pflegepraxis verbreiteten reinen Handlungsanweisungen deutlich. Durch die Auseinandersetzung mit den Ergebnissen der Literaturrecherche wird der Prozess angeregt, eigene Anfragen an die Wissenschaft zu stellen. So wird erreicht, dass eigene – über das aktuelle Thema hinausgehende – Fragen gestellt, inhaltlich eingeordnet und die Wege der Wissenserweiterung methodisch gelenkt verfolgt werden Eine Teilnehmerin bearbeitet beispielsweise systematisch die Frage, wie Patienten mit MRSA die Isolationsmaßnahmen im Krankenhaus erleben. Zwei weitere Teilnehmerinnen lösen sich aufgrund des Wechsels des Arbeitsbereiches und einem veränderten Klientel von ihrer ursprünglichen Fragestellung und widmen sich einem in der Intensivpflege vorrangigen Problem, der existentiellen Angst von Patienten, die eine Dyspnoe erleiden. Mit der Fähigkeit, sich selbständig Wissen erschließen zu können, entwickeln die Teilnehmer eine kritische Haltung zu dem in der Pflege sozialisierten Verhalten, »Autoritäten« zu vertrauen und Wissen ungeprüft zu übernehmen.

- **Micro-Learning-Einheit »Das neue Berufsprofil: Bin ich noch Assistenz des Arztes – ja/nein: Berufegesetze«**

Die Auseinandersetzung mit dem Stand der Professionsentwicklung sowie die Reflexion der als Berufsangehörige selbst erlebten Dissonanzen führt auf der Teilnehmerseite zu einer aktiven Haltung zu den beruflichen Entwicklungen und Gestaltungsoptionen im beruflichen Handeln. Durch den eingeleiteten Reflexionsprozess wird eine Schärfung der eigenen Sicht auf die Patientenversorgung bewirkt. Am Beispiel des ausgewählten Falls (Höhmann et al. 1998) kann sehr eindrucksvoll veranschaulicht werden, zu welchen Konsequenzen eine Vernachlässigung der pflegerischen Perspektive in der Patientenversorgung führen kann. Die Beantwortung der Frage »Bin ich noch Assistenz des Arztes?« führt zu einem Ausloten und zu einer systematischen Bewertung von pflegerischen Entscheidungsspielräumen.

- **Micro-Learning-Einheit »Beratung als Methode der Entscheidungsfindung. Schwester, ich hab da mal eine Frage?«**

Beratung wird als neuer pflegerischer Auftrag identifiziert und der Nutzen anhand spezifischer Bedarfe ausgewählter Patienten veranschaulicht. Die Reichweite von pflegerischer Beratung und die Unterschiede zu bisher geführten Patientengesprächen werden angesichts eines Fundus an Beratungsansätzen im Feld Gesundheit deutlich. Eingeübt ist, die Auswahl des Beratungsansatzes vor dem Hintergrund der spezifischen Beratungsanlässe ihrer Patienten zu begründen. Die Ausrichtung der Versorgungsabläufe an dem einzelnen Fall wird aber auch hier als notwendige Voraussetzung gesehen, um pflegerische Beratung in den Arbeitsalltag zu implementieren.

- **Blended Learning**

Mit der Vermittlung von Grundzügen zum evidenzbasierten Handeln in der Pflege wird ein systematischer Lernprozess eingeübt. Insgesamt sind 26 Pflegeprobleme in den drei Klinikverbünden

bearbeitet worden, die sich folgenden übergeordneten Schwerpunkten zuordnen lassen:

- Bewegungseinschränkungen
- Eingeschränkte Wahrnehmung
- Belastungen aufgrund von Erkrankungen, Folgen der Therapien etc.
- Schmerzen
- Inkontinenz
- Entlassungsmanagement

Erreicht worden ist, die Entwicklungen der Pflegewissenschaft und Forschung für die berufliche Praxis erfahrbar zu machen. Hervorzuheben ist, dass die Teilnehmer gelernt haben, aus einer pflegerischen Perspektive zu argumentieren und sich vorsichtig in dem Denkgebäude der Pflegewissenschaft zu bewegen. Das didaktische Prinzip, Lernanlässe direkt aus dem Arbeitskontext zu generieren und auch dorthin im Schritt der Erprobung wieder zurückzuführen, führt zu einer aktiven Auseinandersetzung mit dem jeweiligen Thema und einer hohen Leistungsbereitschaft, am Thema dranzubleiben. Die Selbststeuerung des eigenen Lernprozesses entwickelt sich von einem zunächst stärker strukturierten Vorgehen in den Phasen der Problemidentifikation, Beschreibung der internen Evidenz und beginnend in der Phase des Eruierens der externen Evidenz hin zu der Entscheidung, alleine weiter zu gehen. Die eigene Fragestellung wird weiter verfolgt, so dass sich darüber neue Horizonte des Lernens selbstentdeckt erschließen.

Die kritische Prüfung der Relevanz der Texte findet damit auf einer anderen, abstrakteren Ebene statt als auf der unmittelbaren Ebene der Handlungsanweisungen. Die anschließende Erprobung ist von einer hohen Eigenständigkeit in den Entscheidungen gekennzeichnet. Den Teilnehmerinnen gelingt es, ausgewählte Pflegesituationen unter den Prämissen der neu gewonnen Erkenntnisse zu gestalten. Die berufserfahrenen Pflegenden erleben es als Erfolg und Bereicherung, wenn sie Belege für erweiterte Handlungsoptionen in die Pflegesituationen und in den Austausch mit Kollegen und Kolleginnen einbringen und vor diesem Hintergrund besser argumentieren können. So kann z. B. belegt und durch die Erprobung bewiesen werden, dass pflegerische Begleitung für maskenbeatmete Patienten ein relevanter Faktor ist, um die zu Beginn höchst belastende Therapie zu akzeptieren und diese in der kritischen Phase bis zur Verbesserung der Atmung zu tolerieren.

Ein weiteres Beispiel für den Erkenntnisgewinn aus externer Evidenz liegt darin, dass die Patientengruppe, die sich einer Laryngektomie (operative Entfernung des Kehlkopfs) unterziehen muss, immens von einer präoperativen Begleitung durch die Pflege profitiert, weil ihnen die gedankliche Vorwegnahme postoperativer Veränderungen, wie z. B. die Schwierigkeit mit dem Verlust der Stimme und ein durch den Eingriff verändertes Körperbild umzugehen, hilft, nach der Operation mit den massiven Veränderungen umgehen zu lernen. Obwohl auf der Seite von Flexicare 50+ nicht explizit intendiert, strahlt diese Kompetenz auch auf den interdisziplinären Austausch aus. So berichten Projektteilnehmerinnen von interessierten Nachfragen und Abstimmungen mit Vertretern anderer Berufsgruppen.

■ **Community of Practice**

Die Flexicare-Community wird in einer Präsenzveranstaltung im dritten Jahr des Projektes initiiert. Hier werden die initialen Themen mittels einer Abstimmung auf dem Tablet erhoben. Auf der Basis dieses Votums sind insgesamt drei Foren auf thematisch unterschiedlichen Ebenen eingerichtet: Das Forum »Allgemeine Themen« bietet einen offenen Rahmen, um in der Startphase gemeinsame Themen zu definieren, mit denen sich möglichst alle Mitglieder identifizieren können. Dieses dient der Entwicklung eines lebendigen Lernraums und dem Aufbau von Vertrauen zwischen den Community Mitglieder. Das Forum »Lernen am Arbeitsplatz« bietet den Rahmen für den Austausch darüber, wie lebensbegleitendes Lernens im Kontext der Arbeit verankert und weiter ausgebaut werden kann. Bei dem dritten Forum zum Thema »Schmerz« handelt es sich um ein Fachthema. In dem Forum »Verschiedenes« werden technische Fragen und Fragen zur Benutzung der Foren thematisiert.

Die Pflegenden sind sowohl theoretisch als auch im unmittelbaren Kontakt in das dritte Lernszenario eingeführt. Die einführenden Texte werden von den Tutoren bereitgestellt, darüber hinaus wird – wie es dem Wesen einer Community entspricht – zunächst auf die Eigeninitiative der Mitglieder gesetzt. Die Begleitung übernimmt hier die Funktion eines Unterstützers, damit die Prozesse innerhalb der Community reibungslos verlaufen und das Engagement der Mitglieder erhalten bleibt.

Als Ergebnis ist festzuhalten, dass die Foren unterschiedlich frequentiert werden. Hervorzuheben ist, dass in dem Forum Lernen am Arbeitsplatz eine lebhafte Diskussion um die Voraussetzungen für einen gelingenden Lernprozess entsteht. Thematisiert werden in den ersten Beiträgen der erschwerte Zugang zum Internet in den Kliniken sowie das Fehlen von Zugängen zu Datenbanken. In diesem Beitrag werden die Voraussetzungen für die Nutzung am Beispiel verschiedener Datenbanken thematisiert: Während nach Einschätzung dieses Community-Mitglieds die Fähigkeit, sich im Netz über Suchmaschinen zu bewegen, gegeben ist, sieht sie die Notwendigkeit, in die Arbeit mit wissenschaftlichen Datenbanken eingeführt zu werden. Gründe sind die Komplexität der Datenbanken und die eigene »Suchsprache«.

Weiterführend werden institutionelle Formen der Unterstützung beim Auffinden von Literatur diskutiert, wie beispielsweise die Möglichkeit, Literaturrecherchen in Auftrag geben zu können. Auch wird vorgeschlagen, die Ergebnisse in den eigenen Gremien, wie Stationsleitersitzungen, zu diskutieren. Neben diesen Fragen des Zugangs und der Verbreitung werden ebenfalls die technischen Voraussetzungen thematisiert. Hier die Empfehlung komfortablere und schnellere Geräte auszuwählen. In Zeiten immer größerer Mobilität werden gerade mobile Endgeräte, wie Tablets, aber auch Laptops – wegen der Möglichkeit, direkt ausdrucken zu können – präferiert. Die Flexicare-Community wird von vielen Projektteilnehmern aufgesucht und die Einträge mit Interesse verfolgt. Die aktive Beteiligung bleibt allerdings nur einzelnen Community-Mitgliedern vorbehalten. Es gab darüber hinaus zu Beginn einige Fragen in dem Forum Verschiedenes, deren Inhalt sich eher auf das technische Verständnis bezog.

Grundsätzlich ist ein Interesse vorhanden, sich mit den Kollegen im eigenen Hause auszutauschen. Einzelne Mitglieder haben das Angebot, sich institutionenübergreifend in dem neuen Medium auszutauschen, wahrgenommen. Andere haben diesen Prozess verfolgt und Beiträge inhaltlich kommentiert. Zeitlich ist die Community initiiert worden, als die Bearbeitungen im Rahmen des Blended Learning weitgehend abgeschlossen waren, möglicherweise war hierdurch der Diskussionsbedarf in dieser Projektphase etwas geringer.

10.1.3 Erfolgsfaktoren

Bewertet man abschließend den Prozess der Begleitung, so liegen die Faktoren für den Erfolg zum einen in einer hohen Identifikation mit den zu bearbeitenden Themen, zum anderen hat sich die thematische Vernetzung der Lernszenarien als entscheidender Vorteil herausgestellt.

Das große Interesse an einer umfassenden Bearbeitung der Themen lässt sich darauf zurückführen, dass die Auswahl der Themen in allen Lernszenarien direkt oder indirekt durch die Teilnehmenden selbst bestimmt und damit durch sie legitimiert ist. So lenkt die Wahl der Themen ausschließlich die Relevanz für das eigene pflegerische Handeln (Sieger u. Rustemeier-Holtwick 2014). Diese hohe Flexibilität fördert die Identifikation mit dem Kern pflegerischer Arbeit, die Pflegenden sind motiviert, sich ihrem eigenen Lernprozess zu stellen. Die Gewinnung der Themen beruht auf der Annahme, dass die relevanten Schlüsselthemen der Pflege den Arbeitsalltag so stark bestimmen, dass wir über die Befragung der Akteure bzw. über eine Reflexion des beruflichen Handelns auf diese stoßen werden. Ein Beleg dafür, dass es sich um Schlüsselprobleme der Pflege handelt, zeigt die enge Korrespondenz der allgemeinen Fragen, die hinter den bearbeiteten Themen der Micro-Learning-Einheiten stehen, mit den spezifischen Pflegeproblemen des Einzelfalls.

Das exemplarische Bearbeiten seitens der Projektteilnehmer von eingebrachten, häufig als brisant und belastend erlebten, beruflichen Schlüsselthemen führte zu mit Spannungen und Verunsicherung einhergehenden Prozessen. Diese haben in den Präsenzveranstaltungen und Begleitungen ihren Raum, sie werden aktiv aufgegriffen und bearbeitet. Es erfolgt in allen Phasen des Prozesses eine pflegewissenschaftliche Einordnung, die zu einer Positionierung zu den pflegewissenschaftlichen Entwicklungen führt und darüber die Identifikation mit der Profession fördert.

Das Postulat einer Aufbereitung aller Themen unter einer pflegewissenschaftlichen Zielsetzung führt zu dem beabsichtigten Effekt einer Konzentration auf die eigene berufliche Perspektive. Die Klärung des eigenen, nun erweiterten, Professionskerns sowie ein Ausloten von Entscheidungs- und Handlungsspielräumen bestimmt das didaktische Handeln.

Der Erfolg eines solchermaßen offenen Lernprozesses, primär gesteuert durch die Probleme des Alltags und einer hohen Konzentration auf den Patienten, wird deutlich in der Entwicklung eines neuen »Lernerprofils«, das gekennzeichnet ist durch eine zunehmend selbstbestimmte und aktive Steuerung des eigenen Lernprozesses. Dadurch dass sich die Pflegenden selbst als wirksam und wirkungsvoll erleben, übernehmen sie die Verantwortung für ihr Handeln am und mit dem Patienten. Sie erweitern die beruflichen Handlungsspielräume und richten das berufliche Handeln selbstbestimmt an den Zielen und Ansprüchen einer wissenschaftlich orientierten Pflege aus.

10.2   Wissenschaftliche Evaluation

L. Goertz, T. Fritsch

Die wissenschaftliche Evaluation von Flexicare 50+ erfolgte als formative Evaluation, d. h. dass die Zwischenergebnisse der Evaluation zeitnah an das Projektteam weitergegeben wurden. Leitfrage der Evaluation war, ob und inwieweit das Projekt seine in der Vorhabensbeschreibung formulierten Ziele zum jeweiligen Messzeitpunkt erreicht hat. Der Erfolg des Projekts wurde am Ende des Förderzeitraums als »summative Evaluation« überprüft. Grundlage für die regelmäßige Befragung der Akteure waren die Annahmen, die zu Beginn des Projekts formuliert wurden (▶ Abschn. 1.4).

10.2.1 Methoden der formativen und summativen Evaluation

Es wurden vier quantitativ-statistische Befragungen (Paper-Pencil- und Online-Fragebögen) als »formative Evaluation« (vgl. Bortz u. Döring 1995,

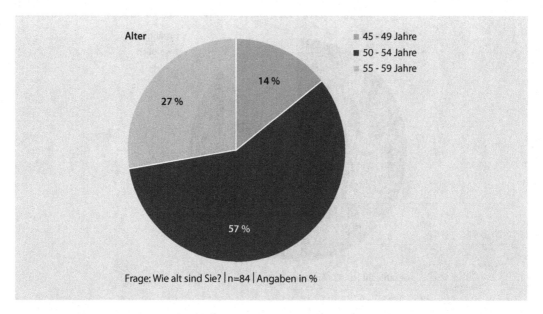

Alter

45 - 49 Jahre
50 - 54 Jahre
55 - 59 Jahre

14 %

27 %

57 %

Frage: Wie alt sind Sie? | n=84 | Angaben in %

Abb. 10.1   Alter (Datenquelle: MMB-Institut 2014)

S.106–107) durchgeführt. Dieses Vorgehen bot die Möglichkeit, den weiteren Projektverlauf aufgrund der Zwischenergebnisse zu steuern.

Die erste Erhebung (»Nullmessung«) fand vor dem Erscheinen der Micro-Learning-Einheiten im 10. und 11. Projektmonat statt. Die zweite Messung wurde vor der Blended-Learning-Phase in den Monaten 18 bis 22 durchgeführt, die dritte vor dem Start der Communities of Practice in den Monaten 30 bis 32. Die vierte Evaluationswelle begann im 35. Projektmonat und behandelte die abschließende Einschätzung des Projekts durch die Teilnehmerinnen und Teilnehmer.

Das Ziel der Messungen war es, die Lernmotivation, die Zufriedenheit (beim Lernen, mit den Lernszenarien, mit den Rahmenbedingungen) sowie die Medienkompetenz und den (subjektiven) Lernerfolg der Teilnehmerinnen zu überprüfen und zu vergleichen.

Zusätzlich zu den Befragungen fanden im Sinne einer summativen Evaluation (vgl. Bortz u. Döring 1995, S. 106–107) zum Abschluss des Projekts in den Projektmonaten 32 bis 34 drei Workshops statt. Diese Teilnehmerworkshops dienten der Gesamtbewertung des Projekts und wurden bei den Partnerkliniken in Arnsberg, Velbert und Bochum veranstaltet. Die Workshops wurden protokolliert und durch eine qualitative Inhaltsanalyse (vgl. Merten 1983, S. 50) ausgewertet.

In der folgenden Auswertung werden die Ergebnisse der schriftlichen Befragungen präsentiert und durch die Befunde in den drei Workshops ergänzt.

10.2.2 Zusammensetzung der Teilnehmer

Bei der Nullmessung wurden auch die Altersgruppen und das Geschlecht der Teilnehmerinnen und Teilnehmer erhoben. Zur Zeit des 10. und 11. Projektmonats waren die Mehrheit der Teilnehmer zwischen 50 und 54 Jahre alt (57 %), etwa 29 % waren zwischen 55 und 59 und ein Teilnehmer (1 %) über 60 Jahre. 16 % der Teilnehmer waren zum Zeitpunkt der Erhebung noch jünger als 50 Jahre, sollten die »magische Grenze« von 50 Jahren aber während des Projektzeitraums überschreiten (■ Abb. 10.1 u. ■ Abb. 10.2).

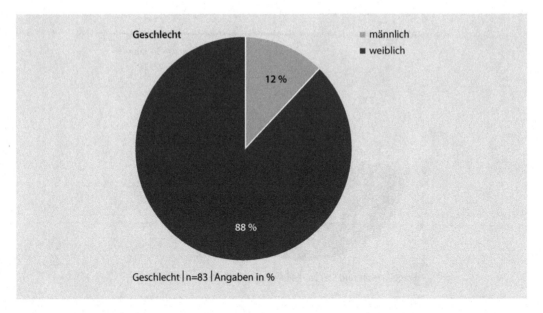

Geschlecht

männlich
weiblich

12 %

88 %

Geschlecht | n=83 | Angaben in %

◘ Abb. 10.2   Geschlecht (Datenquelle: MMB-Institut 2014)

Der Anteil der Frauen unter den Flexicare-Teilnehmern liegt bei 88 %, 12 % der Befragten sind männlich. Damit entspricht die Verteilung der Geschlechter in der Berufsgruppe der Gesundheits- und Krankenpfleger weitgehend dem Bundesdurchschnitt – laut amtlicher Statistik im Jahr 2011 lag der Anteil der Frauen in diesem Beruf bundesweit bei 86 % (vgl. Institut für Arbeitsmarkt- und Berufsforschung 2011).

10.2.3 Erwartungen an das Projekt insgesamt

Gefragt wurden die Teilnehmer zu Beginn der Micro-Learning-Phase nach ihren Erwartungen an das Projekt Flexicare 50+.

Über die leitfadengestützten Gespräche hinaus konnten alle Teilnehmer anhand von Statements in einer Liste einstufen, was ihnen im weiteren Projektverlauf besonders wichtig ist. Die folgenden beiden Abbildungen zeigen die Erwartungen der Befragten nach Wichtigkeit geordnet (◘ Abb. 10.3 u. ◘ Abb. 10.4). Ausgewiesen wird die Summe der Antwortvorgaben »Sehr wichtig« und »eher wichtig«, die beiden Vorgaben »eher nicht wichtig« und

»völlig unwichtig« werden in den Abbildungen nicht berücksichtigt.

Ganz klar im Vordergrund stand vor Beginn der Micro-Learning-Phase der Wunsch, durch die technischen Lerninnovationen nicht allzu sehr belastet zu werden. Deshalb äußerten alle Beteiligten (100 %) die Erwartung, dass sie sich in der Lernplattform schnell und intuitiv zurecht finden wollen. Fast ebenso viele (99 %) erwarteten, dass die Bedienung der Geräte einfach sein solle. Etwa genauso hoch ist der Anteil derer, die besonders auf die Vorteile des digitalen Lernens setzen, nämlich die Zeit und den Ort des Lernens selbst zu bestimmen (jeweils 99 %). Wichtig ist den Teilnehmern auch der Praxisbezug der Lerninhalte (99 %). Am Ende der Tabelle rangieren die Erwartungen, die den Teilnehmern deutlich weniger wichtig waren: Beide Statements, die das kollaborative bzw. das Alleine-Lernen ansprechen, erhalten deutlich weniger Zustimmung, aber immerhin noch 74 (alleine lernen) bzw. 67 % (mit anderen gemeinsam lernen). Letzteres hat sich allerdings im weiteren Verlauf als Erfolgsfaktor im Projekt erwiesen.

Am Ende dieses Kapitels wird gezeigt, inwieweit sich die anfänglichen Erwartungen erfüllt haben.

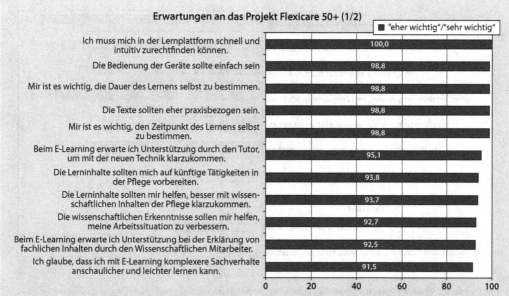

◨ **Abb. 10.3** Erwartungen an Flexicare 50+ (Datenquelle: MMB-Institut 2014)

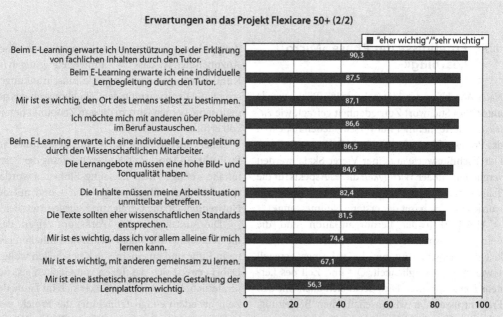

◨ **Abb. 10.4** Erwartungen an Flexicare 50+ (Seite 2) (Datenquelle: MMB-Institut 2014)

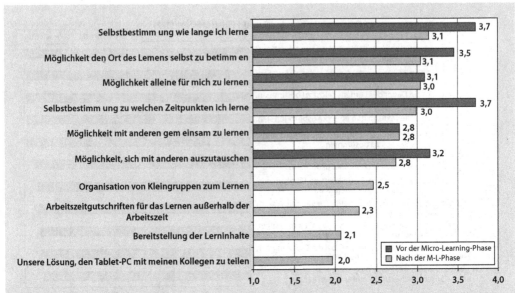

Frage vor der ML-Phase: Welche Erwartungen haben Sie an das Projekt "Flexicare 50+"? n=83–85 Antwortmöglichkeiten 1 = Völlig unwichtig; 2 = Eher unwichtig; 3 = Eher wichtig; 4 = Sehr wichtig | Angaben in Mittelwerten
Frage nach der ML-Phase: Wie zufrieden oder unzufrieden sind Sie mit der Lernorganisation im Projekt? n=30–41 Antwortmöglichkeiten 1 = Völlig unzufrieden; 2 = Eher unzufrieden; 3 = Eher zufrieden; 4 = Sehr zufrieden | Angaben in Mittelwerten

■ Abb. 10.5   Zufriedenheit mit der Lernorganisation nach der Micro-Learning-Phase (Datenquelle: MMB-Institut 2013)

10.2.4 **Ergebnisse der Phase »Micro Learning«**

Nach Abschluss der Micro-Learning-Phase wurde unter dem Stichwort Zufriedenheit gefragt, wie *zufrieden* die Teilnehmer mit verschiedenen Aspekten des Projekts Flexicare 50+ sind (■ Abb. 10.5). Diese Durchschnittswerte auf einer Vierer-Skala[1] werden verglichen mit der *Wichtigkeit* dieses Aspekts für die Teilnehmer, die zu Beginn des Projekts gemessen wurde (Vergleich mit der ersten »Nullmessung«).

Hinsichtlich der Lernorganisation sind die Befragten besonders zufrieden mit der Möglichkeit der Selbstbestimmung beim Lernen generell sowie mit der Möglichkeit, Ort und Zeit des Lernens frei zu wählen. Dies deckt sich auch mit den Erkenntnissen der wissenschaftlichen Begleitung. Allerdings lag der Anspruch der Teilnehmer, den

Zeitpunkt des Lernens zu bestimmen, etwas höher. Anzunehmen ist, dass die Rahmenbedingungen im Klinikalltag nach wie vor große Einschränkungen schaffen. Die Erwartung der Teilnehmer an das gemeinsame Lernen wird zu diesem Zeitpunkt bereits voll erfüllt.

Eher unzufrieden waren die Teilnehmer im Frühjahr 2013 noch mit der Bereitstellung der Lerninhalte – einige Micro-Learning-Einheiten wurden später fertiggestellt als vorgesehen – und mit der Notwendigkeit, die Geräte mit Kollegen zu teilen.

Die Aussagen in den Workshops zeigen, dass die Teilnehmer die Micro-Learning-Einheiten gerne in Ruhe und an einem Stück bearbeiten wollen. Dabei erweist sich das Teilen von Geräten als eher hinderlich. Die Situation änderte sich im Laufe der Zeit, nachdem einige Teilnehmer das Projekt verlassen hatten und so ausreichend Tablet-PCs für alle Teilnehmer zur Verfügung standen.

Die Workshopteilnehmer gaben an, dass sie sich eine frühzeitige Terminierung der Bereitstel-

---

1   Zweite Messung: 1=völlig unzufrieden, 4=sehr zufrieden; Nullmessung: 1=völlig unwichtig, 4=sehr wichtig.

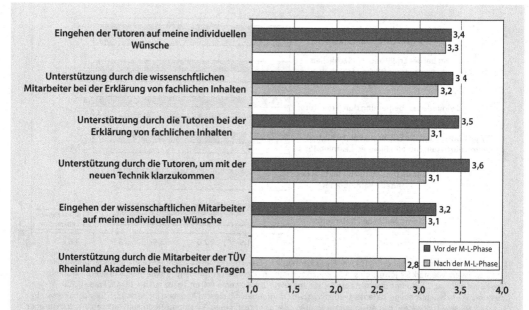

Frage vor der M-L-Phase: Jetzt möchten wir noch wissen, welche Erwartungen Sie speziell an das Projekt Flexicare 50+ haben. Wir haben im Folgenden einige mögliche Erwartungen an das Projekt formuliert. Uns interessiert, wie stark Sie jeweils diesen Aussagen zustimmen. Antwortmöglichkeiten: 1= Kann ich nicht sagen; 2= Völlig unwichtig; 3= Eher unwichtig; 4= Eher wichtig; 5= Sehr wichtig | Angaben in Mittelwerten
Frage nach der M-L-Phase: Wie zufrieden oder unzufrieden sind Sie mit der Betreuung im Projekt? n=24–39
Antwortmöglichkeiten 1 = Völlig unzufrieden; 2 = Eher unzufrieden; 3 = Eher zufrieden; 4 = Sehr zufrieden |
Angaben in Mittelwerten

◧ **Abb. 10.6**   Zufriedenheit mit der Betreuung nach der Micro-Learning-Phase (Datenquelle: MMB-Institut 2013)

lung neuer Micro-Learning-Einheiten gewünscht hätten. Idealerweise hätten alle Lerninhalte bereits zu Beginn des Projekts fertiggestellt werden sollen. Dann hätte sich auch der Zeitaufwand für die Bearbeitung besser abschätzen lassen. In einem Fall wurde bemängelt, dass vieles an Lernaufwand im Vorfeld nicht absehbar war. Vorgeschlagen wurde ferner, die Lernlektionen zu verkürzen und auch konkretere Themen zu behandeln, beispielsweise das Thema »Brandschutz«.

Besonders hoch ist die Zufriedenheit der Teilnehmer mit der Betreuung durch Tutoren und Wissenschaftliche Mitarbeiter (◧ Abb. 10.6). Die Empfehlung des mediendidaktischen Konzepts, eine besonders intensive persönliche Betreuung der Teilnehmer mit einer geringen Medienaffinität vorzusehen, hat sich damit bereits in der Micro-Learning-Phase als sinnvoll erwiesen. Es zeigt sich, dass diese persönliche Förderung sowie die Arbeit

in kleinen Gruppen in Flexicare 50+ entscheidend für den Projekterfolg sind.

10.2.5 Ergebnisse der Phase »Blended Learning«

Mit der dritten Erhebung konnte überprüft werden, ob und inwieweit die Erwartungen, die die teilnehmenden Pflegenden an das Blended-Learning-Angebot hatten, erfüllt worden sind. Mehr als erfüllt wurde auch hier die Erwartung, in den Lehrveranstaltungen gemeinsam mit anderen zu lernen: Die zweite Messung ergab einen durchschnittlichen Erwartungswert von 3,1 auf der Vierer-Skala[2]. Das Ergebnis der dritten Messung zeigt, dass diese

---

2   Zweite und dritte Messung: 1=stimme überhaupt nicht zu, 4=stimme voll und ganz zu.

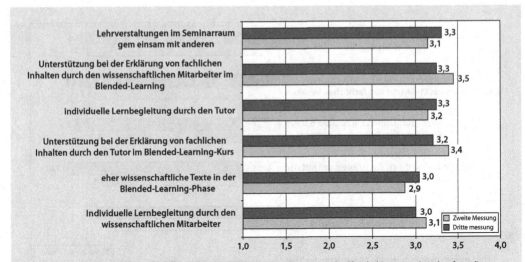

Frage Zweite Messung: Wir haben im Folgenden einige mögliche Erwartungen an das Blended-Learning-Angebot formuliert. Uns interessiert, wie stark Sie jeweils diesen Aussagen zustimmen oder nicht zustimmen. Antwortmöglichkeiten: 1 = Stimme überhaupt nicht zu; 2 = stimme eher nicht zu; 3 = stimme eher zu; 4 = stimme voll und ganz zu | n = 35–43 | Frage Dritte Messung: Wir haben hier einige Statements zu möglichen Erfahrungen mit diesem Angebot. Bitte schätzen Sie doch einmal ein, wie stark Sie jeweils den fogenden Aussagen zustimmen oder nicht zustimmen. 1 = stimme überhaupt nicht zu; 2 = stimme eher nicht zu; 3 = stimme eher zu; 4 = stimme voll und ganz zu | n=17–23 | Angaben in Mittelw erten

 Abb. 10.7   Blended-Learning-Phase: Die wichtigsten Erwartungen vorher und Bewertungen nachher (Datenquelle: MMB-Institut 2014)

Erwartung erfüllt wurde (Mittelwert 3,3). Ganz ähnlich verhält es sich mit der Erwartung an eine individuelle Lernbegleitung durch den Tutor sowie an die Wissenschaftlichkeit der Texte in der Blended-Learning-Phase, die laut wissenschaftlicher Begleitung sehr intensiv war und sich eindeutig an den Bedürfnissen der Teilnehmer orientiert hat.

In den Workshops erwiesen sich nach Aussage der Teilnehmer diese Aspekte als Schlüsselfaktoren des Projekts. Die Pflegenden waren sehr froh darüber, andere Kolleginnen und Kollegen aus dem gleichen Haus besser kennen zu lernen. Die Tutoren waren wichtige Ansprechpartner, die bei fachlichen und technischen Themen weiterhelfen konnten und so die Lernmotivation förderten (Abb. 10.7).

Hinter den Erwartungen der Teilnehmer zurück blieb vor allem die Verbesserung der Arbeitssituation durch die neuen wissenschaftlichen Erkenntnisse. Hier hatten die Teilnehmer im Vorfeld die Erwartung (im Mittel 3,3 auf der Vierer-Skala), dass sich die Arbeitssituation verbessern wird. Tat-

sächlich waren nach der Blended-Learning-Phase die Teilnehmer überwiegend nicht der Meinung, dass sich hier etwas geändert hat (Mittelwert 2,1). Auch bei den Aspekten »praxisbezogene Texte« und einem »besseren Umgang mit wissenschaftlichen Inhalten der Pflege« lagen die Werte für die Erwartungen deutlich höher als für die spätere Einschätzung des Lerneffekts.

Es war allerdings auch nicht zu erwarten, dass sich dieser Effekt schon am Ende der Blended-Learning-Phase einstellt. Immerhin bestätigten einige Workshop-Teilnehmer im Frühjahr 2014, dass in ihrem Umfeld »die Pflege gestärkt« wurde und sie selbst beispielsweise im Austausch mit Ärzten eine »höhere Sicherheit« gewonnen haben. Außerdem hinterfragen die Teilnehmer nach eigener Aussage nun vieles, was sie früher unkritisch hingenommen hätten. Auch dies kann als Indikator für die zunehmende Professionalisierung der Pflegekräfte bewertet werden.

Positiv bewertet wurde der Einsatz der mobilen Endgeräte während der Präsenzveranstaltungen in

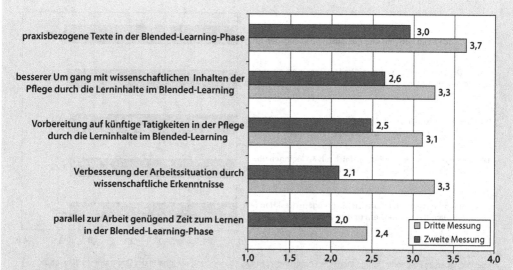

◘ **Abb. 10.8**   Blended-Learning-Phase: Weniger wichtige Erwartungen vorher und Bewertungen nachher (Datenquelle: MMB-Institut 2014)

der Blended-Learning-Phase, beispielsweise zum Recherchieren und Übersetzen englischer Textpassagen (◘ Abb. 10.8).

Die Befragung nach der Blended-Learning-Phase zeigt ferner, wie wichtig der Faktor »Lernzeit« für die Lernenden ist. Obwohl sie im Rahmen von Flexicare 50+ zum Lernen freigestellt wurden, empfanden sie die Lernzeit neben ihrer Arbeit als zu knapp bemessen.

10.2.6 Ergebnisse der Phase »Community of Practice«

Im Rahmen der dritten Evaluationsphase wurden die Teilnehmer auch gebeten, ihre Erwartungen an die bevorstehende Einführung der Communities of Practice zu äußern. Die Ergebnisse zeigen, dass den Pflegenden vor allem der (virtuelle) Austausch im kollegialen Kreis wichtig ist. Außerdem erwarten die Teilnehmer, dass die Communities ihnen dabei helfen, über das eigene (pflegerische) Handeln nachzudenken und zu reflektieren.

Ebenfalls sehr hoch waren die Erwartungen bei drei weiteren Aspekten: Dem Interesse an Problemen anderer Kollegen, um den eigenen Horizont zu erweitern, dem Wunsch nach einer Verbesserung des eigenen pflegerischen Handelns sowie dem Austausch speziell mit Kollegen aus der eigenen Klinik. Beim letzten Aspekt stellt sich natürlich die Frage, warum hier ein virtueller Austausch mit Kollegen gewünscht wird, die man auch in der eigenen Klinik persönlich treffen kann – im Gegensatz zu Fachkollegen aus anderen Kliniken (◘ Abb. 10.9).

Die Ergebnisse zeigen auch, dass viele Teilnehmer noch zurückhaltend sind, was die eigene *aktive* Beteiligung an den virtuellen Communities betrifft. Lieber wollen die Teilnehmer die Beiträge ausschließlich lesen (Mittelwert 3,1). Dementspre-

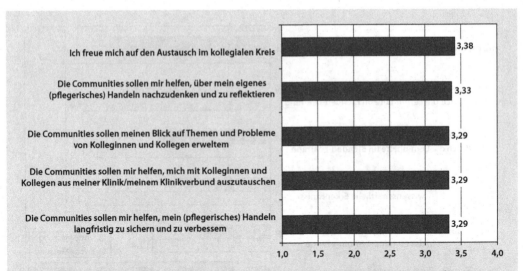

Frage: Wir haben im Folgenden einige mögliche Erwartungen an das Konzept und die Inhalte der Communities of Practice formuliert Uns interessiert, wie stark Sie jeweils diesen Aussagen zustimmen oder nicht zustimmen. Antwortmöglichkeiten 1 = stimme überhaupt nichtzu; 2 = stimme eher nicht zu; 3 = stimme eher zu; 4 = stimme voll und ganz zu | n=11–17 | Angaben in Mittelwerten

☐ **Abb. 10.9**   Die wichtigsten Erwartungen an die Phase »Community of Practice« (Datenquelle: MMB-Institut 2014)

chend geringer ist das Interesse, selbst Beiträge zu verfassen und neue Themen anzusprechen (Mittelwerte 2,6 bzw. 2,9).

Ob und inwieweit die Erwartung an die Communities of Practice tatsächlich erfüllt worden sind, wurde im Rahmen der Workshops in den Kliniken ermittelt (☐ Abb. 10.10).

Das Gros der Teilnehmer befürchtet, dass ihre Forenbeiträge von anderen gelesen und kritisiert werden, weil diese »nicht gut genug« seien. Generell lesen sie lieber Beiträge als selbst solche zu schreiben. Dies führt wiederum dazu, dass nur wenige Beiträge gepostet werden und so keine »kritische Masse« an Forenbeiträgen zustande kommt.

Ohnehin – so berichten die Teilnehmer in der Diskussion – seien Pflegende durch ihren Beruf ein schnelles mündliches Feedback gewohnt. Mehrere Tage auf eine Antwort warten zu müssen, entspricht nicht ihren Erwartungen an einen Austausch unter Kollegen.

Begrüßt werden allerdings bereits existierende Foren für die Krankenpflege, die über eine große Zahl von Nutzern verfügen. Diese nutzen sie gern als Nachschlagewerk für ihre eigenen Fragen.

10.2.7 Einschätzung der Lernwerkzeuge und Endgeräte

Auch die im Rahmen der Lernszenarien eingesetzten und genutzten technischen Hilfsmittel wurden den Teilnehmern zur Bewertung vorgelegt. Am zufriedensten sind sie demnach mit dem Dateiablagesystem »Dropbox« und dem Virtuellen Seminarraum. Auch das Textwerkzeug »Evernote« und der »Google Translator« schneiden bei den Befragten gut ab. Etwas geringer fällt die Zufriedenheit mit der Übersetzungs-App »LEO« und mit der Datenbank »CINAHL« aus (☐ Abb. 10.11).

Die Präferenz für die App »Dropbox« als Möglichkeit zur Ablage und zum webbasierten Austausch von Dateien ist nicht nur in der eigentlichen Funktion begründet. Auf Nachfrage bestätigten die Teilnehmer, dass diese App mit ihrem eng umrissenen Funktionsumfang gut überschaubar und intuitiv bedienbar ist. Bei der Pflegedatenbank CINAHL beklagen sie, dass ihnen die Datenbank nur kurz zur Verfügung stand, dass die Inhalte überwiegend in Fachenglisch formuliert sind, das viele Pflegekräfte nicht ausreichend beherrschen.

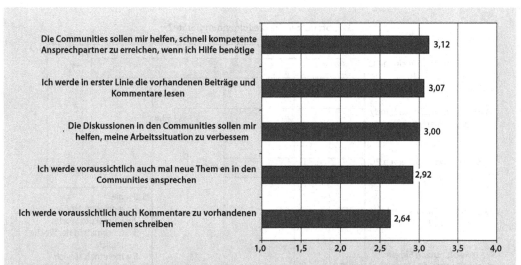

Frage: Wir haben im Folgenden einige mögliche Erwartungen an das Konzept und die Inhalte der Communities of Practice formuliert Uns interessiert, wie stark Sie jeweils diesen Aussagen zustimmen oder nicht zustimmen. Antwortmöglichkeiten 1 = stimme überhaupt nicht zu; 2 = stimme eher nicht zu; 3 = stimme eher zu; 4 = stimme voll und ganz zu | n=11–17 | Angaben in Mittelwerten

◘ **Abb. 10.10**   Weniger wichtige Erwartungen an die Phase »Community of Practice« (Datenquelle: MMB-Institut 2014)

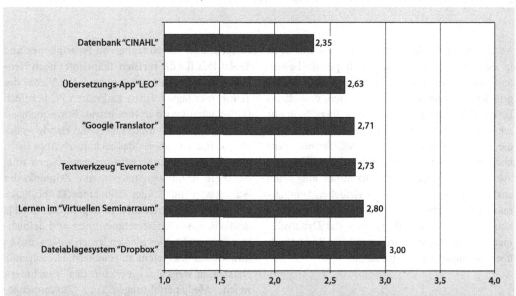

Frage: Bitte geben Sie darüber hinaus an, wie zufrieden Sie mit den folgenden technischen "Hilfsmitteln" waren, die Sie in der Blended-Learning-Phasegenutzt haben. Je kürzer der Balken, desto höher die Zufriedenheit mit dem Lernwerkzeug. Antwortmöglichkeiten: 1 = stimme überhaupt nicht zu; 2 = stimme eher nicht zu; 3 = stimme eher zu; 4 = stimme voll und ganz zu | . n=5–20 | Angaben in Mittelwerten

◘ **Abb. 10.11**   Zufriedenheit mit technischen Hilfsmitteln (Datenquelle: MMB-Institut 2014)

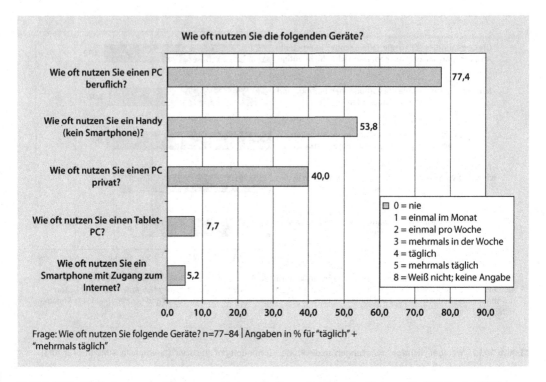

Wie oft nutzen Sie die folgenden Geräte?

Wie oft nutzen Sie einen PC beruflich? — 77,4

Wie oft nutzen Sie ein Handy (kein Smartphone)? — 53,8

Wie oft nutzen Sie einen PC privat? — 40,0

Wie oft nutzen Sie einen Tablet-PC? — 7,7

Wie oft nutzen Sie ein Smartphone mit Zugang zum Internet? — 5,2

0 = nie
1 = einmal im Monat
2 = einmal pro Woche
3 = mehrmals in der Woche
4 = täglich
5 = mehrmals täglich
8 = Weiß nicht; keine Angabe

0,0 10,0 20,0 30,0 40,0 50,0 60,0 70,0 80,0 90,0

Frage: Wie oft nutzen Sie folgende Geräte? n=77–84 | Angaben in % für "täglich" + "mehrmals täglich"

Abb. 10.12   Medienkompetenz: Nutzung verschiedener Medien zu Projektbeginn (Datenquelle: MMB-Institut 2012)

Der Virtuelle Seminarraum (VC) wurde auch in den Workshops grundsätzlich positiv bewertet. Eine gewisse Enttäuschung hing nach Aussagen der Teilnehmer damit zusammen, dass dieses Lernwerkzeug in der Blended-Learning-Phase nur selten eingesetzt wurde und dass der Aufwand für die zeitliche Koordination der VC-Termine sehr hoch war. Man hätte sich einige Inhalte lieber erst abends im heimischen Wohnzimmer angesehen anstatt tagsüber synchron im virtuellen Seminarraum. Das fehlende WLAN in den Kliniken erwies sich hierbei auch als Hindernis – das Datenvolumen der SIM-Karten wurde durch die Bewegtbildübertragung schnell ausgeschöpft.

10.2.8 Erwerb von Medienkompetenz

Die im Rahmen der Nullmessung, also zu Beginn des Projekts, erhobenen Daten zur Mediennutzung belegen, dass die Nutzung von Smartphones und Tablet-PCs für die meisten Teilnehmer noch Neuland war. Immerhin nutzten rund drei Viertel der Teilnehmer täglich einen stationären PC beruflich (77 %), allerdings nur 40 % privat. Etwas mehr als die Hälfte (54 %) nutzten täglich ein Handy – aber eben kein Smartphone, das auch durch Apps einen Zugang zu einer Lernplattform ermöglichen würde. Diese Technologie nutzten zum Zeitpunkt der Nullmessung nur 5 %der Teilnehmer (Abb. 10.12).

Gleichwohl wird schon zu Beginn des Projekts deutlich, dass die Teilnehmerinnen und Teilnehmer auch mehr über Medien lernen wollen, um so ihre Medienkompetenz zu erweitern. Die folgende Darstellung weist aus, wie wichtig den Teilnehmern welche Medienerfahrungen sind. Zusammengefasst werden hierfür die Nennungen »sehr wichtig« und »eher wichtig« (Abb. 10.13).

Am wichtigsten ist den Teilnehmern, Beiträge in einem Online-Lexikon zu lesen (85 %) und in

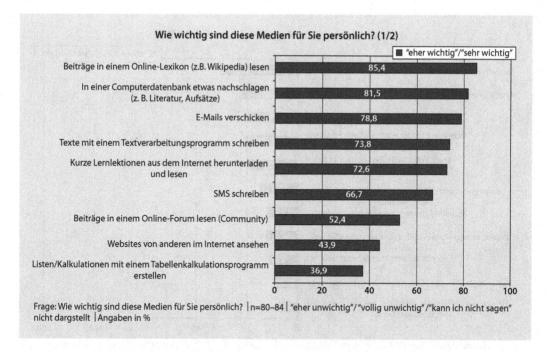

Wie wichtig sind diese Medien für Sie persönlich? (1/2)

■ "eher wichtig"/"sehr wichtig"

Beiträge in einem Online-Lexikon (z.B. Wikipedia) lesen	85,4
In einer Computerdatenbank etwas nachschlagen (z. B. Literatur, Aufsätze)	81,5
E-Mails verschicken	78,8
Texte mit einem Textverarbeitungsprogramm schreiben	73,8
Kurze Lernlektionen aus dem Internet herunterladen und lesen	72,6
SMS schreiben	66,7
Beiträge in einem Online-Forum lesen (Community)	52,4
Websites von anderen im Internet ansehen	43,9
Listen/Kalkulationen mit einem Tabellenkalkulationsprogramm erstellen	36,9

Frage: Wie wichtig sind diese Medien für Sie persönlich? | n=80–84 | "eher unwichtig"/"völlig unwichtig"/"kann ich nicht sagen" nicht dargestellt | Angaben in %

◼ **Abb. 10.13** Wie wichtig sind diese Medien für Sie persönlich? (1) (Datenquelle: MMB-Institut 2014)

einer Computerdatenbank etwas nachzuschlagen (82 %). Damit entsprechen die persönlichen Medienpräferenzen auch einem zentralen Lerninhalt von Flexicare 50+. Nach diesen eher passiven Rezeptionsformen folgen mit »E-Mails verschicken« und »Texte mit einem Textverarbeitungsprogramm schreiben« zwei eher aktive Formen, die aber von den meisten Teilnehmern sicher beherrscht werden (◼ Abb. 10.14).

Am anderen Ende der Liste stehen Medienhandlungen, die für die meisten Teilnehmer neu und ungewohnt sind, viele davon in »Social Media«. Hierbei sind aktive Handlungen wie Tweets zu versenden (8 %) und ein eigenes Profil in einem sozialen Netzwerk anzulegen (7 %) die am wenigsten wichtigen Tätigkeiten nach Einschätzung der Teilnehmer. Gerade Letzteres ist allerdings auch ein Lernziel von Flexicare.

Auch Lernerfahrungen mit digitalen Medien waren bei den Teilnehmern eher gering. Vor dem Beginn der ersten Flexicare-Lernphase waren den meisten Teilnehmern vor allem analoge Lernfor-

men wie Präsenzschulungen vor Ort sowie der informelle Austausch mit Kollegen und Vorgesetzten vertraut (◼ Abb. 10.15).

Wie hat sich die Medienkompetenz der Teilnehmer im Projektverlauf entwickelt? Im Mittelpunkt der Befragung stand die Bewertung auf einer vierstufigen Skala, wie sicher sich die Teilnehmer mit bestimmten Medien und Lernformen fühlen (zweite Messung, heller Balken) – in Relation zur Wichtigkeit, dies auch lernen zu wollen (Nullmessung, dunkler Balken) (◼ Abb. 10.16).

Recht sicher fühlten sich die Teilnehmer nach dem 20. Projektmonat im Umgang mit dem Tablet-PC und in der Nutzung von Suchmaschinen. Genau dies zu lernen war den Befragten vorher auch besonders wichtig.

Besonders groß sind die Unterschiede zwischen Lerninteresse und Lernerfolg bei den Aspekten »in Datenbanken recherchieren« und »Quellen im Internet nach Brauchbarkeit beurteilen«. Diese Lernziele wurden allerdings erst in der nachfolgenden Blended-Learning-Phase besonders behandelt

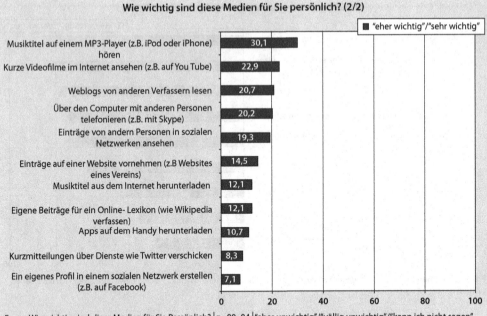

☐ **Abb. 10.14**   Wie wichtig sind diese Medien für Sie persönlich? (2) (Datenquelle: MMB-Institut 2014)

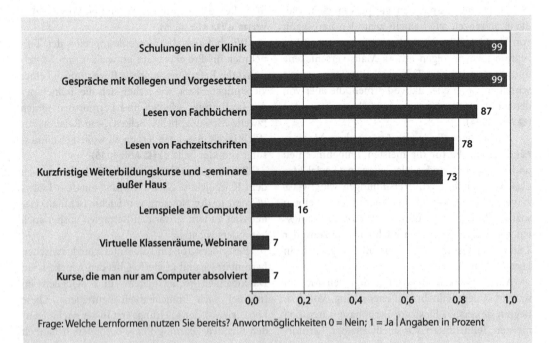

☐ **Abb. 10.15**   Medien- und Lernkompetenz zu Projektbeginn (Datenquelle: MMB-Institut 2012)

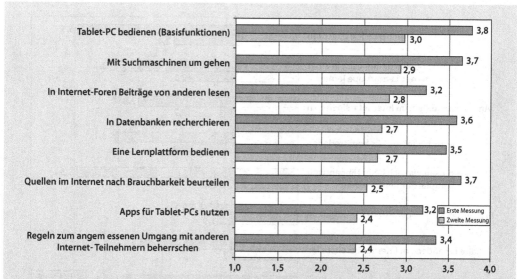

Frage erste Messung: Was möchten Sie gerne über Medien lernen? Was möchten Sie nach dem Projekt Flexicare 50+ können? Wie wichtig sind Ihnen die folgenden Themen? Antwortmöglichkeiten 1 = Völlig unwichtig; 2 = Eher unwichtig; 3 = Eher wichtig; 4 = Sehr wichtig | Angaben in Mittelwerten
Frage zweite Messung: Bitte bewerten Sie doch einmal, wie sicher oder unsicher Sie sich mit den folgenden Tätigkeiten fühlen. Antwortmöglichkeiten 1 = Völlig unwichtig; 2 = Eher unwichtig; 3 = Eher wichtig; 4 = Sehr wichtig N=18–42 | Angaben in Mittelwerten

⬛ Abb. 10.16 Die wichtigsten persönlichen Lernziele und ihre Erreichung nach der Micro-Learning-Phase (Datenquelle: MMB-Institut 2014)

und waren wahrscheinlich deshalb zu diesem Zeitpunkt als subjektiv wahrgenommene Kompetenzen noch geringer ausgeprägt.

Gleiches gilt auch für die Nutzung des Virtuellen Seminarraums, der erst in der Blended-Learning-Phase eingeführt wurde (⬛ Abb. 10.17). Allerdings zeigten die abschließenden Workshops, dass der Virtuelle Seminarraum in der Blended-Learning-Phase auch nur selten eingesetzt wurde (vgl. hierzu auch den Abschnitt »Einschätzung der Lernwerkzeuge und Endgeräte«).

Fest steht nach Auswertung der abschließenden Workshops, dass die Teilnehmer ihre Medienkompetenz ausgebaut haben und viel Sicherheit im Umgang mit Tablet-PC gewonnen haben. Dort, wo sich die Tablets als unpraktisch erwiesen, haben sie mit dem Notebook oder dem heimischen PC weitergearbeitet. Sie haben die Scheu vor mobilen Endgeräten verloren und gezielt Funktionalitäten eingesetzt, die sie zur Bearbeitung ihrer Aufgaben benötigen.

10.2.9 Beurteilung des Projekts insgesamt

Bei der Befragung am Ende der Blended-Learning-Phase hatten die Teilnehmer als Antwort auf eine offene Frage Gelegenheit, das Projekt insgesamt zu bewerten. Von dieser Möglichkeit machten die Gesundheits- und Krankenpflegenden regen Gebrauch.

Nach Abschluss der Micro-Learning-Phase haben 37 Teilnehmer zunächst die positiven Aspekte von Flexicare 50+ geschildert. Besonders gut angekommen sind die Aspekte, die auch den Projektverantwortlichen sehr wichtig waren. Zunächst einmal haben rund zwei Drittel aller Teilnehmer, die sich hierzu geäußert haben, den eigenen Wissenserwerb positiv bewertet (65 %). Deutlich mehr als die Hälfte haben nach eigener Einschätzung ihre Medienkompetenz gesteigert (60 %). Als Folge der Arbeit in Gruppen während der Blended-Learning-Phase nennen mehr als die Hälfte der Teilnehmer (51 %)

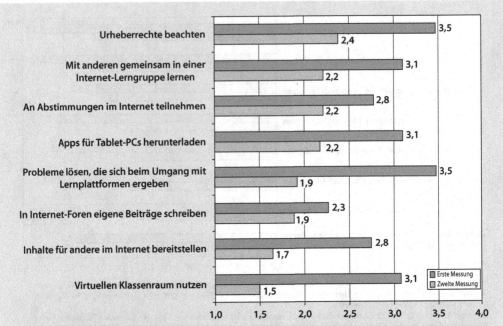

Frage erste Messung: Was möchten Sie gerne über Medien lernen? Was möchten Sie nach dem Projekt Flexicare 50+ können?
Wie wichtig sind Ihnen die folgenden Themen? Antwortmöglichkeiten 1 = Völlig unwichtig; 2 = Eher unwichtig; 3 = Eher wichtig;
4 = Sehr wichtig | Angaben in Mittelwerten
Frage zweite Messung: Bitte bewerten Sie doch einmal, wie sicher oder unsicher Sie sich mit den folgenden Tätigkeiten fühlen.
Antwortmöglichkeiten 1 = Völlig unwichtig; 2 = Eher unwichtig; 3 = Eher wichtig; 4 = Sehr wichtig N=18–42 | Angaben in
Mittelwerten

■ **Abb. 10.17**   Weniger wichtige Lernziele nach der Micro-Learning-Phase (Datenquelle: MMB-Institut 2014)

den »positiven zwischenmenschlichen Aspekt« (■ Abb. 10.18).

Insgesamt 42 Teilnehmer äußern spontan negative Erfahrungen. Dabei bemängeln sie zum Zeitpunkt des Interviews vor allem die »schlechte Projektorganisation« (62 %), was sicherlich auch daran lag, dass die Befragung zwischen der Micro-Learning- und der Blended-Learning-Phase stattfand – wie Teilnehmer später im Workshop bestätigen. Die Projektaktivität war seinerzeit gering und die Teilnehmer warteten auf die Fertigstellung einer neuen Micro-Learning-Einheit.

An zweiter Stelle der Kritikpunkte stand die Handhabung der Technik (57 %). Zu Beginn des Projekts hatten die Teilnehmerinnen und Teilnehmer sich eine einfache Bedienung der Geräte gewünscht. Ein Android-Betriebssystemwechsel führte allerdings dazu, dass die Flexicare-App nicht mehr lauffähig war. Hinzu kam, dass die an-

geschafften Tablet-PCs nicht so robust waren wie erwartet und immer wieder technische Mängel aufwiesen.

Die Hälfte der Teilnehmer kritisierte die Teilnahmebedingungen (50 %). Auch wenn hier jeder Klinikverbund eigene Regelungen getroffen hatte, stießen diese nicht immer auf Einverständnis. In einem Fall wurden alle Pflegekräfte der Altersgruppe 50+ automatisch als Teilnehmer verpflichtet. In anderen Fällen war die Anrechnung von Lernzeit in der Freizeit nicht klar geregelt. All dies haben die Teilnehmer als Nachteil empfunden (■ Abb. 10.19).

10.2.10 **Fazit**

Nach Ansicht der Teilnehmer lebt Flexicare 50+ von der intensiven Zusammenarbeit der Kollegen in der Blended-Learning-Phase, in der sie gemein-

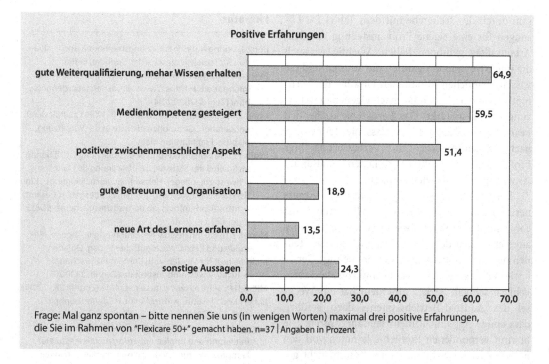

Frage: Mal ganz spontan – bitte nennen Sie uns (in wenigen Worten) maximal drei positive Erfahrungen, die Sie im Rahmen von "Flexicare 50+" gemacht haben. n=37 | Angaben in Prozent

◧ **Abb. 10.18** Positive Erfahrungen (Datenquelle: MMB-Institut 2013)

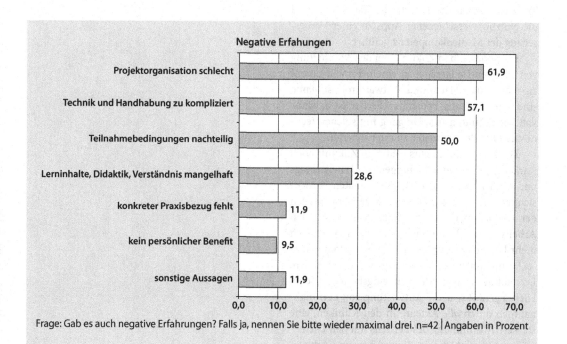

Frage: Gab es auch negative Erfahrungen? Falls ja, nennen Sie bitte wieder maximal drei. n=42 | Angaben in Prozent

◧ **Abb. 10.19** Negative Erfahrungen (Datenquelle: MMB-Institut 2013)

sam durch die Recherche mit dem Tablet-PC Lösungen für eine eigene Problemstellung aus dem Arbeitsalltag gefunden haben. Wichtig ist auch die intensive Betreuung durch die Tutoren und die wissenschaftlichen Mitarbeiter. Dies hat die Lernmotivation der Teilnehmer nach eigener Einschätzung enorm gestärkt. Das Lernszenario Blended Learning hat dazu geführt, dass die Teilnehmer nach eigenen Aussagen eine Verbesserung ihrer Professionalität und ihrer beruflichen Situation im Arbeitsumfeld feststellen konnten.

Bei der Bewertung der mobilen Endgeräte muss berücksichtigt werden, dass für das Projekt bewusst Tablets unterhalb einer bestimmten Budgetgrenze angeschafft wurden, damit möglichst viele Teilnehmer ein Gerät erhalten. So waren einige Geräte – wie bereits geschildert – aufgrund von Hardware-Fehlern schnell defekt. Außerdem hat ein Wechsel des Android-Betriebssystems dazu geführt, dass einige Apps nicht mehr lauffähig waren. Die hiermit verbundenen Probleme konnten von den noch Tablet-unerfahrenen Teilnehmern nicht gelöst werden, was von den Workshop-Teilnehmern als klares Lernhindernis wahrgenommen wurde. Trotzdem haben der Einsatz der Tablet-PCs und die Nutzung verschiedener Apps zu einer Verbesserung der Medienkompetenz geführt.

Es gilt deshalb in Zukunft, bei der Anschaffung von mobilen Endgeräten in einem Projekt darauf zu achten, dass Hard- und Software robust genug sind – und intuitiv bedienbar. Ferner ist es sinnvoll, die Schulung zum Umgang mit solchen technischen Problemen weiter zu intensivieren.

Die Lernarrangements sollten in Zukunft noch stärker die Rahmenbedingungen des Arbeitsalltags und die vorhandenen Lerngewohnheiten berücksichtigen. Hierfür genügt es nach den Ergebnissen der Evaluation nicht, innerhalb der bestehenden Arbeits- und Weiterbildungsstrukturen einfach mehr Lernzeit einzuräumen. Vielmehr sollten diese Lernmaßnahmen in eine grundlegend andere Lernkultur an den Kliniken eingebettet werden. Hierzu gehört u. a. die Aufwertung von Lernmaßnahmen durch *alle* Akteure in den Kliniken, eine stärkere Abstimmung des Lernens mit den Dienstplänen sowie Tablet-PCs, die als Lern- und Arbeitsgerät genutzt werden.

Literatur

Bortz J, Döring N (1995) Forschungsmethoden und Evaluation für Sozialwissenschaftler. Springer, Berlin

Deutsches Institut für Medizinische Dokumentation und Information: ▶ https://www.dimdi.de/static/de/index.html (Zugriff: 28.10.2014)

Höhmann U, Müller-Mundt G, Schulz B (1998) Qualität durch Kooperation. Gesundheitsdienste in der Vernetzung. Mabuse, Frankfurt am Main

Institut für Arbeitsmarkt- und Berufsforschung (2011) Berufe im Spiegel der Statistik. Berufsordnung 853 Krankenschwestern, -pfleger, Hebammen, auch: Säuglings-, Kinderkrankenschwestern, -pfleger. Bundesgebiet Gesamt. ▶ http://bisds.infosys.iab.de/bisds/result?beruf=*BO853* (Zugriff: 28.10.2014)

Merten K (1983) Inhaltsanalyse. Einführung in Theorie, Methode und Praxis, Westdeutscher Verlag, Opladen

MMB-Institut für Medien- und Kompetenzforschung. ▶ http://www.mmb-institut.de (Zugriff: 28.10.2014)

MRSA-Net. ▶ http://www.mrsa-net.nl/de (Zugriff: 28.10.2014)

Robert Koch-Institut. ▶ http://edoc.rki.de/index.php (Zugriff: 28.10.2014)

Sieger M, Rustemeier-Holtwick A (2014) Flexicare 50+ – Initiierung und Implementierung mediengestützter Lernprozesse zum evidenzbasierten Handeln in der Pflegepraxis. PrinterNet 16, 9:498–504

10

Digitales Lernen – Professionalisierung der Pflegepraxis

Evidenzbasiert Handeln im Unternehmen

D. Becker, V. Vennhaus-Bittins, V. Koch, F. Bornemann

M. Sieger et al. (Hrsg.), *Digital lernen – evidenzbasiert pflegen*,
DOI 10.1007/978-3-662-44298-2_11, © Springer-Verlag Berlin Heidelberg 2015

11.1 Voraussetzungen und Bedingungen

- **Katholisches Klinikum Bochum**

Das Katholische Klinikum Bochum wählt die Projektleitung sowie Ansprechpartner für administrative Fragen aus und gewinnt aus der Zielgruppe 50+ die Tutoren und die Projektteilnehmer. Sie wirkt als Ansprechpartner an der Entwicklung des übergeordneten Konzeptes sowie an den Lernszenarien mit und bringt ihre bzw. die Interessen der Einrichtung ein. Sie richtet den mediengestützten »Lern-Ort« für die Tutoren und für die Benutzer der Datenbank her. In Zusammenarbeit mit dem Projektmanager vermitteln sie in den Einrichtungen den Projektfortschritt.

Die Einrichtungen des Katholischen Klinikums Bochum sichern den Rahmen für die Durchführung von Flexicare 50+: Sie stimmen die Arbeitsorganisation auf die Erfordernisse von Flexicare 50+ ab, stellen Räumlichkeiten etc. zur Verfügung. Das Klinikum ermöglicht über die Laufzeit des Projektes den Austausch der Lernenden untereinander sowie zu den Lernenden der anderen Klinken. Die Tutoren und Projektteilnehmer werden entsprechend ihrem Stundenkontingent für diese Arbeit freigestellt. Das Katholische Klinikum Bochum mit den jeweiligen Betriebsstätten entscheidet sich, entsprechend der Projektteilnehmeranzahl in den verschiedenen Häusern, die Tutoren mit angepassten Zeitkonten einzusetzen. Die drei Lernszenarien Micro Learning, Blended Learning und Community of Practice werden zunächst im Rahmen eines ersten Einsatzes eingeführt, evaluiert und anschließend in dem geplanten Projektrahmen etabliert. Die Tutoren begleiten den gesamten Lernprozess und halten die Verbindung zu den Lernenden einerseits und zu den beteiligten Akteuren andererseits.

Bei entstehenden einrichtungsbezogenen Fragen und Problemen werden diese mit dem Projektmanager thematisiert und mögliche Entwicklungen angebahnt. Die Projektleitung der Einrichtung wirkt aktiv auf der Ebene der Community of Practice mit. Sie bringt die spezifischen Voraussetzungen der Einrichtung ein und trifft im Verbund die Entscheidung zur Vernetzung der neuen Erkenntnisse.

Die Führungskräfte des Katholischen Klinikums Bochum sind sich der Verantwortung zur Personalentwicklung bewusst und wollen mit ihren Mitarbeiterinnen neue Formen der Fort- und Weiterbildung erproben. Bisher wurde der Bedarf an Lernangeboten überwiegend durch das angeschlossene Bildungsinstitut erhoben und entsprechend den Belangen der Organisation vermittelt. Mit Flexicare 50 + werden die Mitarbeiterinnen der Altersgruppe 50 + angesprochen. Die Verantwortlichen im Katholischen Klinikum Bochum mussten davon ausgehen, dass der Umgang mit den neuen Medien nicht durchgängig bekannt ist. Auch die Organisation wies zuvor diese Medien im pflegerischen Alltag nicht aus. So war davon auszugehen, dass für einen Großteil der Mitarbeiterinnen der Umgang mit den neuen Medien gestaltet werden muss. Eine systematische Einweisung in die Geräte je nach Wissenstand des einzelnen Mitarbeiters gilt als Grundvoraussetzung. Die Geräte werden innerhalb der Nutzer übertragen, sollen aber konstant für die jeweiligen Mitarbeiterinnen einsetzbar sein. Die Größe der Organisation und die damit verbundene Weitläufigkeit zeigen sich in der Notwendigkeit in der Anzahl der entsprechenden Endgeräte, der dazu benötigten Software und Lizenzen für die Internet-Nutzung während der gesamten Projektlaufzeit.

Die Tutoren haben einen Arbeitsplatz in unmittelbarer Nähe zu den pflegerischen Mitarbeitern, damit sie für die Projektteilnehmer erreichbar sind. Diese Arbeitsplätze sind pro Betriebsstätte des Katholischen Klinikums Bochum individuell eingerichtet. Die Auswahl der bildungsbegleitenden Literatur ist abhängig von der fachlichen Herausforderung, der sich die Tutoren und Projektteilnehmerinnen stellen müssen. Um das pflegerische Verständnis auf Grundlage von pflegewissenschaftlichem Wissen lang anhaltend zu festigen, ist es notwendig, die Literatur an den verschiedenen Standorten in den unterschiedlichen Betriebsstätten vorzuhalten. In 2011 wurde vor allem die Literatur der »Neuen Medien« vorrangig bearbeitet wie z. B. Betreuung Lehrender und Lernender im virtuellen Raum, das eLearning-Praxisbuch, Mobiles Lernen in der Praxis, e-Learning Seminarmethoden und Kompetenzentwicklung im Internet. 2011 bis 2013 folgt die Literatur der Pflegewissenschaften, Recht,

Versorgungsqualität und Wissensmanagement bezogen auf die jeweiligen inhaltlichen Schwerpunkte in Flexicare 50+. Durch die literarische Begleitung wird das erworbene Wissen durch unterschiedliche Quellen für alle Beteiligten parallel zugänglich.

Die Einrichtungen des Katholischen Klinikums Bochum verfolgen im Rahmen des Projektvorhabens die Ziele:

Die Erprobung online-gestützter und mobiler Qualifizierungs- und Community-Szenarien für Beschäftigte der Altersgruppe 50+ in der Pflege.

Dies umfasst:

— Die Motivation der Zielgruppe der Pflegenden für den Lernprozess. Die Einrichtungen des Katholischen Klinikums Bochum haben ein großes Interesse, dass gerade diese Zielgruppe an das neue Wissen in der Pflege Anschluss findet. Das eigene professionelle Handlungsrepertoire soll, entsprechend den gesetzlichen Anforderungen, den Pflegebedürftigen nach dem neuesten Stand der Wissenschaft zu pflegen, erweitert werden (KrPflG, Behrens u. Langer 2010, Möller 2010).

— Die Schaffung von Lernbedingungen, um die Gruppe der über 50-jährigen Pflegenden in einen systematischen Lernprozess einzuführen. Die Tutoren werden darüber hinaus befähigt, Impulse im Sinne des lebenslangen Lernens zu geben: Dabei soll der Lernprozess einerseits individuelle Lernwege, andererseits Möglichkeiten des Austausches in selbst gewählten Lerngruppen eröffnen, und zwar unterstützt durch das Internet. Ziel ist somit auch, eine Kultur des lebenslangen und arbeitsbegleitenden Lernens zu fördern.

— Die Verbesserung der Pflegequalität, indem evidenzbasiertes Handeln in der Pflegepraxis etabliert wird. Somit kann die Gruppe der über 50-jährigen Pflegenden, Impulsgeber für andere Kollegen sowie für qualitätsfördernde Entwicklungen sein.

— Die Entwicklung von mediendidaktischen Kompetenzen.

▪ Klinikum Arnsberg

Die Pflegedirektion der Klinikum Arnsberg GmbH sichert den Rahmen für die Durchführung des Projektes: Alle Projektteilnehmer erhalten

Zeitgutschriften für das Micro Learning und das Blended Learning. Benötigte Räume stehen am Standort Karolinen-Hospital und in der Bildungsstätte zur Verfügung. Die Projektleitung steht im regelmäßigen Austausch mit den Projekt- und Verbundpartner. Die Teilnehmenden beteiligen sich sehr intensiv während der Präsenzveranstaltungen. Begleitet wird das Projekt durch die Stabstelle der Geschäftsführung für Aus-, Fort- und Weiterbildung. Im Klinikum Arnsberg werden als Tutorinnen eine Lehrerin für Pflegeberufe und die Inhaberin der Stabstelle Pflegeentwicklung ausgewählt und zu je 50 % ihrer Tätigkeit zur Begleitung der Teilnehmenden freigestellt.

Im Jahr 2012 wurde eine Stabstelle Pflegeentwicklung geschaffen. Diese soll die immer deutlicher hervortretenden Ergebnisse der Pflegewissenschaft in die Praxis transferieren und dafür Sorge tragen, dass die Professionalisierung der Pflege im Klinikum weiter vorangetrieben wird. Vor diesem Hintergrund ist Flexicare 50+ die ideale Plattform. Das Vermitteln und Anwenden der Methode Evidence Based Nursing ist ein Grundbaustein professioneller Pflege und über das Projekt kann dieser unter Zuhilfenahme moderner Medien erarbeitet werden. Im Jahr 2012 ist eine neue Stelle für Personalentwicklung geschaffen worden. Hier erfolgt die Ermittlung von Bildungsbedarf und -notwendigkeit sowie Bildungsstrategie, die dann in Kooperation mit der Stabsstelle für Aus-, Fort- und Weiterbildung geplant und durchgeführt wird.

Vor der Fusion der drei Betriebsstätten zum Klinikum Arnsberg wurden die Aktivitäten zur Fort- und Weiterbildung in den verschiedenen Einrichtungen unterschiedlich gehandhabt. In der Regel wurden thematische Wünsche durch die Bildungsstätte jährlich in ein Fort- und Weiterbildungsprogramm aufgenommen. Diese Themen sind dann durch klassischen Frontalunterricht vermittelt worden.

Bei der Nutzung der digitalen Medien durch die Projektteilnehmer entsteht ein heterogenes Bild. Für viele ist die Verwendung eines Tablet-PC absolutes Neuland, andere hatten bereits Erfahrungen mit mobilen Endgeräten gesammelt.

Die vom Projektträger vorgegebenen Projektziele werden im Klinikum Arnsberg mit eigenen weiteren Zielen verbunden:

- Mitarbeiterinnen mit langer Berufserfahrung und Betriebszugehörigkeit sind die Wissensträger und der Erfahrungsschatz des Krankenhauses (»Interne Evidenz«). Dieses Know-how soll gesichert werden.
- Älterwerdende Mitarbeiterinnen haben eigene gesundheitliche, soziale und persönliche Lebensschicksale, die mit der sich ändernden Arbeitswelt in Einklang gebracht werden müssen. Ziel ist also die ortsunabhängige, zeitunabhängige und flexible Gestaltung von Fortbildungen.
- Die Verbesserung der Pflegequalität, indem evidenzbasiertes Handeln in der Pflegepraxis etabliert wird.
- Wissenstransfer und Befähigung von Mitarbeiterinnen durch Einsatz neuer Wege zum Aufbau von Fachkompetenz und persönlicher Motivation, unabhängig vom Lebensalter
- Übertragung dieser neuen Wege zur Kompetenzerweiterung auf Mitarbeiterinnen aller Lebensaltersabschnitte und Berufsgruppen.
- Berufsgruppenübergreifende interdisziplinäre Zusammenarbeit und Kommunikation soll erleichtert und verbessert werden durch Befähigung zur Diskussion von Problemlösungsprozessen oder Fallbesprechungen auf evidenzbasierten und leitliniengesichertem Niveau.

11.2   Erfahrungen und Reflexionen

Nachdem die Entscheidung für die Tablets und Mobilfunkkarten getroffen ist, die Finanzierung gesichert und die Projektpartner feststehen, beginnt zeitnah die intensive Arbeit. Die Tutoren und Projektleitungen werden in die Endgeräte eingewiesen und entsprechend in der Handhabung geschult. Die durchgängig gute Begleitung erweist sich als sehr hilfreich für die Tutoren, entsprechend ihrer Aufgabe wurden die Tutoren in ihrer Rolle gestärkt und können die Teilnehmerinnen bisher gut begleiten. Insgesamt gibt es elf Arbeitssitzungen mit den Verbundpartnern und den Tutoren der Klinik, darüber hinaus werden Einzelsitzungen abgesprochen, um den Erfolg von Flexicare 50+ zu sichern.

Im Klinikum Bochum bewerben sich 37 Mitarbeiterinnen zur Teilnahme am Projekt. Die Teilnehmer (examinierte Krankenpflegepersonen und Hebammen) kommen aus unterschiedlichen Betriebsstätten des Katholischen Klinikums Bochum und aus unterschiedlichen Bereichen bzw. Arbeitsfeldern: Bildung, Hygiene, Mitarbeitervertretung, Stations- und Abteilungsleitungen, Fachbereiche: Kinderklinik, Intensivstation, Anästhesie, Ambulanz und Endoskopie.

Im Sommer 2012 sind die teilnehmenden Mitarbeiterinnen des Katholischen Klinikums Bochum mit Tablets ausgestattet, die bereits mit großer Vorfreude erwartet werden. Nach zaghaftem Beginn kann das Tablet nach einiger Zeit recht gut bedient und die ersten Apps heruntergeladen werden. Kritisiert wird jedoch die begrenzte Anzahl der Tablets, was dem zur Verfügung stehenden Budget geschuldet ist. So können sich immer zwei Mitarbeiterinnen ein Endgerät teilen. Daher ist auch keine reibungslose Übergabe bei Abwesenheiten, wie Urlaub, dienstfrei, Krankheit, möglich. Diese Unterbrechungen im Lernprozess nehmen Einfluss auf die Mitarbeiterzufriedenheit und führen ständig zu einem Neuanfang.

Im Sommer 2013 wird der »virtuelle Seminarraum« aufgesucht. Nach anfänglichen Schwierigkeiten geht es dann richtig los. Beim Einrichten des eigenen Profils haben einige Teilnehmerinnen ein Foto von sich hochgeladen. Zu mehreren Terminen loggen sich die Teilnehmerinnen ein. Der Spaßfaktor ist groß durch die Möglichkeit, sich über Video sehen zu können. Stabil läuft dieser Kontakt meist über PC oder Laptop, da durch Ton und Bild das Volumen der SIM-Karte häufig schnell erreicht wird.

Im Umgang mit den Tablets gibt es zu Beginn kleinere Schwierigkeiten, die aber durch die Unterstützung der Verbundpartner teilweise aufgehoben werden können.

- Wechsel des Betriebssystems auf den Tablet-PCs, ausgelöst durch eine neue Version des Betriebssystems. Die App wird kurzfristig von der TÜV Rheinland Akademie angepasst.
- Betriebssystem – Update ist nur mit WLAN möglich.
- Einzelne SIM-Karten wurden deaktiviert.

- Bei Neuinstallation der TÜV-App musste jeweils eine Änderung in der Einstellung erfolgen, die viele Teilnehmer vor Probleme stellte.
- Über den größten Teil der Laufzeit von Flexicare 50+ können nicht alle Funktionen der Lernplattform über das Tablet genutzt werden.
- Zwei defekte Tablets müssen eingeschickt werden.

Die Einführung und Handhabung der Tablets stellt die Teilnehmerinnen vor eine neue Herausforderung, die unterschiedlich empfunden wird. Diese erste Hürde wird durch die enge Begleitung der Tutoren innerhalb der Betriebsstätten kontinuierlich und gut begleitet. Die enge Vernetzung zu den Verbundpartnern ist für die Tutoren und Projektleitung ein wesentlicher Baustein für das Gelingen. Die Fertigkeiten der Mitarbeiterinnen werden immer besser. Insgesamt entspannt sich die Lernsituation, da durch Austritte von Mitarbeitern mehr Geräte für die Lerngruppe zur Verfügung stehen. Die Austritte sind der Projektlaufzeit und der vielfältigen Entwicklungen innerhalb der Klinik geschuldet.

Für die Lernenden ist die Methode der wissenschaftlichen Arbeit eine neue Herausforderung. Die Teilnehmer erwarten Lerneinheiten, die sie in einer determinierten Zeitspanne lernen können und durch Abschlussfragen überprüft werden. Das Ablösen dieser tradierten Lernweise durch selbständiges Recherchieren, eigenständiges Forschen, um Fragestellungen zu bearbeiten, führt zu Irritationen. Die Tutoren bekommen nach der ersten Lerneinheit Anfragen, wo sich die Antworten zu den Fragen befänden, damit die Teilnehmerinnen ihre Antworten evaluieren können. Diese Irritationen werden aufgehoben durch die intensive Begleitung, welche durch die ständige Erreichbarkeit der Tutoren und Unterstützung aller Projektpartner sichergestellt wird. Die Teilnehmerinnen zeigen ein hohes Engagement und Interesse an Flexicare 50+.

Die jährlichen Vollversammlungen bieten die Möglichkeit des übergreifenden Austausches unter den Teilnehmern und werden auch als solche intensiv genutzt.

Das Klinikum Bochum kann durch Flexicare 50+ Rahmenbedingungen schaffen und Mitarbeiterinnen motivieren, um gemeinsam neue Wege in der Fort- und Weiterbildung zu gestalten. Das dadurch erlangte Bewusstsein des eigenständigen Lernens innerhalb eines Projektes wird durch die Projektlaufzeit gefestigt und unabhängig vom Lebensalter an Mitarbeiterinnen weiter kommuniziert. Darüber hinaus stärkt das erworbene Wissen die Mitarbeiterinnen in deren täglichem Handeln.

Im Klinikum Arnsberg ist die Beschaffung geeigneter Mobilfunkkarten eine große Herausforderung. Da in der polyzentrischen Struktur der Stadt Arnsberg die Mobilfunk Abdeckung sehr vom Anbieter abhängig ist, fällt hier die Entscheidung für den örtlichen Marktführer. Um möglichst viele Tablet-PC mit den Fördermitteln beschaffen zu können, wird ein kostengünstiges Auslaufmodel der Firma Lenovo mit Android 3.0 beschafft. Die Tutoren und Projektleitungen werden in die Endgeräte eingewiesen und entsprechend der Handhabung geschult. Durch den TÜV Rheinland wird eine Supporthotline mit einem festen Ansprechpartner eingerichtet. Insgesamt werden 33 Mitarbeiterinnen zur Projektteilnahme benannt. Die Teilnehmerinnen (examinierte Krankenpflegekräfte) kommen ausschließlich aus der Betriebsstätte des Karolinen-Hospitals.

Die erste Einweisung in die Handhabung der Tablet-PC und Vorstellung der 1. Lerneinheit erfolgt im Mai 2012. Die erste Lerneinheit haben die Teilnehmer weitestgehend allein erarbeitet mit Unterstützung durch die Tutorin. Ab der zweiten Lerneinheit erfolgt auf Wunsch der Teilnehmer ein Treffen in Kleingruppen mit Begleitung durch die Tutorin. Hierbei ermöglicht die Gruppendynamik für die Teilnehmer eine bessere Lernumgebung als allein mit dem Tablet-PC. Der Umgang mit den neuen Medien variiert vom aktiven Zugehen auf die Technik bis hin zu passivem Abwarten. Anfängliche Unsicherheiten werden durch Einbinden »eigener« Netzwerke (Kinder, Partner), Anfragen an die Tutorinnen, bis hin zum Weglegen des Tablet-PC gelöst. Weiterhin stellt sich heraus, dass intensive Lernbegleitung die Voraussetzung war, um den Lernprozess der erfahrenen Pflegefachkräfte zu initiieren. Das eigenständige Lernen ist für viele eine Herausforderung. Die Präsenztage werden stets durch mindestens eine wissenschaftliche Mitarbeiterin der SRH Fachhochschule für Gesundheit Gera begleitet.

Der Umgang mit englischer Fachliteratur ist für nahezu alle Teilnehmer anstrengend, da die eigenen Erfahrungen mit der englischen Sprache teils Jahre zurückliegen. Den größten Erfolg im Umgang mit den englischen Texten bringen hier die Präsenztage. Die fertigen Handlungspläne und deren Umsetzung in den Stationsteams und mit den Patienten geben den Teilnehmern das Gefühl sich »auf die eigentliche Arbeit der Pflege besonnen« zu haben. Die Teilnehmer sind zum Ende des Projektes befähigt, eigene Anfragen an die Wissenschaft zu stellen und durch die EBN-Methode geeignete Antworten zu erlangen. Als problematisch erweist sich die geringe Anzahl an Tablet-PC und den damit notwendigen Koordinierungsaufwand, da sich mehrere Teilnehmer ein Gerät teilen müssen. Auch die Technik macht zeitweise das mobile Lernen unmöglich. Hier sollen einige Punkte genannt werden:

- Notwendiges Update des Betriebssystems auf den Tablets
- Erste Lerneinheit zu Beginn nur als Prototyp
- Probleme mit dem mobilen Internetzugang und Datenbremse ab 1 GB
- Dokumente mit Tablet nicht abrufbar

Auch wenn das Projekt als solches endet, wollen wir noch kein Fazit ziehen, sondern hier zunächst nur ein Zwischenergebnis feststellen. Positiv festzuhalten ist die Erfahrung für die Mitarbeiter in ihrer persönlichen Entwicklung und Motivation sich in dem Projekt zu engagieren: War zu Beginn Neugier und Skepsis gepaart mit viel Unsicherheit zu beobachten, emanzipieren sich alle Teilnehmer mit voranschreitendem Projektfortschritt. Höhepunkt dieser bisherigen Entwicklung waren die Motivation und Darstellung der erworbenen Fachkompetenz und persönlichen Kompetenz anlässlich der Präsentationen der Projektarbeiten in den Vollversammlungen des Projektes und der abschließenden Fachtagung in Berlin. Dieses Erleben zeigt, dass das Unterziel des Projektes »Befähigung und Kompetenzstärkung« erreicht wird. Auch die weiteren Ziele sind zu erreichen, wenn das Projekt hausintern weitergeführt wird.

11.3   Weiterführung und Verbreitung der Ergebnisse

- **Transfer-Aktivitäten der Verbundpartner**

Schon die »Bekanntmachung des Bundesministeriums für Bildung und Forschung von Richtlinien zur Förderung von Vorhaben zur Weiterentwicklung und zum Einsatz von Web 2.0-Technologien in der beruflichen Qualifizierung« sieht vor, dass die Arbeitsergebnisse eines jeden Förderprojekts über die Förderdauer hinaus im Sinne der »Nachhaltigkeit« weiter genutzt werden.

Dieses Nachhaltigkeitskonzept umfasst folgende Maßnahmen: Kompetenzerweiterung der Partner auf dem Gebiet des E-Learning, insbesondere dem mobilen Lernen in dem Feld der Pflege in allen sozialen Settings, Anpassung der Plattform DLS (Lernmanagementsystem der TÜV Rheinland Workplace Learning Solutions) an die Bedürfnisse und Bedarfe der Zielgruppen in der Pflege, inklusive der Optimierung für mobile Endgeräte, Entwicklung einer Mobile App, über die viele Funktionen der Lernplattform erreichbar sind. Bedacht ist die wirtschaftliche Fortführung des Lernangebots im Hinblick auf einzelne Lernmodule wie auch in der Verwertung des übergeordneten didaktischen Konzeptes (▶ http://www.flexicare-plus.de).

- **Katholisches Klinikum Bochum**

Für die Gesundheitseinrichtungen liegt ein Wettbewerbsvorteil nur in einer hohen Qualität ihrer Leistungen und in einer stärkeren Patientenorientierung im Versorgungsverlauf. Die Verknappung von Fachkräften in der Pflege auf dem deutschen, aber auch schon erkennbar auf dem europäischen Arbeitsmarkt ist evident. Darum ist es für die Einrichtungen im Gesundheitswesen von hoher Relevanz, die Gesundheit der Pflegekräfte zu erhalten und zu fördern. Im Einklang mit Familie und Beruf – und hier sind sowohl die Kinder als auch die Eltern der Berufstätigen zu nennen – in einem überwiegend eher weiblichen Berufsfeld stehen Mitarbeiter oftmals im Rollenkonflikt. Die Belange und Bedürfnisse unserer Mitarbeiter müssen wir als Organisation erkennen, um anhand derer Personalentwicklungsprozesse zu fördern. Zukunftsweisende Projekte, wie Flexicare 50+, fördern die Motivation und Mitgestaltung der eigenen Arbeitsprozesse unserer Mitarbeiter und stabilisieren die Berufstätigkeit bis hin zum Eintritt in das Rentenalter.

Die Pflegedirektion des Katholischen Klinikums Bochum hat sich zur Fortführung des Projektes entschieden. Als Gründe sind die positiven Entwicklungen innerhalb der Praxis zu nennen, die sich aus den vielfältig reflektierten Pflegeinterventionen ableiten lassen. Diese Entwicklung beinhaltet automatisch ein hohes Maß an Patientensicherheit. Darüber hinaus gewährleistet die Pflegedirektion eine weiterhin enge Begleitung der aktuell laufenden Projekte der Teilnehmer aus Flexicare 50+. Dieser Prozess ist bei weitem nicht abgeschlossen, da aus den aktuell resultierenden Ergebnissen unterschiedliche Entwicklungen in Gang gesetzt wurden.

Konkret führt die Weiterführung des Projektes zu einer fest etablierten Arbeitsgruppe, die sich den Problemen des Arbeitsalltags der Pflege annehmen wird. Ziel ist es, eine professionelle und erweiterte Pflegepraxis zu integrieren, die Sicherheit im Handeln bietet.

Die Arbeitsgruppe wird sich aus interessierten Mitarbeiterinnen der Pflege zusammensetzen. Dabei spielt das Alter der Mitarbeiterinnen bewusst keine Rolle, wichtiger ist eher eine gut durchmischte Altersstruktur. Die Erfahrung der älteren Mitarbeiterinnen ist von hohem Wert, genauso ist die inhaltliche Arbeit der Gruppe ein Aufgabenfeld für die Bachelor-Absolventen. Bei der Arbeitsgruppekonstellation ist von Bedeutung:

- Die Zusammenarbeit der Mitarbeiterinnen aus unterschiedlichen Betriebsstätten, unterschiedlichen Bereichen und unterschiedlichen Funktionen.
- Die dreijährige Ausbildung der Gesundheits- und Krankenpflege, der Gesundheits- und Kinderkrankenpflege, der Altenpflege und der Hebammen.
- Die durchgängige Nutzung eines PC-Arbeitsplatzes mit EDV-Anschluss.

Da nicht alle interessierten Mitarbeiterinnen aus dem Bereich Pflege aktuell in Evidence based nursing eingeführt sind und die Grundlagen beherrschen, wird zu Beginn eine gemeinsame Basis

geschaffen. Die Teilnehmerinnen erlernen die Methode, dabei werden sie durchgängig pflegewissenschaftlich begleitet.

Die zu bearbeitenden Themen kommen aus dem Arbeitsalltag der Pflege. Allerdings wird im Vorfeld die Relevanz für die Praxis abgewogen. Dies geschieht über die Pflegedirektion durch ein eigens dafür vorgesehenes Bewertungsschema, das folgende Kriterien berücksichtigt:

- Ist das Thema praxisnah und tritt es in der Allgemeinpraxis häufig auf?
- Gibt es einen aktuellen Anlass zur Wahl des Themas?
- Ist das Thema gut eingrenzbar?
- Gibt es bereits brauchbare Leitlinien zu diesem Thema oder kann zumindest auf hochwertige Studien zurückgegriffen werden?
- Ist bei dem gewählten Thema eine Änderung der bisherigen Vorgehensweise gewünscht und auch möglich? (vgl. Oxman et al. 2006)

Nach Abwägung aller Fragen wird unter dem Fokus der Patientenorientierung das Thema eingestuft und priorisiert. Gemeinsam mit Mitarbeiterinnen aus der Praxis formuliert eine Mitarbeiterin der Pflegedirektion eine Fragestellung, die durch die Teilnehmerinnen der Arbeitsgruppe konkretisiert wird. Mit der Literaturrecherche beginnt die Bearbeitung der Fragestellung. Dabei stehen der Arbeitsgruppe unterschiedliche Datenbanken und Bibliotheken zur Verfügung. Ziel der Bearbeitung ist eine Empfehlung an die Praxis, die sowohl die externe als auch die interne Evidenz berücksichtigt. Die Empfehlung evaluieren die Mitarbeiterinnen der Praxis, die das Thema einbringen. Sie lesen, erproben und beurteilen abschließend die Empfehlung. Erst im Anschluss erfolgt die Vorstellung der Leitlinie durch z. B. Informationsveranstaltung oder Fortbildungen.

Nicht zu unterschätzen in dem Prozess ist die gegenseitige Akzeptanz der »Denker und Macher«. Das Fortführen des Projektes wird zielführend sein, wenn beide Seiten den gegenseitigen Nutzen erkennen und sich als gleichwertige Partner verstehen. Dabei hat die interne Evidenz, die aus der Erfahrung der Mitarbeiterinnen der Praxis resultiert und die Lebenswelt der Patienten einfließen lässt, eine genauso hohe Wertigkeit wie die externe.

Die Gestaltung des Theorie- Praxis-Transfers wird dabei eine besondere Herausforderung für die Pflegedirektion.

Dieser Prozess soll von der Pflegedirektion nach einem Jahr unter dem Fokus der Effektivität der Arbeitsgruppe für die Praxis evaluiert werden und entsprechend den Bedürfnissen Anpassung finden.

Festzuhalten bleibt, dass durch die effektive Zusammenarbeit mit der SRH Fachhochschule für Gesundheit Gera, eine weitere Verbundenheit innerhalb der Arbeitsgruppe besteht.

▪ Klinikum Arnsberg

Die eingeschlagenen Zielrichtungen müssen in der Nacharbeit zum Projekt beschritten werden, um letztendlich im weiteren Verlauf den Zielerreichungsgrad im Zeitablauf immer wieder neu zu überprüfen. Abzuwarten bleibt, ob der von den Projektteilnehmern ausgehende positive Motivationsschub und deren positive Erfahrungen in der Kompetenzerweiterung sich auf andere Mitarbeitergruppen übertragen lassen. Dazu müssen die bisherigen Projektergebnisse und die Begleitforschung umfangreich intern und extern publiziert und kommuniziert werden.

Literatur

Behrens J, Langer G (2010) Evidence-based Nursing and Caring. Methoden und Ethik der Pflegepraxis und Versorgungsforschung, 3. Aufl. Hans Huber, Bern

Bundesgesetzblatt (2003) Gesetz über die Berufe in der Krankenpflege und Änderung anderer Gesetze, Teil I Nr. 36, ausgegeben zu Bonn am 21. Juli 2003

Möller K (2010) Nutzung der Potenziale älterer ArbeitnehmerInnen in Pflegeberufen. Grin, München

Oxman A D, Schunemann H, Fretheim A (2006) Improving the use of research evidence in guideline development: 2. Priority setting. Health Res Policy Syst, 4:14

ZukunftPflege – eine Lernplattform zur beruflichen Qualifizierung in der ambulanten Pflege

G.P. Frank, J. Gampe, R. Grün, Ph. Peusch, J. Schoen

Unter Mitwirkung von C. Busch, P. Behrendt, E. Mertens, C. Raab, M. Seifarth

M. Sieger et al. (Hrsg.), *Digital lernen – evidenzbasiert pflegen,*
DOI 10.1007/978-3-662-44298-2_12, © Springer-Verlag Berlin Heidelberg 2015

12.1 E-Learning als Instrument der Qualifizierung von Pflegedienstmitarbeitern

In der Pflege entscheidet die Qualifizierung der erbrachten Dienstleistungen über das Wohlbefinden der zu pflegenden Menschen, doch werden die Weiter- und Fortbildung von Mitarbeitern in ambulanten Pflegeeinrichtungen oft als Kostenfaktor angesehen (Frank et al. 2011). Dazu kommen organisatorische Schwierigkeiten: Die Standorte der Pflegeunternehmen sind räumlich voneinander getrennt und durch Schichtarbeit und Arbeitskräftemangel entstehen zeitliche Engpässe, die eine gemeinsame Fortbildung in den häuslichen Pflegediensten erschweren. Auch die Zusammensetzung der Belegschaft kann eine Herausforderung für Bildungsangebote darstellen. Man hat es hier nicht mit einer homogenen Gruppe von Lernenden zu tun, sondern mit unterschiedlichen Qualifikationsniveaus, Einstellungen und Motivationen zum Lernen, Herkunft, Kultur, Sprache, Familie, Arbeitssituation und Entlohnung.

Hinzu kommt, dass die Fortbildungscurricula in den einzelnen Einrichtungen selten niederschwellige Lernangebote aufweisen oder die Angebote inhaltlich, didaktisch und technisch nicht speziell auf die Bedürfnisse und Anforderungen des gering qualifizierten Personals, wie Pflegehelfer, Mitarbeiter mit einjähriger Ausbildung und Mitarbeiter ohne formale Qualifikation, ausgerichtet sind. Fortbildungen für neue Mitarbeiter oder zum Thema Einarbeitung existieren in den ambulanten Pflegediensten nur vereinzelt.

Besondere Bedeutung erfährt im Rahmen der Projektarbeit daher die Begleitung der »Lernenden«, um zeitnah ein Interesse am Inhalt und der Gestaltung der Angebote zu erhalten und die Motivation der Mitarbeiter am Lernen durch ihre aktive Mitarbeit zu erhöhen.

Im Projekt »Zukunftsportal für gesunde, qualifizierte häusliche Pflege – ZukunftPflege« sollten einerseits diese Erfahrungen aufgegriffen werden, andererseits sollten bisherige Angebote des organisierten Lernens durch die Gestaltung eines E-Learning-Portals für verschiedene, sich am Niveau der Vorkenntnisse unterscheidende, Zielgruppen erweitert werden. Obwohl dabei ein »Lernen mit Internet« im Zentrum stehen sollte, sind auch das Bilden von Lerngruppen sowie ein Erfahrungsaustausch der Lernenden untereinander vorgesehen. Untersuchungen von Garms-Homolová und Polak (2002) ergaben, dass eine Kontinuität einer Ansprechperson und deren persönliche Erreichbarkeit für diese Lerngruppen von besonderer Bedeutung sind. Ferner ist ein strukturiertes Angebot, »Lernen am Modell« ebenso erforderlich, wie ein klares Curriculum und der Lernplan (Garms-Homolová u. Polak 2002).

Die Qualifizierungs- und Kommunikationsplattform ZukunftPflege ist modular aufgebaut, sie lässt sich erweitern und kann für Umschüler und neue Mitarbeiter in Pflegediensten eingesetzt werden.

12.2 Konzipierung und Umsetzung der Weiterbildungsidee im Projekt ZukunftPflege

Das Projekt ZukunftPflege wurde vom Institut für angewandte Forschung Berlin e.V. (IFAF) im Zeitraum vom 01.10.2012 bis 30.09.2014 finanziell gefördert. Realisiert wurde es von zwei kooperierenden Hochschulen, der Hochschule für Technik und Wirtschaft (HTW) Berlin und der Alice Salomon Hochschule (ASH) Berlin. Einerseits verfolgte das Projekt ZukunftPflege das Ziel, für kleine und mittlere Pflegeunternehmen der Berliner Region ein neues Angebot zu machen: E-Learning für die neuen, meist noch gering qualifizierten Mitarbeiter. Andererseits verfolgte es auch wissenschaftliche Erkenntnisinteressen. Die Frage, inwieweit E-Learning-Angebote von Mitarbeitern in häuslichen Pflegediensten genutzt und angenommen werden, sollte beantwortet werden. Übergreifendes Ziel des Projektes ist es, die ambulanten Pflegedienste zu befähigen, durch die Fortbildung unterschiedlicher Mitarbeitergruppen das Unternehmensklima zu verbessern und die Führungskräfte zu unterstützen, der Vielfalt der Mitarbeitergruppen ambulanter Pflege, speziell solchen mit niedriger Qualifikation, gerecht zu werden.

Die Erprobung der Online-Lerneinheiten und die anschließende Evaluation geben Auskunft darüber, ob dieses neue Lernumfeld von der Zielgruppe als eine mögliche Form der Fortbildung akzeptiert wird und so auch für weitere Qualifizierungsmaßnahmen geeignet ist.

12.3 Vorarbeiten aus dem Vorläuferprojekt PflegeLanG

Inhaltlich baut das E-Learning-Vorhaben auf Vorarbeiten im Rahmen des IFAF-Projekts »Häusliche Pflege in langlebiger Gesellschaft – PflegeLanG« (Laufzeit: 01.07.2011 bis 30.06.2013) auf, das der Bewältigung der drohenden Personalknappheit im ambulanten Pflegebereich gewidmet war.

In PflegeLanG wurden die Qualifizierungserfordernisse ermittelt, dieses sowohl mittels Literaturanalysen als auch eigener umfangreicher Befragungen von Pflegedienstmitarbeitern in Berlin (Garms-Homolová et al. 2014). Das Forschungsinteresse galt der Einarbeitung neuer Mitarbeiter, der Personalrekrutierung, -bindung und -entwicklung sowie der Führung und den Belastungsfaktoren in der Pflege. Die Ergebnisse der Interviews (n = 6) sowie der teilnehmenden Beobachtung (n = 8) wurden mit den Erkenntnissen aus 326 Veröffentlichungen zu den Themen »Einarbeitung«, »Feedback«, »Zeitmanagement«, »Kommunikation mit Angehörigen und in Pflegeunternehmen« sowie »Erkennen von Mitarbeiterpotenzialen« konfrontiert.

Alle Untersuchungsschritte wurden gemeinsam mit einem Netz der kooperierenden Pflegedienste realisiert, das in der Anfangsphase von PflegeLanG gebildet wurde. Das Besondere an diesem Vorgehen war die enge Kooperation mit der »forschenden Praxis« im Sinne eines Action-Research-Ansatzes. In Leitungsrunden und Teamsitzungen wurden die Befunde präsentiert und diskutiert. Im Ergebnis zeigte sich, dass nicht nur die Verbesserung der Einarbeitung neuer Mitarbeiter und Fragen der Mitarbeiterqualifizierung eine besondere Relevanz besitzen, sondern dass auch für die Themen »Zusammenarbeit mit Angehörigen«, »Zeitdruck durch Terminvorgaben oder Wünsche seitens der Patienten« sowie »Defizite bei der Informationsweiterleitung« ein besonderer Fortbildungsbedarf gesehen wurde (Garms-Homolová 2014, Gampe et al. 2013). Dieses Anliegen wurde

im Projekt ZukunftPflege aufgegriffen (◘ Abb. 12.1 u. ► Abschn. 12.1).

Bereits in PflegeLanG wurden von den Beteiligten Ideen für Workshops und Seminare zu den Themen »Einarbeitung«, »Kommunikation«, »Prozessoptimierung« und »Potentialaufdeckung« entwickelt und umgesetzt. Beispielsweise wurden in Seminaren und Workshops 144 neue Mitarbeiter zu den Schwerpunkten »Feedback geben«, »Zeitmanagement in der Pflege«, »Interaktion und Verhandeln mit Angehörigen und Klienten« sowie »Gewinnung und Bindung« innerbetrieblich und auf Kongressveranstaltungen geschult (Gampe et al. 2013). Die hierbei gewonnenen Erkenntnisse wurden bei der didaktischen Konzeption, der Inhaltsauswahl und Adressatenbestimmung der Qualifizierungsplattform ZukunftPflege berücksichtigt.

12.4 Grundsatz: Zielgruppenspezifische Fortbildung

Den Projektergebnissen von PflegeLanG zufolge müssen die befragten Pflegeeinrichtungen auf externe Qualifizierungsangebote zurückgreifen, um neue Mitarbeiter beim Kompetenzerwerb zu unterstützen. Für die Mitarbeiterebene wurden zwar externe Veranstaltungen, unter anderem Schulungen zu Expertenstandards, Pflege/Pflegeplanung oder Lagerungstechnik/Transfer angeboten, es bestand jedoch der Wunsch mehr über Kommunikation mit Angehörigen, Klienten und innerhalb von Unternehmen sowie Zeitmanagement zu lernen und zu üben. Für die Leitungskräfte war hingegen das Vorgehen bei der Einarbeitung und bei Rechtsfragen, Pflegedokumentation sowie Organisation von besonderer Bedeutung. Die Pflegedokumentation wurde seitens der Leitungsebene fast immer in Teamsitzungen thematisiert, jedoch bemängelten vor allem die geringer qualifizierten Mitarbeiter (Pflegehelfer, Mitarbeiter mit einjähriger Ausbildung) die geringe Praktikabilität sowie Nachvollziehbarkeit (vgl. auch Ammenwerth et al. 2003). Es zeigte sich, dass von externen Fortbildungen vorrangig Führungskräfte (Pflegedienstleitungen, Qualitätsmanagementbeauftragte, Team- und Einsatzleiter) profitieren. Zudem wurde seitens der

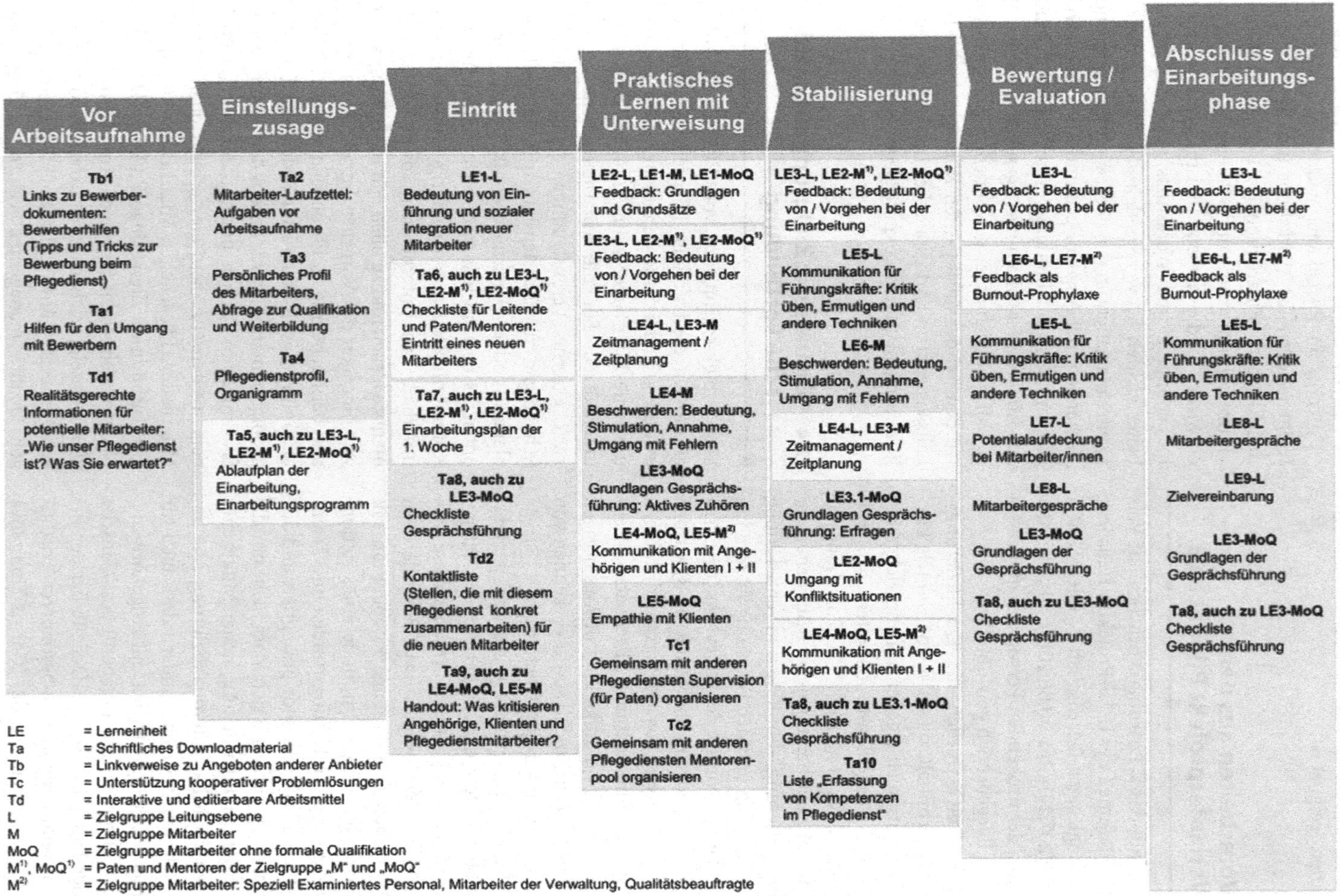

12

Vor Arbeitsaufnahme

Tb1
Links zu Bewerberdokumenten:
Bewerberhilfen (Tipps und Tricks zur Bewerbung beim Pflegedienst)

Ta1
Hilfen für den Umgang mit Bewerbern

Td1
Realitätsgerechte Informationen für potentielle Mitarbeiter: „Wie unser Pflegedienst ist? Was Sie erwartet?"

Einstellungszusage

Ta2
Mitarbeiter-Laufzettel: Aufgaben vor Arbeitsaufnahme

Ta3
Persönliches Profil des Mitarbeiters, Abfrage zur Qualifikation und Weiterbildung

Ta4
Pflegedienstprofil, Organigramm

Ta5, auch zu LE3-L, LE2-M$^{1)}$, LE2-MoQ$^{1)}$
Ablaufplan der Einarbeitung, Einarbeitungsprogramm

Eintritt

LE1-L
Bedeutung von Einführung und sozialer Integration neuer Mitarbeiter

Ta6, auch zu LE3-L, LE2-M$^{1)}$, LE2-MoQ$^{1)}$
Checkliste für Leitende und Paten/Mentoren: Eintritt eines neuen Mitarbeiters

Ta7, auch zu LE3-L, LE2-M$^{1)}$, LE2-MoQ$^{1)}$
Einarbeitungsplan der 1. Woche

Ta8, auch zu LE3-MoQ
Checkliste Gesprächsführung

Td2
Kontaktliste (Stellen, die mit diesem Pflegedienst konkret zusammenarbeiten) für die neuen Mitarbeiter

Ta9, auch zu LE3-L, LE4-MoQ, LE5-M
Handout: Was kritisieren Angehörige, Klienten und Pflegedienstmitarbeiter?

Praktisches Lernen mit Unterweisung

LE2-L, LE1-M, LE1-MoQ
Feedback: Grundlagen und Grundsätze

LE3-L, LE2-M$^{1)}$, LE2-MoQ$^{1)}$
Feedback: Bedeutung von / Vorgehen bei der Einarbeitung

LE4-L, LE3-M
Zeitmanagement / Zeitplanung

LE4-M
Beschwerden: Bedeutung, Stimulation, Annahme, Umgang mit Fehlern

LE3-MoQ
Grundlagen Gesprächsführung: Aktives Zuhören

LE4-MoQ, LE5-M$^{2)}$
Kommunikation mit Angehörigen und Klienten I + II

LE5-MoQ
Empathie mit Klienten

Tc1
Gemeinsam mit anderen Pflegediensten Supervision (für Paten) organisieren

Tc2
Gemeinsam mit anderen Pflegediensten Mentorenpool organisieren

Stabilisierung

LE3-L, LE2-M$^{1)}$, LE2-MoQ$^{1)}$
Feedback: Bedeutung von / Vorgehen bei der Einarbeitung

LE5-L
Kommunikation für Führungskräfte: Kritik üben, Ermutigen und andere Techniken

LE6-M
Beschwerden: Bedeutung, Stimulation, Annahme, Umgang mit Fehlern

LE4-L, LE3-M
Zeitmanagement / Zeitplanung

LE3.1-MoQ
Grundlagen Gesprächsführung: Erfragen

LE2-MoQ
Umgang mit Konfliktsituationen

LE4-MoQ, LE5-M$^{2)}$
Kommunikation mit Angehörigen und Klienten I + II

Ta8, auch zu LE3.1-MoQ
Checkliste Gesprächsführung

Ta10
Liste „Erfassung von Kompetenzen im Pflegedienst"

Bewertung / Evaluation

LE3-L
Feedback: Bedeutung von / Vorgehen bei der Einarbeitung

LE6-L, LE7-M$^{2)}$
Feedback als Burnout-Prophylaxe

LE5-L
Kommunikation für Führungskräfte: Kritik üben, Ermutigen und andere Techniken

LE7-L
Potentialaufdeckung bei den Mitarbeiter/innen

LE8-L
Mitarbeitergespräche

LE3-MoQ
Grundlagen der Gesprächsführung

Ta8, auch zu LE3-MoQ
Checkliste Gesprächsführung

Abschluss der Einarbeitungsphase

LE3-L
Feedback: Bedeutung von / Vorgehen bei der Einarbeitung

LE6-L, LE7-M$^{2)}$
Feedback als Burnout-Prophylaxe

LE5-L
Kommunikation für Führungskräfte: Kritik üben, Ermutigen und andere Techniken

LE8-L
Mitarbeitergespräche

LE9-L
Zielvereinbarung

LE3-MoQ
Grundlagen der Gesprächsführung

Ta8, auch zu LE3-MoQ
Checkliste Gesprächsführung

LE = Lerneinheit
Ta = Schriftliches Downloadmaterial
Tb = Linkverweise zu Angeboten anderer Anbieter
Tc = Unterstützung kooperativer Problemlösungen
Td = Interaktive und editierbare Arbeitsmittel
L = Zielgruppe Leitungsebene
M = Zielgruppe Mitarbeiter
MoQ = Zielgruppe Mitarbeiter ohne formale Qualifikation
M$^{1)}$, MoQ$^{1)}$ = Paten und Mentoren der Zielgruppe „M" und „MoQ"
M$^{2)}$ = Zielgruppe Mitarbeiter: Speziell Examiniertes Personal, Mitarbeiter der Verwaltung, Qualitätsbeauftragte

Abb. 12.1 E-Learning-Programm für einen ambulanten Pflegedienst

Belegschaft beanstandet, dass die internen Fortbildungen stets auf alle Mitarbeiter ausgerichtet waren, die Inhalte jedoch den unterschiedlichen Lernbedarf, die Erfahrungen, das Problembewusstsein, Einsatzgebiet und die eigenen Zielsetzungen nicht berücksichtigen.

Die Erkenntnis, dass bei der Umsetzung der Schulungsinhalte speziell auf drei Zielgruppen abgestellt werden muss, wird im Projekt Zukunft-Pflege aufgegriffen. Die konzipierten Lerneinheiten werden daher gezielt bestimmt für:

- Leitende (■ Abb. 12.1: Lerneinheiten »L«): Geschäftsleitung, Pflegedienstleitung, Team-, Einsatz- und Gruppenleiter, Qualitätsmanagement- und Hygienebeauftragter;
- Mitarbeiter verschiedener Qualifikationen (■ Abb. 12.1: Lerneinheiten »M«) zur Einführung und zur Fortbildung für Personen, die in der Pflegeeinrichtung bereits arbeiten: Examiniertes Pflegepersonal (Pflegefachkräfte), gering qualifizierte Pflegehelfer, Mitarbeiter mit einjähriger Qualifikation – speziell an die Pflegedienstmitarbeiter, die Tätigkeiten vor allem in der Häuslichkeit der Klienten wahrnehmen;
- Mitarbeiter ohne formale Qualifikation zur Einführung/Einarbeitung (■ Abb. 12.1: Lerneinheiten »MoQ«): Mitarbeiter mit Pflegebasiskurs im Umfang von 230 bis 400 Stunden, Auszubildende, Bundesfreiwilligendienstler, Praktikanten, Mitarbeiter ohne Ausbildung.

12.4.1 Einarbeitung – der rote Faden des E-Learning-Konzepts

Der Prozess der Einarbeitung, insbesondere der Einarbeitungsplan gibt die Abfolge vor, in der sich die empirisch und aus der Literatur ermittelten Bildungsbedarfe anordnen lassen – entsprechend den unterschiedlichen Aufgaben und Belangen der Zielgruppen (■ Abb. 12.1).

Obwohl die Einarbeitung in der PflegeLanG-Erhebung relativ positiv beurteilt wurde (auf die Frage, wie Mitarbeiter an ihrem Arbeitsplatz eingewiesen wurden, wurde mehrheitlich mit »gut« geantwortet, nur von 15 der 88 antwortenden Mitarbeiter »zufriedenstellend« angegeben), zeigten

Diskussionen mit Teamrunden und zahlreiche persönliche Gespräche, dass Mitarbeiter sowie Leitungskräfte Verbesserungen fordern. Die Antwort »gut« in der Befragung besagt lediglich, dass Mitarbeiter mit Vorerfahrung und vor allem durch ihren Einsatz mit ihrer Arbeit zurechtkommen. Die eigenen Ansprüche und Wünsche werden jedoch selten erfüllt. Die Zeit für die Einarbeitung mit durchschnittlich drei Tagen wird als zu kurz empfunden. Neun Mitarbeiter gaben an, überhaupt nicht eingearbeitet worden zu sein. Vermisst werden, speziell auch von Paten und Mentoren, auf die jeweilige Qualifikation und das Tätigkeitsfeld angepasste Einarbeitungsleitfäden. Die Verschiedenartigkeit der Mitarbeiter (»diversity«) sowohl hinsichtlich des soziokulturellen Hintergrunds als auch der eingebrachten Kompetenzen, blieben bisher unberücksichtigt.

Diese Erkenntnisse über die Einarbeitungspraxis wurden bei der inhaltlichen Ausgestaltung des E-Learning-Programms »Einführung/Einarbeitung von neuen Mitarbeitern mit verschiedenen Voraussetzungen und Qualifikationsniveaus« berücksichtigt. Das Programm orientiert sich an den folgenden Grundsätzen:

- Alle Mitarbeiterebenen des Pflegedienstes sollen von den Lernangeboten profitieren.
- Lernangebote dürfen sich nicht doppeln, d. h. auf der Internet-Plattform sollen keine Inhalte aufgreifen, die schon von anderen Anbietern thematisiert werden.
- Mithilfe der interaktiven Vorgehensweise sollen Schwierigkeiten des Transfers von Kenntnissen in die Praxis minimiert werden.
- Didaktische Prinzipien der Erwachsenenbildung gelten auch beim E-Learning.

Außerdem müssen die Inhalte der E-Learning-Lerneinheiten didaktisch und technisch unter Berücksichtigung des Grundsatzes barrierefreier, niederschwelliger Zugang zum Lernen umgesetzt werden. Eine gravierende Barriere stellt noch häufig die fehlende Computerliteralität beim Pflegepersonal dar. Obwohl die Primärerfahrung in den kooperierenden Einrichtungen gezeigt hat, dass Pflegedienstmitarbeiter aufgrund ihrer Tätigkeit im Außendienst im Umgang mit Smartphones einschließlich der Nutzung von Smartphone-Programmen

Grundkenntnisse aufweisen, wird die Zielgruppe – einschließlich der unter 25-Jährigen – im Bereich der Fort- und Weiterbildung mit neuen Medien nicht gezielt vertraut gemacht. Auch existiert in den Einrichtungen vor Ort bisher nur sehr vereinzelt technisches Equipment, um Mitarbeiter über elektronische Lernformen zu qualifizieren. Mehr als 75% der Pflegedienstmitarbeiter gaben in den Teambesprechungen der Einrichtungen und in Workshops/Seminaren an, dass sie in der Handhabung mit den Arbeitsprogrammen bzw. Apps auf ihren Smartphones unsicher sind und lediglich über ein geringes technisches Know-how verfügen. Diese Auffassungen äußerten vor allem ältere Mitarbeiter mit einjähriger Qualifikation, Mitarbeiter ohne formale Qualifikation sowie Pflegehelfer.

12.4.2 Kriterien bei der Entwicklung des E-Learning-Konzepts

Aus den Erfahrungen, Gesprächen und Befunden wurden acht Kriterien extrahiert, die für die Erstellung der Lerneinheiten (LE) und die Anwendung in der Praxis relevant sind (vgl. auch Frank 2009):

1. Für jede Lerneinheit werden Zielstellung und Zielgruppe definiert und zu Beginn einer jeden Lerneinheit dem Nutzer verdeutlicht.
2. Die Lerneinheit soll motivierend gestaltet, d. h. übersichtlich, gut strukturiert und interaktiv aufgebaut sein und zum alleinigen Studium anregen. Zudem soll der Lernende ein Online-Zertifikat erwerben.
3. Vermittelt werden theoretische Grundsätze in Verbindung mit einem spezifischen Praxisbezug. Die für die Schulungsinhalte gewählten Beispiele greifen reale Erlebnisse und Erfahrungen aus dem Arbeitsalltag von Pflegedienstmitarbeitern auf und bieten Lösungsmöglichkeiten und Empfehlungen.
4. Mitarbeiter sollen sich ihrer Tätigkeit und Aufgaben entsprechend maßgeschneiderte Informationen abholen können. In die Lerneinheiten werden deshalb Arbeitsmaterialien/Tools, die die Mitarbeiter in ihrem Arbeitsalltag unterstützen, integriert und zum Download zur Verfügung gestellt.
5. Jede Lerneinheit wird durch einen Selbsttest bzw. eine Lernerfolgskontrolle ergänzt, welche/r in die Lerneinheit integriert ist oder separat erfolgen kann.
6. Didaktisch sind die E-Learning-Units so aufgebaut, dass sie in Kombination mit Präsenzveranstaltungen durchgeführt werden können. Verknüpft wird bei dieser Lernform das »Face-to-Face-Lernen« mit dem modernen internetbasierten Lernen (Blended Learning/ Integriertes Lernen).
7. Die Dauer einer Lerneinheit beträgt nicht mehr als 15 Minuten (exklusive Test), ein gesamtes Lernmodul nicht länger als eine Stunde.
8. Nach Fertigstellung werden die entwickelten Lerneinheiten evaluiert.

Das Face-to-Face Lernen steht bei der Belegschaft immer noch im Mittelpunkt der Mehrheit von Fortbildungsangeboten. Um mögliche Bedenken der Zielgruppen gegenüber dem E-Learning im Allgemeinen und die Unsicherheit zum Selbststudium schrittweise abzubauen, ist der persönliche Dialog unentbehrlich.

Die Arbeitshilfen und Tools für das E-Learning-Programm (◘ Abb. 12.1: E-Learning-Programm Einarbeitung für einen ambulanten Pflegedienst) sollen für Mitarbeiter und Leitungskräfte jederzeit verfügbar sein. Sie können sowohl für die praktische Arbeit als auch für die innerbetriebliche Fortbildung eingesetzt werden. Zu diesen zählen:

- Schriftliches Downloadmaterial, wie Checklisten und Leitfäden (◘ Abb. 12.1: Ta);
- Linkverweise zu Angeboten anderer Anbieter, die in diesem Rahmen relevant sind (◘ Abb. 12.1: Tb);
- Unterstützung kooperativer Problemlösungen (◘ Abb. 12.1: Tc);
- Interaktive und editierbare Arbeitsmittel nach Maß, z. B. Linkverweise, Expertenfinder (◘ Abb. 12.1: Td).

Programmatische Schwerpunkte sind u. a. Lernangebote
- zur Kommunikation im Unternehmen, bspw. Gesprächsführung (LE3-MoQ, LE3.1-MoQ), Mitarbeitergespräche (LE8-L), Feedback geben

(LE2-L, LE1-M, LE1-MoQ, LE3-L, LE2-M1, LE2-MoQ1), LE6-L, LE7-M2)),
- zum Umgang mit Angehörigen und Klienten, wie Kommunikation mit Angehörigen (LE4-MoQ, LE5-M2)) oder Empathie mit Klienten (LE5-MoQ),
- zur Kommunikation für Führungskräfte (LE5-L) sowie
- zu organisatorischen Abläufen – hierzu zählen Zeitmanagement und -planung (LE4-L, LE3-M), Erfassung von Checklisten (Ta5, Ta7), Ablaufpläne (Ta4), Kompetenz- und Potenzialaufdeckung bei Mitarbeitern (LE7-L, Ta9).

Bei allen Programmteilen ist der Fokus auf das Thema Einarbeitung neuer Mitarbeiter in den verschiedenen Einführungsphasen gerichtet. Lerneinheiten wurden inhaltlich und technisch auf die Anforderungen der jeweiligen Zielgruppe angepasst. Von Bedeutung waren Aspekte wie Qualifikationsniveau, Erfahrungshintergrund/Vorkenntnisse, Problembewusstsein und Tätigkeitsfeld. Dabei können die Themen unterschiedlich aufgebaut und einen anderen inhaltlichen Schwerpunkt aufweisen, um unterschiedlichen Anforderungsniveaus gerecht zu werden (◘ Abb. 12.1).

Wie aus der Abbildung ersichtlich beginnt das E-Learning-Konzept nicht erst mit dem Eintritt des neuen Mitarbeiters in die Pflegeeinrichtung, sondern bereits im Vorfeld mit unterschiedlichen Tools wie Bewerberhilfen (◘ Abb. 12.1: Tb1), Hilfen für den Umgang mit Bewerbern (◘ Abb. 12.1: Ta1) sowie aktuellen Informationen über die Pflegeeinrichtung (◘ Abb. 12.1: Td1). Das Konzept leistet damit einen Beitrag, Mitarbeiter für das Unternehmen zu rekrutieren und an dieses zu binden.

12.5 Realisierte und geplante Online-Lerneinheiten

Vor dem Hintergrund begrenzter Ressourcen wurden drei Kernthemen für die Umsetzung der Lerneinheiten, die speziell für Mitarbeiter in häuslichen Einrichtungen konzipiert sind, entwickelt:
- »Feedback geben«:
  - Grundsätze und Grundlagen (◘ Abb. 12.1: LE2-L, LE1-M, LE1-MoQ),

- Bedeutung und Vorgehen im Rahmen der Einarbeitung (◘ Abb. 12.1: LE3-L, LE2-M1, LE2-MoQ1),
- Feedback als Burnout-Prophylaxe (◘ Abb. 12.1: LE6-L, LE7-M2),
- »Kommunikation mit Angehörigen und Klienten« (◘ Abb. 12.1: LE4-MoQ, LE5-M2),
- »Zeitmanagement für alle Mitarbeiter im Pflegedienst« (◘ Abb. 12.1: LE4-L, LE3-M[1])

In ◘ Abb. 12.1 sind die in ZukunftPflege umgesetzten Lernangebote und Arbeitsmaterialien heller hervorgehoben.

Alle drei Lernmodule wurden im Sommer 2014 medial umgesetzt. Sie wurden den Mitarbeitern kooperierender häuslicher Pflegeeinrichtungen zum Selbststudium auf dem E-Learning-Portal der Website des Forschungsprojektes ▶ http://www.zukunftpflege.com unter der Rubrik »E-Learning« zur Verfügung gestellt.

Die Erstellung des Lernmoduls »Feedback geben« diente der Erprobung des didaktischen Konzepts und sei hier beispielhaft beschrieben. Zu jeder der fünf Lerneinheiten, die Regeln zur konstruktiven Kritik am Verhalten von Mitarbeitern vermitteln, wurde ein thematisches Konzept erstellt. Zunächst wurde untersucht, wie sich dieses Thema auf der Leitungsebene stellt und welche Kenntnisse Mitarbeiter verschiedener Qualifikationsniveaus über dieses Thema haben bzw. erwerben müssen, um die notwendigen Kompetenzen für eine effektive Zusammenarbeit zu erlangen. Des Weiteren wurden Kriterien für die Selbstevaluation, d. h. für die Selbstüberprüfung des Erlernten, sowie für die Erprobung und Evaluation der Lerneinheit festgelegt. Danach wurden Drehbücher für die Lerneinheiten geschrieben und in ein mediales Lernformat überführt, wobei jeweils die Lernziele, das Niveau der Zielgruppen, die Dauer der Einheiten und die Angemessenheit der eingesetzten Hilfsmittel berücksichtigt wurden.

Die einführenden Lerneinheiten zu den Grundsätzen und Regeln des Feedbackgebens

---

1   Weiteres Lernmaterial zu den Themen »Pflegedokumentation«, »Konfliktmanagement«, »Beschwerdemanagement« oder »Empathie mit Klienten« können aus Kapazitätsgründen nur in Nachfolgeprojekten bearbeitet werden.

(◙ Abb. 12.1) sowie die dazugehörigen Lernerfolgs-kontrollen sind für alle Mitarbeiter, einschließlich der Verwaltungskräfte, bestimmt. Hingegen ist eine der zwei Lerneinheiten »Feedback geben in der Einarbeitung«, speziell auf die Zielgruppe Mentoren und Paten zugeschnitten. Die andere wurde für die Leitungsebene (Pflegedienstleitung, Team-leitung, Einsatzleitung und Qualitätsmanagement-beauftragter) entwickelt. Die Lernmodule für die Mentoren bzw. Paten berücksichtigen, dass unter-schiedliche Mitarbeiter die Rolle als Mentor im Pflegedienst inne haben oder übernehmen können, zum Beispiel Pflegehelfer (◙ Abb. 12.1: LE2-M1), Mitarbeiter mit einer einjährigen Qualifikation (◙ Abb. 12.1: LE2-M1), Mitarbeiter mit Pflegebasis-kurs (◙ Abb. 12.1: LE2-MoQ1) oder Pflegefachkräfte (◙ Abb. 12.1: LE3-L). Eine PDF-Datei zum Thema Einarbeitungsprogramm mit einem Ablaufplan der Einarbeitung (◙ Abb. 12.1: Ta5), einer Checkliste für Leitende (◙ Abb. 12.1: Ta6) und dem Einarbeitungs-plan (◙ Abb. 12.1: Ta7) stehen zum Download zur Verfügung.

Zu den Lernmodulen »Kommunikation mit Angehörigen und Klienten« und »Zeitmanage-ment in der Pflege« werden insgesamt vier Lern-einheiten entwickelt (◙ Abb. 12.1). Neben der Ver-mittlung grundlegender Kenntnisse wird die Frage behandelt, wie Pflegekräfte durch gezieltes Planen und Delegieren ihre Arbeitssituation zufriedenstel-lend meistern können. Konfliktsituationen werden aus unterschiedlichen Blickwinkeln von Patienten und Klienten anhand von realen Begebenheiten des Praxisalltags dargestellt. Durch Übungen und Wissenstests können die Nutzer lernen, wie sie in Belastungssituationen reagieren und Konflikte lö-sen können.

12.6   Technische Aspekte der Lernplattform

Der Internetauftritt des Projekts dient dem For-schungsprojekt als Informations- und Kommu-nikationsplattform und wurde zudem als E-Lear-ning-Plattform ausgebaut; die Umsetzung ist

HTML5[2] basiert. Die Website des Forschungspro-jekts verzeichnet die kooperierenden Pflegedienste, die Mitglieder des Projektbeirats, vermittelt aktu-elle Informationen über Veranstaltungen und stellt News und Publikationen zur Thematik bereit. Über das Jobportal der Website werden arbeitsuchende Pflegekräfte angesprochen. Die Lernmodule und Arbeitstools sind im Integrierten Lern-, Informa-tions- und Arbeitskooperations-System (ILIAS) unter dem Reiter: »E-Learning-Portal« postiert.

Bei der webbasierten Lernplattform ILIAS han-delt es sich um ein open source Lern-Management-System (LMS), mit dem multimediales Lernen, wie zum Beispiel Test- oder Frage-Tools, umgesetzt werden kann. Diese Kommunikations- und Lern-plattform existiert seit 1997. Sie wird an vielen Hochschulen und anderen Institutionen eingesetzt und hat sich im Blended Learning als Arbeits- und Kommunikationsplattform, Testcenter sowie bei Online-Klausuren bewährt. Erfahrungen mit dem Einsatz von ILIAS existieren auch aus der Fortbil-dung von Gesundheitsberufen, beispielsweise in der Akademie für ärztliche Fortbildung der Ärz-tekammer Westfalen-Lippe und der Kassenärztli-chen Vereinigung Westfalen-Lippe (ILIAS 2014). Die intuitive Benutzerführung von ILIAS hilft unerfahrenen Benutzern, sich mit einzelnen Tools vertraut zu machen und den Einstieg in das System zu finden.

ILIAS kann wegen seines flexiblen Layout-Sys-tems auf mobilen Anwendungen leicht eingesetzt werden. Mit Hilfe des Lernmanagementtools wer-den Kurse und die dazugehörigen Materialien effi-zient veröffentlicht. ILIAS besitzt dazu ein internes Autorensystem[3], über welches Bilder, Flash-An-wendungen, Java-Applikationen und viele der gän-gigen Webmedien in die Module integriert werden können.

---

2   HTML5 bedeutet Hypertext Markup Language und ist ein relativ einfaches System von Klartextcodes, das die Struktur aller Webseiten im Internet bereitstellt (Harris 2011).

3   Tool mit dem die E-Learning-Inhalte wie z. B. Lern-module/Lerneinheiten und Tests in ILIAS selbst erstellt werden können.

12.7 Evaluation des E-Learning-Angebots

Die E-Learning-Plattform ZukunftPflege soll im Zuge der Erprobung in ambulanten Pflegediensten der Region Berlin und Sachsen planmäßig evaluiert werden. Ergänzend sollen Studierende aus dem Studiengang Gesundheits- und Pflegemanagement und ehemalige Studierende der Alice Salomon Hochschule Berlin in die Evaluation der Lernmodule »Feedback geben« und »Kommunikation mit Angehörigen und Klienten« einbezogen werden. Dabei sollen die folgenden Fragen beantwortet werden: »Erfüllt die konzipierte Lerneinheit die beschriebenen Ziele?«, »Wie beliebt ist die Lerneinheit?«, »Motiviert die Lerneinheit zum weiteren Lernen?«, »Wie wirkt sich die Zertifizierung auf die Teilnahme bzw. das Nutzerverhalten aus?«, »Entsprechen die Lernmaterialien den Erwartungen und Lerngewohnheiten der Zielgruppe?«, »Welche Medien und welches Maß an interaktiven Vorgehensweisen werden als motivierend empfunden?« und »Welche zusätzlichen Lernbedürfnisse werden aufgedeckt?«.

Als Evaluationsmethoden werden Fokusgruppen, Befragungen und Selbsttests eingesetzt. In den Fokusgruppen werden die Meinungen der Testteilnehmer zur Nützlichkeit, zum Inhalt, zur Handhabbarkeit und zur Gestaltung der Lernmodule erhoben. Die Ergebnisse der Evaluation werden auf der Website: ▶ http://www.zukunftpflege.com veröffentlicht.

12.8 Fazit

Der Erkenntnis folgend, dass nicht alle Mitarbeiter ambulanter Pflegedienste Zugang zu geeigneten Fortbildungsangeboten haben, wurde – speziell mit Blick auf neue Mitarbeiter und Mitarbeiter ohne formale Qualifikation in der Pflege – nach Wegen gesucht, wie deren distanzierte Haltung zu organisierten Bildungsangeboten überwunden werden könnte. Das E-Learning erscheint angesichts der Erschwernisse der zeitlichen und örtlichen Organisation (Schichtdienste, geteilte Arbeitszeiten) hierfür geeignet zu sein, weil seine Inanspruchnahme selbstbestimmt und flexibel erfolgen kann. Die On-line-Lernmaterialien sind didaktisch und technisch so entwickelt und umgesetzt worden, dass Nutzer die einzelnen Inhalte auf unterschiedlichen Geräten, beispielsweise Laptop, Tablet, Smartphone, bearbeiten können.

Am Beispiel eines E-Learning-Konzepts zur Einarbeitung neuer Mitarbeiter in ambulanten Pflegediensten wird aufgezeigt, wie praxisorientierte Inhalte in kleinen Lerneinheiten und Arbeitsmaterialien zum Download in der innerbetrieblichen Fortbildung ambulanter Pflegeeinrichtungen eingesetzt werden können. Durch die Möglichkeit, Lernmaterialen und Tools eigenständig und zielgerichtet auf die Anforderungen und die Bedürfnisse der Mitarbeiter in der jeweiligen Einrichtung anzupassen, kann den Mitarbeitern die praktische Arbeit in der Häuslichkeit beim Klienten und neuen Mitarbeitern der Einstieg in das Pflegeunternehmen erleichtert werden. Hilfen für den Umgang mit Bewerbern sowie aktuelle Informationen zum Pflegedienstunternehmen, aber auch Mitarbeiterlaufzettel, Organigramme und Pflegedienstprofile, die Bestandteil des entwickelten Einarbeitungskonzepts sind, unterstützen die Leitungsebene bei der Gewinnung und Bindung von geeignetem Personal.

Studien zeigen, dass ältere Zielgruppen für unterschiedliche Formen des »Gamebased Learning«, beispielsweise für digitale Spiele in intergenerationellen Konstellationen, aufgeschlossen waren, weil hierbei das risikofreie »Üben« in realen Kontexten umgesetzt werden kann (Busch u. Sommer 2011). Die Autoren dieses Beitrags fanden jedoch keine Studien, die zeigen würden, dass sich E-Learning als ein effektives und praktikables Instrumentarium im Bereich der Qualifizierung von pflegerischem Personal im häuslichen Pflegebereich beweist. Es wird erwartet, über die in den Schulungsinhalten gewählten realen Erlebnisse und Erfahrungen aus deren Arbeitsalltag einschließlich dargestellter Lösungsmöglichkeiten, neben den jüngeren und technisch aufgeschlossenen Mitarbeitern auch ältere Mitarbeiter mit einjähriger Qualifikation sowie Mitarbeiter ohne formale Qualifikation und Pflegehelfer zu erreichen.

Derzeit ist die Erstellung und Testung weiterer Module mit dem Ziel angelaufen, Fragen zur Akzeptanz, zum Lernerfolg, zum Nutzungsverhalten und zur Nutzbarkeit des E-Learning-Programms beantworten zu können. Zur Sicherung der Nach-

haltigkeit sollen die Lernplattform und die Projektergebnisse von ZukunftPflege an die betreuenden
Hochschulen, der HTW Berlin und der ASH Berlin, für Fort- und Weiterbildungszwecke übertragen werden.

Literatur

Ammenwerth E, Eichstädter R, Schrader U (2003) EDV in der
    Pflegedokumentation: Ein Leitfaden für Praktiker. Schlü-
    tersche Verlag und Druckerei GmbH & Co. KG, Hannover
Busch C, Sommer J (2011) Silver Gamer – Das Potential
    digitaler Spiele für die Generation 60 +. In: Knaut M
    (Hrsg.) Kreativwirtschaft: Design, Mode, Medien, Games,
    Kommunikation, Kulturelles Erbe. BWV, Berlin
Frank G (2009) Spielen oder die Lust zu lernen. Kongressbei-
    trag. In: Sieck J, Herzog A (Hrsg.) Kultur und Informatik:
    Serious Games. Siebte Konferenz zum Thema Kultur
    und Informatik. Boizenburg, S. 143–156
Frank G, Busch C, Garms-Homolová V et al. (2011) Zukunft-
    Pflege – Zukunftsportal für gesunde, qualifizierte häus-
    liche Pflege. Projektantrag eines vom IFAF im Zeitraum
    vom 01.10.2012 bis 30.09.2014 geförderten Projektes.
    Alice Salomon Hochschule und Hochschule für Technik
    und Wirtschaft, Berlin, unveröffentlicht
Gampe J, Peusch P, Schoen J et al. (2013) PflegeLanG – Häus-
    liche Pflege in langlebiger Gesellschaft. Abschluss-
    bericht eines vom IFAF im Zeitraum vom 01.07.2011
    bis 31.07.2013 geförderten Projektes. Alice Salomon
    Hochschule und Hochschule für Technik und Wirtschaft,
    Berlin, unveröffentlicht
Garms-Homolová V, Gampe J, Schoen J et al. (2014) Finden
    häusliche Pflegedienste ihren Weg in die langlebige
    Zukunft? In: Knaut M (Hrsg.) Gesundheit: Vielfältige
    Lösungen aus Technik und Wirtschaft. Beiträge und
    Positionen der HTW Berlin 2014, Berlin
Garms-Homolová V, Polak U (2002) Konzepte für die Un-
    terstützung, Anleitung und Qualifizierung informeller
    Helfer/innen in der Pflege. Psychomed: Zeitschrift für
    Psychologie und Medizin 14, 3:180–187
Harris A (2011) HTML5 For Dummies: Quick Reference. Wiley
    Publishing, Hoboken
ZukunftPflege. ▶ http://www.zukunftpflege.com (Zugriff:
    20.11.2014)

Digitale Lernangebote im Feld der Gesundheit

L. Goertz, A. Halendy

M. Sieger et al. (Hrsg.), *Digital lernen – evidenzbasiert pflegen*,
DOI 10.1007/978-3-662-44298-2_13, © Springer-Verlag Berlin Heidelberg 2015

Das Lernangebot »Flexicare 50+« steht nicht für sich allein. In den letzten fünf Jahren haben weitere E-Learning-Anbieter, Akademien sowie Unternehmen im Gesundheitswesen digitale Lernangebote für die Pflege entwickelt. Das MMB-Institut für Medien- und Kompetenzforschung hat während der Laufzeit von Flexicare 50+ den Markt beobachtet und evaluiert.

Insgesamt 38 nationale und internationale Anbieter werden im Juni 2014 identifiziert. Um einen Einblick in das breite Spektrum dieser Angebote zu geben, werden für diesen Beitrag sechs typische Lernanwendungen ausgewählt. Diese werden im Folgenden näher beschrieben und anschließend in der Zusammenschau erläutert.

- **Bayerische Pflegeakademie Online/VIWIS**

Die bayrische Pflegeakademie bietet neben ihren Präsenzangeboten auch Online-Lerninhalte an. Hierbei handelt es sich um online verfügbare Videos und zusätzliches Lernmaterial. Die Videos basieren auf den Präsenzangeboten der Akademie, welche als Video aufbereitet wurden. Zu den dort behandelten Themen gehören unter anderem »Pflege von Menschen mit chronischen Wunden«, »Steuerungs- und Umsetzungskompetenz«, »Patientenedukation« und »Qualitätskontrolle«. (Quelle: ▶ http://www.pmz-online.de/Online-Schulungen.366.0.html)

Das Ziel des Online-Angebots ist die Rezertifizierung von Pflegekräften. Hierbei liegen der Pflegeakademie die Wiedereinsteigerinnen besonders am Herzen.

Durch das Absolvieren des Online-Angebots anstelle von Präsenz-Veranstaltungen können Fehlzeiten am Arbeitsplatz verringert werden. Die Bayerische Pflegeakademie vergibt für Absolventen des Online-Kurses auch ICW-Punkte, die durch verpflichtende Tests am Ende der Lerneinheit erworben werden. Hier werden bis zu acht Fortbildungspunkte für die ICW-Rezertifizierung vergeben (ICW – Initiative Chronische Wunden e.V.).

Das Lernmaterial umfasst gefilmte Vorträge und ergänzendes Material wie elektronische Listen, Aufzählungen und Fotos. Für einen besonders hohen Standard in der Darstellung wurden bewusst Fernsehprofis für die Erstellung der Videos eingesetzt. Ein Demozugang kann per E-Mail angefragt werden. Ansonsten ist das Kursangebot kostenpflichtig.

Das Angebot ist erreichbar unter: ▶ http://www.bayerische-pflegeakademie.de/.

- **CampusMed**

Die Lernplattform CampusMed ist zurzeit vor allem in den Niederlanden verbreitet (ca. 40 Kliniken). In Deutschland wird sie u. a. von den Helios Kliniken und dem Berufsverband deutscher Chirurgen genutzt. Drei Lernmodule sind mit Stand vom Juni 2014 verfügbar: »Hygiene«, »Patientensicherheit bei älteren Patienten« und »IV-Medikation«.

Gelernt wird mit WBTs (Web-Based-Trainings). Zusätzlich werden dem Lernenden Studienbriefe als PDF per E-Mail zugesendet. Der Inhalt zeichnet sich durch einen hohen Multimedia-Anteil aus.

Kliniken können den Lerninhalt in Lizenz erwerben und ihrem Personal zur Verfügung stellen. Die Zielgruppe charakterisiert der Anbieter als »Health Professionals in Kliniken«, umfasst damit also das medizinische und pflegerische Personal (campusmed.de).

Die E-Learning-Lösung CampusMed wurde 2008 mit der Comenius EduMedia Medaille ausgezeichnet. Ein Zugang zu einer Demo-Version ist nach der Registrierung möglich.

Das Angebot ist erreichbar unter: ▶ http://www.campus-med.de.

- **CNE (Certified Nursing Education)**

Das digitale Lernangebot CNE (Certified Nursing Education) ist ein umfangreiches Weiterbildungsprogramm des Georg Thieme Verlags für die Zielgruppe »Pflegende in Krankenhäusern«. Zu den Lernmitteln gehören nach Angaben des Verlags

- eine Online-Wissensplattform für die Pflege mit Bibliothek und Filmen,
- ein Kursangebot mit über 100 Lerneinheiten und 80 Fachbereichsschwerpunkten,
- fachliche Schwerpunkte (»Fachbereiche«), die Zugriff auf umfangreiches Wissen zu den Themen Intensiv und Anästhesie, Psychiatrie, OP, Kinder, Geburtshilfe und Pflegemanagement bieten,
- ein Expertenrat, den man bei »Fragen aus dem Stationsalltag« konsultieren kann.

Hinzu kommen weitere Print-Publikationen.

Mitarbeiter in Kliniken können mit diesem Angebot »mit rollierenden Online-Fragebögen und sofortiger Auswertung« auch Zertifikate erwerben. Die Kliniken haben hierdurch die Möglichkeit, ihre Weiterbildung zu vereinheitlichen und die Qualität der Bildungsmaßnahmen zu garantieren.

Zum Geschäftsmodell: Das komplette Angebot ist für Einzelpersonen und Kliniken als Jahreslizenz erhältlich. Im Jahr 2014 kostete eine Einzellizenz 249,- Euro.

Das Angebot ist erreichbar unter: ▶ https://www.thieme.de/de/pflege/ueber-cne-30495.htm.

■ **Helios E-Medien**

Die Helios Kliniken GmbH betreibt ein eigenes sogenanntes »E-Medien«-Angebot, bei dem u. a. WBTs zur Verfügung gestellt werden. Das Portfolio umfasst 275 Animationsfilme zu medizinischen Themen, die in der Helios Mediathek abgerufen werden können. Ferner können Nutzer auf der Apple-Online-Distributionsplattform »iTunes U« Vorträge; Vorlesungen und Lernmaterialien herunterladen. Die Titel der Kurse lauten beispielsweise »Infos zur Anästhesie und Schmerztherapie«, »Aktiv Mobil« und »Kardiologie«. Die Angebote auf iTunes U sind zum Teil kostenfrei. Mit diesem Angebot über iTunes beschreiten die Helios Kliniken einen für die E-Learning-Branche ungewöhnlichen und innovativen Vertriebsweg, der vielen Nutzern schon durch den Download von Musiktiteln und Videos vertraut ist. Damit haben sich die Anbieter aber auch klar auf die »Apple-Vertriebswelt« festgelegt.

Die »Zentralbibliothek« dieses Online-Angebots wird ständig um digitale Fachzeitschriften, E-Books und Datenbanken ergänzt.

Die Zielgruppe des Angebots setzt sich zusammen aus Mitarbeitern der Helios Kliniken, die an einer persönlichen Fort- und Weiterbildung interessiert sind, und aus medizinisch interessierten Personen.

Das Angebot ist erreichbar unter: ▶ http://www.helios-kliniken.de/wissen/e-medien.html.

■ **Impfakademie**

Die »Impfakademie« wird vom Pharmaziehersteller GSK (GlaxoSmithKline GmbH & Co. KG) betrieben und dient somit primär zu Marketingzwecken.

Diese Online-Fortbildung ist speziell für Medizinische Fachangestellte (MFA) konzipiert. Es wird nach erfolgreichem Bestehen der auf der Website zu absolvierenden Tests ein hausinternes Zertifikat von GSK vergeben.

Es stehen drei Lerneinheiten zur Verfügung. Behandelt werden die Themen »Krankheit und Infektion«, »Immunologie« und »Impfstoffkunde«. Jedes Thema wird in einem WBT (Web Based Training) erklärt und durch einen kurzen Test ergänzt. Bei erfolgreichem Bestehen des Tests wird ein hausinternes Zertifikat von GSK vergeben.

Außerdem bietet die Impfakademie ein Glossar zu impfrelevanten Themen an.

Die Angebote der Impfakademie sind kostenlos. Eine Registrierung ist allerdings notwendig, um ein Zertifikat zu erhalten.

Das Angebot ist erreichbar unter: ▶ http://www.impfakademie.de.

■ **5-Momente-Training**

Die von der Paul Hartmann AG und dem Bode Science Center entwickelte Drag-and-Drop-Übung orientiert sich an einer Empfehlung der WHO (World Health Organization) zum Desinfizieren der Hände.

Das »5-Momente-Training« umfasst ein WBT (Web Based Training) und ein »Serious Game«, also die Aufbereitung eines beruflichen Themas mit spielerischen Elementen. Eine Nutzung des Angebots ist ohne Download und Registrierung möglich. Das Spiel behandelt mehrere typische pflegerische Tätigkeiten wie Blutdruckmessen, Hilfe bei der Körperpflege und Verbandwechsel, die in zwei unterschiedlichen Schwierigkeitsstufen angeboten werden. Das Serious Game ist ansprechend illustriert und einfach in der Bedienung. Zudem kann das Absolvieren von vier Pflegetätigkeiten mit einem ICW-Fortbildungspunkt bei der »Registrierung beruflich Pflegender« zertifiziert werden (ICW – Initiative Chronische Wunden e.V.).

Für Unternehmen steht eine kostenpflichtige »Pro Version« zur Verfügung.

Das 5-Momente-Training-Tool ist Gewinner des »Management & Krankenhaus Award 2014«.

Das Angebot ist erreichbar unter: ► http://www. bode-science-center.de/center/e-learning-haende-hygiene.html.

■ **Ms Nurse PROfessional**

Auf der mehrsprachigen Lernplattform, eine Zu-sammenarbeit der Fachorganisationen European Multiple Sclerosis Platform (EMSP), International Organisation of Multiple Sclerosis Nurses (IOMSN) und Rehabilitation in MS (RIMS), steht ein Aus-bildungslehrplan mit verschiedenen Lernmodu-len für Pflegekräfte zur Verfügung, die Interesse am Thema »Multiple Sklerose« haben. Unterstützt wird das Portal von verschiedenen Sponsoren aus der Wirtschaft.

Im Lehrplan sind verschiedene WBTs zu MS-spezifischen Themen aufrufbar. Die Ausbildung steht als WBT zur Verfügung. Hier können Lernen-de sogenannte »reflexive learning points« erwerben und in ihrem persönlichen Nachweisportfolio ver-merken. Dieses Nachweisportfolio ist gegenüber den vergleichbaren Angeboten eine echte Innova-tion, da Lernende in diesen ihre Lernfortschritte selbst dokumentieren und reflektieren können.

Der Lernende kann bei der Registrierung ent-scheiden, für welches System er seine Credit Points erhalten möchte. So können Punkte für die Weiter-bildungssysteme RCN (Royal College of Nursing), ICN (International Council of Nurses) und CME (Continuing Medical Education) erlangt werden.

Das Angebot ist erreichbar unter: ► http://www. msnursepro.org.

■ **Fazit**

Die Beispiele zeigen, wie vielfältig das E-Learning-Angebot für Pflegende ist. Es werden viele verschie-dene Lernformen und -werkzeuge eingesetzt, die zum klassischen Instrumentarium des digitalen Lernens gehören. Hier sind die Anbieter allerdings selten innovativ. Das »Rückgrat« der Angebote ist das »Web Based Training«, das schon seit über 15 Jahren als »interaktives Buch« zum Lernen genutzt wird. Zu den innovativeren Lernformen kann man hingegen das »Serious Game« und das »Lernport-folio« zählen.

Heterogen ist auch die Landschaft der Lernan-bieter und damit der Ziele der Angebote. Neben den (oft kostenpflichtigen) Angeboten zur beruf-lichen Qualifizierung stehen kürzere WBTs und Games mit Informationsangeboten, die gleichzei-tig zu Marketingzwecken kommerzieller Hersteller der Healthcare-Branche dienen.

Die Themen beziehen sich auf einzelne Spezi-algebiete der Pflege. Lerninhalte, die grundlegende Querschnittsthemen wie »Patientenberatung« oder »Steuerung und Umsetzung« behandeln, finden sich ausschließlich bei den kostenpflichtigen An-geboten.

Einige Lernanwendungen zielen klar auf eine extrinsische Lernmotivation ab, indem sie Punkte vergeben, die für einen Nachweis der kontinuierli-chen beruflichen Fortbildung notwendig sind. Im Falle von Kursen zur Wundversorgung und -be-handlung (ICW) sind beispielsweise jährlich acht Punkte notwendig, um als Absolvent eines Kurses rezertifiziert zu werden. Diese Punkte können auch durch das Absolvieren von E-Learning-Angeboten erlangt werden. Dies bietet Lernenden auch eine gewisse Qualitätsgarantie, da Zertifizierer die Güte des Kurses prüfen müssen, um eine Punkte-Verga-be zu ermöglichen.

Was allerdings zurzeit noch fehlt ist ein Instru-ment zur Erschließung dieses Online-Bildungsan-gebots. Eine Plattform, über die die vorhandenen Lernangebote zu Pflegethemen bequem erreichbar sind, sucht man bisher vergeblich.

Literatur

Bayerische Pflegeakademie Online/ VIWIS. ► http://www. bayerische-pflegeakademie.de (Zugriff: 20.11.2014)

CampusMed ► http://www.campus-med.de (Zugriff: 20.11.2014)

CNE (Certified Nursing Education): ► https://www.thieme. de/de/pflege/ueber-cne-30495.htm (Zugriff: 20.11.2014)

Helios E-Medien. ► http://www.helios-kliniken.de/wissen/e-medien.html (Zugriff: 20.11.2014)

Impfakademie GlaxoSmithKline GmbH & Co. KG. ► http:// www.impfakademie.de (Zugriff: 20.11.2014)

Ms Nurse PROfessional. ► http://www.msnursepro.org (Zugriff: 20.11.2014)

PMZ GmbH. ► http://www.pmz-online.de/ Online-Schulungen.366.0.html (Zugriff: 20.11.2014)

5-Momente-Training Paul Hartmann AG, Bode Science Center. ► http://www.bode-science-center.de/center/e-learning-haendehygiene.html (Zugriff: 20.11.2014)

Digitales Lernen im Unternehmen

Digitales Lernen im Unternehmen – ein Leitfaden

L. Goertz, A. Rustemeier-Holtwick, M. Sieger, A. Wolpert

M. Sieger et al. (Hrsg.), *Digital lernen – evidenzbasiert pflegen*,
DOI 10.1007/978-3-662-44298-2_14, © Springer-Verlag Berlin Heidelberg 2015

Viele Lernlösungen, die in Flexicare 50+ erprobt wurden, und viele Erfahrungen bei der Einführung des digitalen mobilen Lernens lassen sich auch auf andere Unternehmen und Institutionen übertragen. Für einen Betrieb, der neue Wege sucht, um Lernprozesse zu optimieren, seien im Folgenden einige Empfehlungen gegeben, die auf den Erfahrungen von Flexicare 50+ basieren:

- **Der Erfolg ist die beste Motivation!**
Der Erfolg wird unmittelbar erfahrbar und erlebbar.
  - »Die abendlichen Übungen in dem virtuellen Seminarraum oder in den Videokonferenzen haben uns allen Vergnügen bereitet.«
  - »Der Austausch über unsere erarbeiteten Themen hat sicher allen Freude gemacht.«
  - »Der Austausch war wichtig, von anderen Themen zu hören und Meinungen zu dem eigenen Thema zu erhalten. Man profitiert davon, denn die Themen gibt es nicht nur bei uns, sondern auch auf den anderen Stationen.«
  - »Ich arbeite nach dem neuesten Standard, das gibt mir Sicherheit.«
  - »Der Umgang mit dem Tablet PC wurde immer sicherer.«

(Erfahrungen der Projektteilnehmer)

- **Medieninnovationen erfahren**
  - Digitale Lernlösungen – E-Learning – sind im Klinikumfeld und in der Pflegebranche vergleichsweise wenig verbreitet und bieten daher allen Lernbeteiligten per se neue Lehr- und Lernerfahrungen, die sich positiv auf die Lernmotivation auswirken können.
  - Gleichzeitig unterstützt der Einsatz von digitalen Medien einen modernen und innovativen Ansatz in der Weiterbildung, der es den ausführenden Einrichtungen ermöglicht, ein eigenes Profil zu schärfen und sich neue Zielgruppen zu erschließen.
  - Den Lernenden, insbesondere denjenigen, die bislang wenig vertraut mit PC und Internet sind, können mittels digitaler Lernangebote nicht nur neue Methoden erproben, sondern auch die eigene Kompetenz im Umgang mit den Medien erweitern (Medienkompetenz).

- Ein zusätzlicher Anreiz in diesem Kontext kann die Bereitstellung von modernen Geräten sein, wie z. B. in Flexicare 50+ die Bereitstellung von Tablet-PC für die Teilnehmenden. Tablets stehen derzeit in besonderem Maße für ein innovatives Medium, das vor allem mobil komfortabel genutzt werden kann. Verstärkt wird dieser Motivationsaspekt noch, wenn zugelassen wird, die Geräte für den Eigenbedarf zu nutzen.

- **Bedarfe aufgreifen und ernst nehmen**
Die Themen der beruflichen Weiterbildung werden in der Regel aus der Perspektive des Bedarfs hergeleitet. Entscheidend aber ist, wer diesen Bedarf formuliert, die Zielgruppe selbst, der Arbeitgeber oder auch der Gesetzgeber. Entsprechend unterschiedlich akzentuiert sind Themen und Ziele.
  Das Erfolgreiche in Flexicare 50+ ist,
  - dass alle prioritären Themen, aus der Perspektive der Zielgruppe formuliert, aufgegriffen werden.
  - Die Themen sind aus einem beruflichen Kontext heraus formuliert. Denn in der gebräuchlichen Kartenabfrage sind die Antworten eher an dem ausgerichtet, was gerade gängiges Thema im Betrieb ist.
  - Die Themen ergeben sich situativ aus dem Arbeitsalltag und stehen in Bezug zum Pflegebedürftigen. Diese Themen werden durch den Pflegenden als Problem eingebracht, denn er hat bereits eine Einschätzung zur möglichen Lösung des Pflegeproblems.
  - Das Neue ist nun, dieses Problem aus der Perspektive der Pflege zu formulieren, um so die eigenen bisher gewohnten Einordnungsmuster zu reflektieren.

- **Digitale Medien eröffnen neue Lerndimensionen**
  - Der durch digitale Medien unterstützte Lernprozess, wie in Flexicare 50+ erprobt, eröffnet neue Wege und fördert selbstorganisiertes und selbstbestimmtes Lernen.
  - Selbstlernangebote, wie die Micro-Learning-Einheiten in Flexicare 50+, können durch eine intelligente mediale Komposition den Zugang

14

zu komplexeren Themen erleichtern und Zusammenhänge anschaulich machen. Wesentliche Elemente dafür sind interaktive Grafiken, Bilder und Audiokanäle.

- Wesentlicher Erfolgsfaktor bei der medialen Umsetzung ist zudem eine ansprechende, qualitativ hochwertige Aufbereitung der Themen. So sollte die professionelle Vertonung eine Selbstverständlichkeit sein. Motivationsfördernd wirkt sich auch der emotionale Bezug zum eigenen Arbeitsumfeld aus, wie er z. B. durch Fotos aus dem reellen beruflichen Kontext hergestellt werden kann.

- Mit der virtuellen Vernetzung der Teilnehmenden bietet sich diesen ein alternativer Kanal für den fachlichen Austausch. Dieser sollte auf Kontinuität angelegt sein und prinzipiell auch die Möglichkeit der Erweiterung um externe Mitglieder bieten.

- Mit Selbstlernangeboten und virtuellen Netzwerken (Communities) wächst die Lernplattform zu einem neuen Lernort und eröffnet alternative Lernwege. Alle einen Themenkomplex betreffenden Informationen und Lernangebote sind an einem (virtuellen) Ort jederzeit verfügbar und können sowohl selbständig als auch im fachlichen Austausch erschlossen werden. Vom PC-Arbeitsplatz aus oder unterwegs über ein mobiles Endgerät.

- **Professionalisierung – Dialog zwischen Wissenschaft und Praxis**

Gleichwertigkeit herstellen zwischen Berufserfahrung und dem wissenschaftlichen Anspruch.

- Über den Weg der Berufserfahrung wird ein Zugang zur Wissenschaftsorientierung eröffnet. Die umfangreiche Berufserfahrung wird als Potential aktiv in die Fachdiskussion eingebracht, was zu einer Stärkung der pflegerischen Perspektive führt. Die daraus resultierende, gleichermaßen interessierte wie kritische, Haltung gegenüber den Forschungsergebnissen erleichtert die Annäherung an das neue, komplexe wissenschaftliche Denksystem.

- Es empfiehlt sich einen Handlungsplan zu entwickeln und in systematischen Arbeitsschritten auszugestalten, in dem sowohl wissenschaftliche Belege als auch Erfahrungen

erscheinen. Dadurch entsteht Orientierung und Sicherheit im Handeln.

- Eine solchermaßen erstellte Handlungsanweisung bedarf der Erprobung an ausgewählten Fällen. Dabei ist zu beachten, dass die Spezifika des jeweiligen Falls noch mal zu einer Modifikation des Handlungsplans führen können. Achtung, auch hier gilt es, nicht wieder in gewohnte Handlungsroutinen zu verfallen, sondern alle Schritte des Handlungsplans auf eine Modifikation durch die Spezifika des Falls hin zu überprüfen.

- Als einen guten Weg, um über Erweiterungen der Interventionen und den zugrunde liegenden Begründungen ins Gespräch zu kommen, hat sich nach erfolgtem Handeln beim Patienten eine Fallbesprechung mit den am Pflegeprozess beteiligten Kollegen erwiesen.

- **Intensive Begleitung sichert den Erfolg**
- Damit sich der Einzelne nicht verliert und sich aufgrund mangelnder Rückmeldungen zurückzieht bedarf es einer systematischen Begleitung, die durch gezielte Impulse den individuellen Lernprozess ergänzt.

- Eine intensive Begleitung schafft einen Rahmen für Reflexionen, beispielsweise zu Fragen des eigenen Lernprozesses, Fragen zur Ausformung der Methode können aufgegriffen werden sowie zum Transfer mit Fragen zur Umsetzung von gewonnenen Erkenntnissen in die jeweiligen Arbeitsstrukturen.

- Besonders in der Startphase sind tutorieller Begleitung und technischem Support eine hohe Priorität einzuräumen, um ein sicheres Handling für die Nutzung von Geräten und eine Einführung in die Spezifika der Online-Angebote zu gewährleisten. Dieses hilft, frühe Motivationseinbrüche zu vermeiden.

- Empfehlenswert ist für diesen Schritt externe Expertise einzubinden.

- **Keine Hürden zum Einstieg!**
- Damit digitale Lernangebote gelingen können, muss der Zugriff technisch unkompliziert sein und über unterschiedliche Endgeräte erfolgen können. Das schließt den Webbrowser am PC oder Laptop ebenso ein, wie das mobile End-

gerät, für das idealerweise eine passende App bereitsteht. Die Passwortvergabe muss klar geregelt sein, besonders in der Startphase muss der technische Support sichergestellt sein.

— Bei mobilen Geräten ist besonders auf tragfähige Netzzugänge zu achten, um online auf Informationen zugreifen zu können. Empfehlenswert ist die Bereitstellung eines Drahtlos-Netzwerks (W-LAN). Ist dieses nicht verfügbar, bieten mobile Funknetze nach UMTS oder LTE-Standard eine gute Alternative.

— Ist die Nutzung von Online-Informationsportalen, z. B. Datenbanken, Bestandteil von Lernarrangements, müssen diese allen Beteiligten frei zugänglich sein. Das betrifft insbesondere Regelungen bei der Vergabe von Zugangsdaten, z. B. für kostenpflichtige Datenbanken.

— Zugangshürden für die Teilnehmer können auch in Informationsplattformen, Datenbanken oder Lerntools selbst liegen. Hier ist auf ein einfaches Handling und ein hohes Maß an Nutzerfreundlichkeit (»usability«) zu achten, damit Lernende mit wenigen Klicks zu ihren Lern- bzw. Informationsangeboten gelangen.

- **Förderliche Rahmenbedingungen schaffen**
— Digitales Lernen funktioniert nur selten »von oben herab«. Damit Mitarbeiter, die plötzlich mit neuen Lernlösungen umgehen müssen, dieses zunächst einmal nicht als Zwang empfinden und den Sinn dieser Maßnahmen erkennen, ist es besser, von vornherein Rahmenbedingungen im Unternehmen zu schaffen, die das Lernen mit digitalen Medien fördern.

— Wichtig ist es hierfür, dass Mitarbeiter schon frühzeitig in die Planungen zum digitalen Lernen einbezogen werden. Transparenz ist hierbei oberstes Gebot, wenn es um die Motivation von Mitarbeitern geht, sich an langfristigen Lernmaßnahmen zu beteiligen. Die künftigen Teilnehmer sollten frühzeitig wissen, was wann auf sie zukommt. Hierzu gehört ein Einblick in die geplanten Vorgehensweisen, die Lernmethoden, die Zeitaufwände sowie die Aktivitäten, die von den Lernenden erwartet werden.

— Befragungen, wie sie zu Beginn in Flexicare 50+ durchgeführt werden, sind hierbei sehr hilfreich. Es ist wichtig, dass die neuen Lernmaßnahmen sich auch an den Bedarfen der Mitarbeiter orientieren. Dies wirkt sich auch positiv auf die Motivation aus, digitales Lernen einzusetzen.

— Eine »Zwangsverpflichtung« zum Lernen hat sich als eher hinderlich erwiesen. Selbst wenn dies nicht anders möglich ist, sollte zumindest ein klares Einverständnis zur Anrechnung von Lernzeiten auf die Arbeitszeiten dazu beitragen, diese Gruppe der Teilnehmer auf Dauer zu motivieren. Eine freiwillige Teilnahme sorgt im Vorfeld dafür, eine intrinsische Motivation aufzubauen.

In Flexicare 50+ wurden beide Varianten letztlich ein Erfolgsmodell, da beide Gruppen – verpflichtete und freiwillige – mit ihrem persönlichen Lernerfolg zufrieden waren.

— Zur Absicherung der Rahmenbedingungen ist eine »Mitarbeitervereinbarung« eine wichtige Maßnahme. Sie regelt beispielsweise die Festlegung und Anrechnung von Lernzeiten. In der Blended-Learning-Phase in Flexicare 50+ war es möglich, den hohen Präsenzanteil mit den Dienstplänen der Teilnehmer zu harmonisieren. Wünschenswert wäre dies auch für die Phasen des informellen Lernens, also beispielsweise bei der Recherche am Computer. Notwendig ist in diesem Zusammenhang die Schaffung angemessener Zeitfenster zum Lernen, was u. a. zu einer generellen Veränderung der Lern- und Arbeitsprozesse führen kann.

— Wichtig ist in diesem Zusammenhang auch die Rückendeckung durch die Vorgesetzten. Wer als Vorgesetzter im Digitalen Lernen lediglich ein »nettes Add-on« sieht, das nur eine kleine Gruppe von Mitarbeitern betrifft und nicht ihn selbst, darf bei den Mitarbeitern nicht mit hoher Akzeptanz rechnen. Geht hingegen ein Vorgesetzter mit gutem Beispiel voran und setzt selbst digitale Medien zum Lernen ein, wird dies auch von den Mitarbeitern goutiert.

— In Flexicare 50+ waren auch technische Details ein wichtiger Faktor für das Gelingen der Lernmaßnahmen. Wer mobiles Lernen in der Pflege einführen will, muss beispielsweise beachten, dass in den Kliniken ein kabelloses

Lernen (z. B. via W-LAN) möglich ist. Sollte dies nicht der Fall sein, müssen die mobilen Endgeräte mit SIM-Karten ausgestattet werden.

- Auch während der Lernphasen dürfen sich Lernende nicht mit technischen Problemen allein gelassen fühlen. Wichtig ist hierfür ein technischer Support (Hotline, Sprechstunde) für technische Unwägbarkeiten, mit denen Lernteilnehmer mit geringer Medienerfahrung nicht unbedingt klarkommen. Im Vergleich mit stationären PCs sind mobile Geräte noch anfälliger für technische Veränderungen von außen, dies haben die Flexicare-Erfahrungen gezeigt. Deshalb ist ein fester Ansprechpartner notwendig, den man mit dem Tablet-PC aufsuchen kann und der die Fehler behebt. Im anderen Fall müsste von vornherein ein größerer Zeitanteil am Lernbudget für Verbesserung der Medienkompetenz eingeräumt werden. In diesen Lernphasen kann den Teilnehmern vermittelt werden, sich in solchen Fällen selbst zu helfen.

- **Impulse für die Organisationsentwicklung – Marketing nach Innen und Außen**
- In den seltensten Fällen gelingt es, digitale Lernformen in einem Unternehmen völlig isoliert einzuführen. Oft sind neue Lernformen Teil einer größeren Unternehmensstrategie, die in einem langfristigen Prozess im Unternehmen eingeführt wird. In anderen Fällen bewirken die Lernprozesse beinahe automatisch andere Veränderungen. Die Konsequenzen · sollten im Vorfeld bedacht werden.
- In Flexicare 50+ hat sich gezeigt, dass die Teilnehmer mithilfe der neuen Lernprozesse in der Lage sind, komplexe Probleme durch die Verbindung wissenschaftlicher Erkenntnisse mit der eigenen Berufspraxis an ihrem Arbeitsplatz zu lösen.
- Um die Ergebnisse im Unternehmen nachhaltig zu sichern und zu einer Steigerung der Qualität in der Pflege zu kommen, sind jedoch weiterführende Veränderungen notwendig, z. B. in der Versorgung der Patienten, weiterhin Veränderungen bei Arbeitsabläufen. Das

veränderte Lernklima führt damit auch zu einer Veränderung des Arbeitsklimas.

- Man sollte daher frühzeitig übergreifende Ziele und Strategien für das eigene Unternehmen festlegen und schauen, wie das Lernen mit digitalen Medien helfen kann, diese Ziele zu erreichen. Doch es reicht nicht, in bestimmten Abteilungen Formen – wie Blended Learning oder Learning on demand – einzuführen, man sollte auch öffentlich darüber sprechen. Dieses Marketing nach Innen und Außen hat verschiedene Funktionen, die sich insgesamt positiv für das Unternehmen, das innovative Lernwege beschreitet, auswirken können.

- In Flexicare 50+ wurde großer Wert darauf gelegt, über die Lernfortschritte öffentlich zu berichten. Wichtig waren hier zunächst Beiträge in den klinikinternen Medien. Hierdurch waren auch andere Kolleginnen und Kollegen gut informiert, was in den Lerngruppen passierte. Und weil es zurzeit noch sehr ungewöhnlich ist, in Krankenhäusern Tablet-PCs zum Lernen zu nutzen, wurden auch Lokalzeitungen sowie die Fachpresse darauf aufmerksam. In einem Fall erhielt ein Projekt sogar Besuch von einem Bundestagsabgeordneten aus dem Landkreis.

- Die Wirkungen dieser Berichterstattung: Den lernenden Mitarbeitern vermittelt dies das Gefühl, an einem wichtigen und innovativen Prozess teilzuhaben. Dem Unternehmen verschafft es eine positive Außenwirkung. Darüber hinaus tragen Lerninnovationen auch dazu bei, das Profil eines Unternehmens – beispielsweise einer Klinik – zu schärfen. Denn soziale Innovationen wie eine Veränderung der Lernkultur stehen in der Öffentlichkeit auch für eine Qualitätsverbesserung der eigenen Dienstleistungen. Wer nachweist, dass die eigenen Mitarbeiter ein persönliches Interesse an der Weiterbildung haben, sich also als »lernendes Unternehmen« positioniert, hat somit auch Vorteile gegenüber Wettbewerbern. Und davon können alle im Unternehmen profitieren.

Serviceteil

M. Sieger et al. (Hrsg.), *Digital lernen – evidenzbasiert pflegen*,
DOI 10.1007/978-3-662-44298-2, © Springer-Verlag Berlin Heidelberg 2015

Stichwortverzeichnis